はじめてであう

# 小児科の本

改訂第四版

山田 真

福音館書店

はじめてであう小児科の本

# 目次

# 第一部 からだのしくみと病気

## 感染する病気 …… 14

**●呼吸器の病気** 

## アレルギーの病気

**●気管支喘息**

## 腎臓の病気 …… 151

**●白血病について**

## ●ひきつけ



## ●てんかん

# 第二部　病気の症状とその処置

# 第三部 薬と医療をめぐって

## 薬のはなし

## 薬害のはなし



## 東洋医学について

## 漢方薬について …… 436



## 昔の病気、今の病気 …… 443

# 第四部　救急処置

## 水に溺れた時の処置 …… 469



## 毒物をのんだ時の処置 …… 470

『続・はじめてであう小児科の本』の主な内容

第一部　からだのしくみと病気

○心臓の病気
○肝臓の病気
○内分泌（ホルモン）の病気
○小児がん
○外科的な病気
○スポーツによって起こる病気
○遺伝による病気
○目の病気

第二部　病気の周辺から

○こどもの気になる行為
○多動とは何か？
○病気の看護法
○卵アレルギーと予防接種

小さな診療室から—長いあとがき

# はじめてであう小児科の本

改訂第四版

さし絵・装幀　柳生弦一郎

# はじめに［第一版］

こんにちは、はじめまして。

世の中には偶然のめぐりあいというものがあります。この本の〝書き手〟と〝読み手〟としてちょっとした関係を持つことができた皆さんに、わたし自身の紹介をしておくことはこれから本を読んでいただくうえで、役にたつことかと思われます。

そこで僭越(せんえつ)ながら自己紹介から始めます。

わたしは東京郊外の八王子という中都市で診療所に勤めている医者です。一九四一年、あのいまわしい戦争が始まった年に生まれ、大学闘争が華やかだった時代に医者になり、そして十数年をへました。

診療所という場所に勤めていますので、生まれて間もない赤ちゃんから九十歳ぐらいのお年寄りまで、はばひろく患者さんをみています。

ですから最近は「専門はなんですか」などと聞かれることがあると「家庭医です」なんて、かっこうつけて返事したりすることが多いのですが、医者としてのスタートの時点では小児科医でした。そんなわけで、今でも保育園の嘱託医をしたりして、なるべくたくさんのこどもたちとつきあってみようと考えています。

そのへんをみこまれて、このごろではこどもたちのからだについて話をするようにとか、なにか書いてみろとか依頼が入ることも多くなってきたのですが、なにかまとまったものを書いてみるということでは、雑誌『母の友』（福音館書店）に連載を始めたのが最初でした。

『母の友』に「母のための小児科学」という題で書き始めたのは一九七八年のことでしたが、この時、わたしが「書いてみよう」という気になったのにはいくつかの理由がありました。

わたしの診療所も患者さんの数はたいへん多くて、どうしても「三分診療」ふうになってしまいます。患者さんにいろいろくわしく説明したいと思っても時間に追われてできないことが多いのです。それで、病気の説明を書いた印刷物を作ってわたしたりはしてきましたが、そうしたものにはじゅうぶんな内容をなかなか盛りこめません。医学の基礎的なことから説き起こして、「じゅうぶん納得のいった理解」をしてもらえるようなもの、そんなものを一度書いて患者さんや一般の方たちに読んでほしいとかねがね思っていたのです。

これが一つの理由です。

もう一つの理由として、そのころ、一つの貴重な経験をしていたということがありました。

一九七三年に生まれたわたしの長女は、一歳になる前に得体の知れない難病にかかったのです。彼女は、おなかの左上方にある脾臓（ひぞう）という臓器がどんどんはれあがってくるという症状で発病しました。

いろいろ検査をしてみてもはっきりした病名はつかず、〝白血病の親類みたいなもの〟とか、〝肝硬変の変形〟

とかいった、なんともとりとめのない病名をつけざるをえない奇病でした。

娘は何度も入院、退院をくり返すこととなり、わたしも連れ合いと交代でつきそいをすることになりました。娘といっしょに病院のベッドで眠るという体験をし、それまで医者の側からしかみることがなかった医療というものを、患者の側からみるという体験をすることになったのです。

わたしの連れ合いもまた小児科医ですが、娘の治療方針をめぐってわたしと彼女とで対立することも少なくありませんでした。

そして患者やその家族というものは、ある時はとりこし苦労をし、ある時は逆に楽天的にもなるというふうに、ゆれ動く心を持つものだということもわかるようになりました。

娘は半身麻痺(まひ)という障害を残すことにはなったものの、がんばって生きぬき、今では小学生になっていますが、病気を持った彼女との生活はわたしに多くのことを教えてくれました。

わたしはこの貴重な体験を生かして、患者さんとなるべく同じ立場でおたがいにいいたいことをいいながらいっしょに医療を作っていけるようになりたいと思いました。

そんな心境でいる時に、『母の友』への連載の機会が与えられたということが、わたしを乗り気にさせたもう一つの理由だったのです。

でも、世の中には育児書はたくさん出されています。本屋さんへ行ってみれば、どれを選べばよいのか迷ってしまうほど多くのものが並んでいます。その中には松田道雄さんや毛利子来(たねき)さんがお書きになっているもののように、プロの小児科医であるわたしのような者にとってさえ参考になるようなすてきなものもあります。

そんなところへまたわたしが顔を出して、「情報はんらんの時代」に輪をかけてしまうのにはなんとなく気がひける思いもありました。

でもわたしはなにか新しいものが書けそうな気がしていましたし、また書かなくてはならないような気もしていました。

わたしが皆さんに伝えたいことは、「医学の世界では、まだまだわからないことがたくさんある」ということでした。病気の原因についても治療についても定説がなく、いろいろな説が出されていたり、いろいろな方法がこころみられたりしているものがたくさんあります。

ですから、わたしなども日常の診療の中で迷ってしまうことがしょっちゅうあるのです。娘の治療について、わたしと連れ合いの間で意見がちがうことがあったというエピソードなども、そうしたことを背景にしているのです。

そういう状況なのに、どうも断定的にものをいうお医者さんが多過ぎるように思います。

あちこちの病院にかかってみたら、お医者さんのいうことがそれぞれちがっていて驚いてしまった、というような体験をお持ちの方は多いのではないでしょうか。

「どうしてそうなんだろう」と皆さんが疑問に思った時、「医学の世界では定説になっている部分がそんなに多いわけではなく、わからないことがたくさんあるからですよ」と説明してくれるお医者さんはそう多くはないようです。

例えば、普通のかぜと扁桃炎を見分けるなんてことは簡単そうでいて実はたいへんむつかしく、そのために抗生物質の乱用が起こっているのですが、そうした事実は皆さんの耳にはなかなか届かないと思われます。

そこでわたしは、そうした「医学の内情」のようなものを洗いざらいお話ししてはどうかと考えたのです。

医者だけが知識をひとりじめにしているのはよいことではありませんから、わたしが持っている程度の知識は皆さんの前にできるだけ公開してみようと思いました。

そしてそれを起点にして、こどもたちの健康のためになにをしたらよいのかをわたしと読者の皆さんとごいっしょに考えていくことができたらと考えたのです。

そしてわたしは書き始めました。

病気については単に症状だけではなく、どうして病気が起こるのかといったところまで踏みこんで説明してみることにしました。

欧米の小児科の教科書なども参照して、なるべくいろいろな説、いろいろな方法を紹介することに心がけました。

わたし自身もいろいろ勉強をしつつ、連載は続き、そして六年にもなりました。六年たってなんとかまとまりのある内容を持てたように思います。

その六年分をまとめ、それに新しく若干の加筆をし、こんな本ができました。

できあがったものは今までの育児書とはひと味ちがっているはず、とわたしは自負しています。

そこで、この本の〝使い方〟を少しお話ししておくことにします。

この本は四つの部分から構成されています。

第一部では、病気別に解説がしてあります。

病気といっても細かくあげれば膨大な種類がありますが、この本ではありふれた病気を中心にとりあげ、珍しいものについては知っておいて役にたちそうなものだけにふれておくことにしました。〝感染する病気〟〝アレルギーの病気〟〝腎臓の病気〟といった分類のしかたは、医学の専門書で普通行なわれている分類法を援用しました。

第一部は、ぜひ通読してください。医学読みものを読むといった気分で、暇な時間をみはからって少しずつ読んでおいてください。あらかじめ読んでおいてくだされば、いざという時役にたつかもしれません。

第二部は症状別にまとめてあります。例えばこどもがおなかが痛いといっている、さあどうしようという時に「腹痛」の項をひいてみるというふうに使ってみてください。ただ、ここでも単に症状の説明だけでなく、その症状に関連する病気についてエピソード的なことも書きこんでありますから、通読してくださってもかまいませんし、わたしとしてはそれを歓迎します。

そして第三部では、医療に関するいろいろな話題についてエッセイふうに書きとめたものをまとめておきました。

わたしが医者になって以来、関心を持ち続け、被害者の人たちと闘いをともにしたこともある、公害や薬害などについてもわたしの考え方を披露(ひろう)してみたつもりです。どこからでもかまいません。興味のあるところから自由に読んでください。

最後の第四部には救急処置をまとめておきました。この部は、いざという時に読めばいいと思われるかもしれませんが、そんな忙しい時にとてもゆっくり読んでなんかいられません。ですからあらかじめ何度も読み、実際に救急の場合を想定して練習しておくことが必要です。

何度も読んで、例えば窒息の処置については何頁あたりにあったはずと、ぱっとその頁が開けられるようになってくだされば理想的です。

医学の知識は日進月歩です。昨日まで「これこそが真実」と思われていたものが、今日は「まったくの間違い」とわかってしまうこともあります。わたしたちのいのちに関する問題であるだけに、「真実」がくるくる変わってしまうのは困ったことですが、やむをえないことでもあるのです。

そういうわけで医学に関する本はしょっちゅう改訂されている必要があるのですが、これはいうはやすく、行なうは難しです。

# はじめに〔改訂第四版〕

第三版を出してから十四年が経ちました。

やっと第四版をお届けすることができます。

この間、悲しいできごとがありました。二〇一一年三月の東日本大震災と福島第一原子力発電所の事故です。そしてわたし個人の生活にも大きな変化がありました。放射能に対する不安の中で生活する福島の人たちの支援のために、福島へ何度も足を運ぶことになり、日本の各地で福島についての報告もすることになって多忙をきわめました。そんな中、この本の改訂をしなければとずっと思っていましたが、予定よりかなり遅れてしまいました。おわびしなければなりません。

最近大きく変わったのは「予防接種」と「けがの処置」です。予防接種は種類がどんどんふえています。「こんなにうたなければいけないのか」と疑問に思っているお母さん、お父さんも少なくありません。そこで予防接種について詳しく書きなおしました。けがの処置に関しては、湿潤療法という〝革命的〟な方法が登場し普及しつつあります。この方法も新たに紹介しました。

削ったのは「心臓の病気」です。こどもの心臓病は先天性の心臓病以外ほとんど見られなくなったからです。かつては溶連菌感染症後にリウマチ熱が起こり、その合併症として心臓弁膜症が起こることがよくあり、この本でもそれを心臓病としてとりあげました。しかし、リウマチ熱はほとんど見られなくなり、心臓弁膜症も起こらなくなりました。それで「心臓の病気」の章はなくしました。先天性心臓病については『続・はじめてであう小児科の本』の方に書いていますのでそちらを見てください。

はじめてこの本を出してから三十二年が過ぎようとしています。おかげさまでこの本は皆さんに育てられロングセラーになりました。わたしは七十代半ばになりましたが、今も現役の開業医です。まだ当分は医者を続けこの本の改訂も続けるつもりですので皆さんにも温かく見守っていただけるよう改めてお願いします。

二〇一六年二月

山田　真

## 本書を読んでいくうえでの用語の説明

こどもの「呼び方」についてですが、こどもの時代はいくつかの時期に分けられます。新生児期、乳児期、幼児期、学童期というふうにです。この本でもそうした言葉が出てきます。例えば、乳児とは何歳から何歳までをいうのかといいますと、厳密な定義はないのですが、一般的な習慣というものはあります。

そこでこの本では

新生児期は出生より四週間まで

乳児期は四週間から一歳まで

幼児期は一歳から六歳まで

学童期は六歳から十二歳までとし、十二歳以上は思春期とします。

だいたいこんな目安で読んでいってください。

# 第一部　からだのしくみと病気

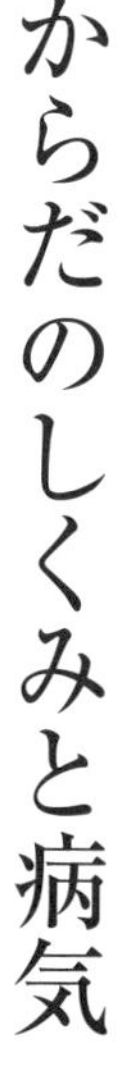

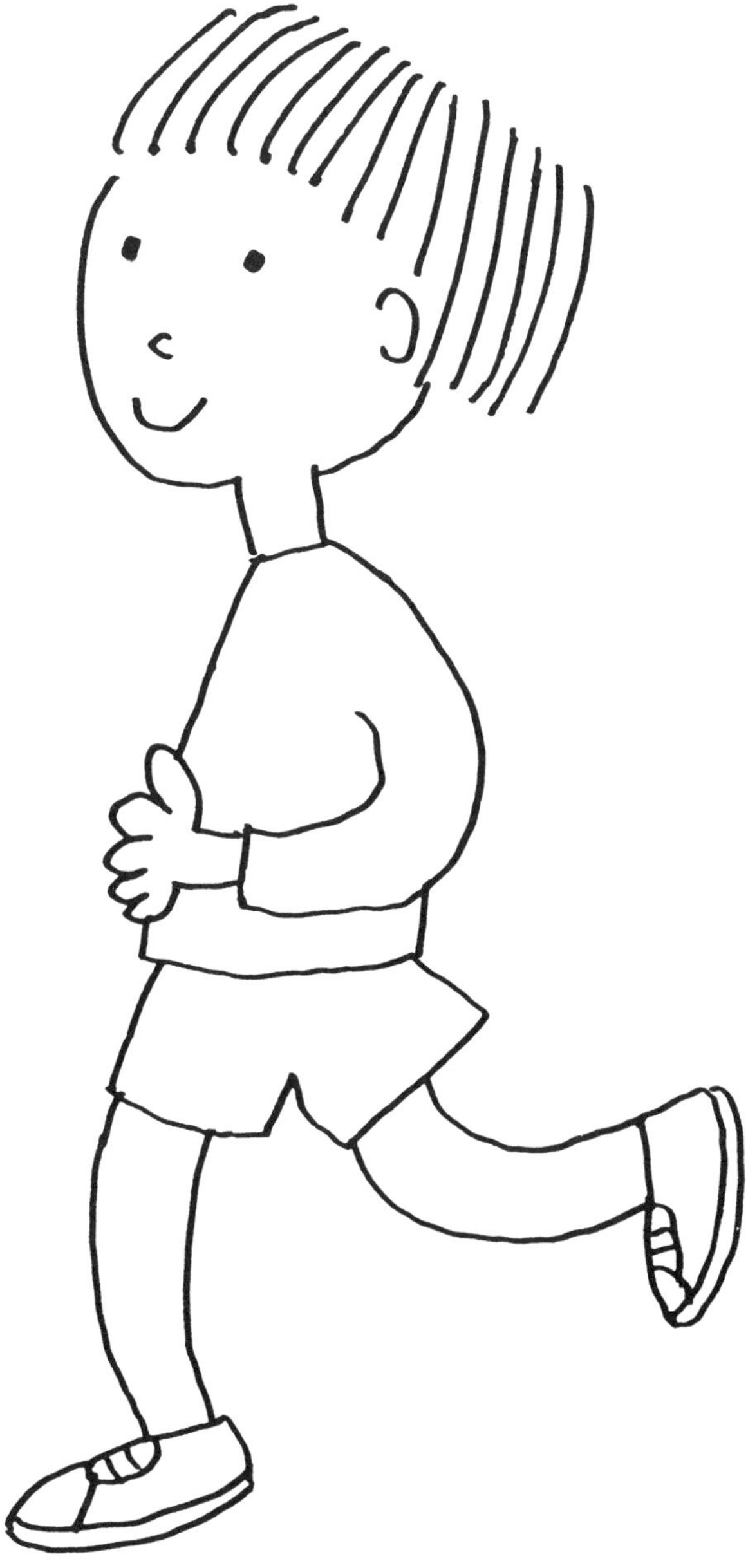

# 感染する病気

## ウイルスと細菌について

### 感染症とは

最初に感染症についてお話しします。なにしろこどもがかかる病気のほとんどは感染症ですから、感染症について知っておけばこどもの病気の大半を知るということになりますから。

でも感染症という言葉には、あまりなじみがないかとも思います。一般に伝染病といわれているものが感染症に近いかもしれませんが、感染症と伝染病は少々ちがいます。

伝染病は〝人から人へうつる病気〟ということですね。

一方、感染症というのはウイルス、細菌、真菌（カビ）といった微生物がわたしたちのからだの表面にくっついたり内部へ入りこんだりして起こる病気ですが、この中には人から人へうつるということがない病気もふくまれます。（破傷風、日本脳炎などは人から人へうつることはありません。）

## 感染症のいろいろ

感染症には、どんな種類のものがあるかお話ししましょう。

まず、ウイルスによって起こる病気をずらっと並べてみましょう。

手足口病、伝染性紅斑（リンゴ病）、水痘（水ぼうそう）、流行性耳下腺炎（おたふくかぜ）、インフルエンザ、咽頭結膜熱（プール熱）、ヘルパンギーナ、麻疹（はしか）、風疹、突発性発疹、ノロウイルス感染症、ロタウイルス感染症たくさんありますね。

次にこどもでもよく見られる細菌によって起こる病気をあげてみましょう。

細菌性扁桃炎、細菌性中耳炎、細菌性肺炎、尿路感染症、伝染性膿痂疹（のうかしん）（とびひ）、百日咳

これくらいしかありません。

こどもの感染症としては圧倒的にウイルス感染症が多いのです。

真菌は一般的にカビと呼ばれますが、白癬菌、カンジダなどが病気の原因菌として少々有名です。白癬菌で起こる病気の代表はみずむしですが、こどもではほとんど見られません。カンジダによるおむつかぶれは赤ちゃんでよく見られます。

このほか、ウイルス、細菌、真菌のどれにも属さない病原微生物としてマイコプラズマがあります。マイコプラズマは学童などで、肺炎を起こすことがあります。

## 細菌とは、ウイルスとは

### 感染症と医学の歴史

さて感染症はこんなにあるわけで、おなじみのものが多いのですから、これから説明を始めることも納得していただけると思います。

そこで、まず基礎として細菌とかウイルスとかいうものについて説明をしておきましょう。

わたしたちは病気を起こす小さな生き物のことを一般にばい菌と呼んでいます。ばい菌と呼ばれるものの中には実は細菌、ウイルス、真菌などが含まれているわけで、これらは専門用語では病原微生物と呼ばれます。

病原微生物をやっつける薬が抗生物質と呼ばれますが、病原微生物や抗生物質を理解するために医学の歴史をひもといてみることにしましょう。

この世に、流行する病気があることは大昔から知られていました。でもどうして流行するかについてはわからなかったのです。

紀元前四、五世紀ごろのギリシアでは病気の流行は汚染された空気によると考えられていましたが、なにによって汚染されているのかということになると答えは出せませんでした。

十五世紀になってようやく流行病というものは人から人へうつるものらしいことがわかってきたのですが、ここでもなにによって人から人へうつるのかはわかりませんでした。そこでこのころの人たちは、なにか目にみえぬ伝染源があるにちがいないと考え、それでいちおう納得していたようです。

## 細菌の発見

ところが十七世紀になり、オランダにレーウェンフックという人が現われました。この人は医者ではなくアマチュアの科学者でしたが、顕微鏡を発明したのです。彼は自分の発明した顕微鏡を用いて、身のまわりのいろいろなものをのぞいてみました。それはさぞかしわくわくするような体験だったと思います。まだ誰もみたことがないものをどんどんみられるのですから。ともかくそうやってのぞいているうちに彼は多数の微生物を発見しました。彼が書いた図をみてみますと、レーウェンフックが確かに細菌をみていたことがわかります。細菌は肉眼ではみえないけれど顕微鏡を使えばみることができるのです。（ウイルスの方は顕微鏡ではみることができず、電子顕微鏡を用いなければなりませんから、発見はずっと遅れます。）

しかしレーウェンフックのみていた細菌が感染症の犯人であることがわかるのには、もう少し時間を必要とします。

十九世紀半ばになってパストゥール、それに続いてコッホという二人の学者が現われ、この人たちが細菌学という学問をうちたてました。そしてその後、病気の原因になる細菌が次々と発見され、十九世紀の終わりまでには現在知られている主な病原細菌の大部分が発見されました。

## ウイルスの発見

こうして感染症のうちかなりのものが細菌によって起こることがわかりました

が、一方、明らかにうつる病気なのにどうしても細菌がみつからないというケースがたくさんあることもわかりました。

十九世紀の終わりにイワノウスキーという人は、タバコの葉に起こるモザイク病という病気が細菌よりももっと小さい生物によって起こされることを発見しました。しかしこの細菌よりもっと小さい生物の存在を実際に目で確かめることができるようになったのは一九三〇年以降、わたしたちが電子顕微鏡という強力な顕微鏡を使えるようになってからのことでした。

この細菌よりも小さい生物はウイルスと呼ばれるようになりました。

こうして感染症の二大犯人である細菌とウイルスのことがわかってきたのですが、犯人はわかってもそれをやっつける方法がすぐにみつかったわけではありません。

## 治療の歴史

治療の歴史は、二十世紀の初頭にエールリッヒという人が梅毒の治療薬として砒素剤（ひそざい）が効くことを見出したことに始まります。しかしこれとて梅毒を完治させるのはたいへんでした。

## サルファ剤の登場

一九三〇年代になるとサルファ剤が現われました。これは化学的に合成された薬でしたが、感染症にはたいへんよく効きました。サルファ剤の登場が、わたしたち人間が細菌を征服していく第一歩になったといえましょう。

しかしこのサルファ剤には重大な欠点がありました。一つは副作用がかなり強いこと。もう一つは同じ種類の細菌に使っているとすぐ効きめがなくなってしまうことでした。同じ細菌にずっと使っていると効きめがなくなることを「耐性ができる」といいます。

### 薬を使えば細菌も強くなる

この耐性というものは感染症について考える時にたいへん重要なものです。サルファ剤の登場以降、次々に新しい感染症のための薬が出てきましたが、それは耐性との戦いともいうべきものでした。

細菌に対してある薬を使ってやっつけようとすると、細菌の方だって黙っちゃいません。細菌の方も姿を変えて、その薬に強い新種となって現われ抵抗するのです。薬を使う、その薬の効かない新種の細菌が現われる、新種の細菌に効く薬を造り出す、その薬に負けないより強力な細菌が現われる、とまあこういったいたちごっこがずっとくり返されてきているのです。

薬を乱用すると耐性のある菌が出てくるので、乱用は慎みたいということが、こうしたことからおわかりいただけると思います。とにかく、サルファ剤は耐性のできやすい薬でした。ですからサルファ剤にかわるもっとよい薬が望まれたのです。

### 抗生物質の発見

一九二八年、フレミングというイギリスの学者が青カビの成分の中から、ペニシリンという物質をみつけていました。これはすごい薬でした。しかし青カビの成分であるためわずかな量しかとれず、実用にはなりませんでした。一九四〇年代になって、ようやくこれが大量生産できるようになり、そして細菌による感染症の多くのものに劇的な効果をみせたのでした。

ペニシリンが青カビからみつかったということで、微生物の中に、他の微生物をやっつける物質が存在するのではないかと考えられ、世界じゅうでたくさんの微生物が検討されました。そして土中の細菌からストレプトマイシンが発見され、以後次々にこうした薬が発見されていきました。

これらの薬は抗生物質と呼ばれました。抗生物質の定義は「微生物によって生み出される化学物質で他の微生物の発育を妨げる物質」ということになり、生物に抵抗する物質＝抗生物質と呼ばれるわけです。（まちがって抗性物質と書く人がよくいますが、本当は抗生物質なのでご注意を！）

最近は、例えばペニシリンといっても青カビから抽出したものだけでなく、化学的に合成したものがたくさん現われていて、大量に生産することができるようになりました。このように化学的に合成されたものも抗生物質と呼ばれています。

## ウイルスをやっつける薬はない

細菌に対しては抗生物質という強力な治療薬が発見されたのですが、ウイルスについては今のところわたしたちは治療薬をほとんど持っていないといってよいのです。今、ウイルスの病気に対して使われる薬ということで自信を持って名前をあげられるのはアシクロビルです。しかしこの薬も、特別な場合にだけ使われる薬です。

アシクロビルは一九七七年、アメリカの製薬会社の研究所で開発されました。この薬はヘルペスウイルスと呼ばれるウイルスのうち、単純疱疹ウイルス、水痘–帯状疱疹ウイルスによって起こる病気に有効であることがわかっています。

ヘルペスウイルス及びこのアシクロビルについては三一頁と三七頁でくわしくお話しすることにしますが、いそいでこのあたりのことを知りたい方はまずそちらの頁を読み、その後ここにもどってください。

└→31頁、37頁参照

最近インフルエンザに効くという薬が何種類も登場しました。最初はタミフルという薬でしたが、この薬の副作用で十代の若者が何人も異常行動を起こしてなくなりました。わたしはそのうち数人の親御さんに会ってお話を聞きましたが、症状がほとんどなくなってもうなおったと思い一緒に食事をしていたら、突然走り出して表の道路へとび出し車にひかれたといった状況です。こんな状態に対処するには本人をしばっておくくらいしか方法がありません。

わたしは今、インフルエンザに対して抗ウイルス薬は一切使わずに治療していますが、特に重症にもならずにすんでいます。なにも治療しなくても一日で熱が下がったりすることもよくあります。自然になおるのがふつうなのです。

## ウイルスの病気はほとんど自然になおるけれど…

ウイルスの病気は、ほとんどの場合、自然になおります。ウイルスの病気によって死ぬというようなことはめったにないのです。でも、はしかなどはこどもの時かかっても二週間ほどもつらい思いをしなければなりません。水ぼうそうやおたふくかぜは幼いうちにかかれば大したことはありませんが、大人になってかかったりするとたいへんです。

大人の水ぼうそうは、たいていからだじゅういぼがえるみたいになり、熱は高いし、からだはかゆいし、悲惨なものです。おたふくかぜのほうも大人だとほっぺたのはれも痛みも強いし、膵(臓)炎や睾丸炎を起こすこともかなりあって、入院騒ぎになることも珍しくはありません。本人はたいへんつらいのに、周囲の人は「大人のくせにおたふくなんかにかかって」と笑いものにするばかりで、あまり同情してくれません。そういう意味で二重のつらさを味わわされるというわけです。

ですからウイルスの病気についても副作用がなく経過を軽く短くするような薬があれば便利なのですが、そうした薬は今のところ少ないのです。

## 予防接種という武器

病気になった時によい治療法がないかわりに、ウイルスの病気に対しては予防接種という武器をわたしたちは持っています。予防接種については三八二頁に書いてありますのでそちらを参照してください。

→382頁参照

## 原因はウイルスか細菌か見分けるのが大事

細菌とウイルスについての基礎的なことの説明はこのへんでおしまいにします。

ところでわたしたち医者にとって、感染症にかかっているらしい患者さんをみて、その感染症がウイルスによるものなのか細菌によるものなのか見当をつけていくことは、たいへん大事な仕事なのです。

わたしたちが診療室でみるありふれた症状のうち、細菌でもウイルスでも起こりうる症状はたくさんあります。発熱、咳、のどの痛み、下痢など、どれも細菌、ウイルスのいずれによっても起こるものです。

そこで例えばのどが痛いと訴えている患者さんがやってきた時、そののどの痛みの原因をできるだけ正確にとらえることが必要になるわけです。

のどの痛みが細菌によって起こっているなら、抗生物質を必要とします。一方、それがウイルスによって起こっているなら、先ほど説明しましたように使うべき薬もありませんし、自然になおるものですからなにもしないで経過をみていてよいわけです。

このようにのどが痛いといっても薬がいらない場合もあれば必要な場合もあって、そのどちらかを見分けなければならないのですが、この見分けがとてもむずかしいのでわたしたち医者も苦労するのです。

のどが痛くて高熱が出ているこどものうち九割ぐらいはウイルスによるかぜだと思ってよいでしょう。残り一割が細菌による扁桃炎です。

熱が出ているこどもをみると、のどをのぞいて片っ端から細菌性扁桃炎と診断し、片っ端から抗生物質を出してしまうお医者さんもいるようですが、このようなことがそもそも抗生物質乱用の原因とわたしはにらんでいます。

細菌性扁桃炎はそんなに多い病気ではないのです。

細菌性扁桃炎は多くないのに「扁桃炎という診断」が多すぎるのです。

こんな誤診がされるのも、もとはといえば、のどをみてウイルスが原因で赤くなっているのか、細菌が原因で赤くなっているのかを見分けるうまい方法がないということに由来します。

そこで具体的にのどが赤くて痛みがあって熱も出ているといった時にどうすればよいかといいますと、まず最初の一、二日はむやみに薬を使わないで静かにして経過をみているのがよいのです。三日もすれば、熱の形やのどの様子で、ウイルスによるものか細菌によるものか、かなりはっきりしてくるのです。

のどは慣れればお母さんでもみることができます。

わたしの患者さんの中にも、しょっちゅう自分のこどものものどをのぞいていて、その様子で、しばらく家で経過をみていた方がよいか、薬をもらいに行った方がよいかを判断できるようになっているお母さんもいるのです。

そのあたりのコツについてはいずれ後で説明しますが、ここではひとまず、感染症には大きく分けるとウイルスによるものと細菌によるものとがあって、その見分

└→320頁参照

けは大事なことだということを知っておいてください。

そこで次に、ウイルスによる感染症、細菌による感染症のそれぞれについて説明することにします。

## ウイルスの病気

さて、それでは感染症の一つ一つに当たっていくことにします。まずウイルスによる感染症で発疹の出るものから始めましょう。

### 発疹の出る病気

その筆頭に、まず、突発性発疹から入っていきます。この病気は、はじめて赤ちゃんを持ったお母さんにとっては衝撃的なものであり、知識を持っているだけでぐっと気楽になるというものなので、少しくわしくふれておくことにしましょう。

#### 突発性発疹

この世に生をうけてはじめて高い熱が出た、でも熱のわりに赤ちゃんはけろっとしている、さてなんだろうとはじめて赤ちゃんを育てる親ならおろおろしてしまう病気、これはまずたいてい、突発性発疹です。

##### 突発性発疹の症状

三十九度五分も熱が出た生後四ヵ月の赤ちゃんをかかえてお母さんがわたしの診察室へとびこんできます。わたしは少しもあわてず、にこにこしながら一通り診察し、自信にみちてこういいます。「これは心配ありません。もう三日ぐらい熱は出続けます。それから急に熱が下がって、からだに赤いブツブツが出てくるでしょう。そしたらもう病気は終わったと考えていいのです」

お母さんはその時はまだ半信半疑だと思いますが、医者のいうことだからと納得して帰るしかないでしょう。それでもその後二日は高熱の出続けるわが子のそばで「本当に大丈夫かしら。あの医者はヤブではないかしら。どこか他の病院でみてもらった方がよいのでは」と悩むはずです。でも、まあ赤ちゃんが元気がよいのでとにかく二、三日の間心配しながらみているわけです。すると、本当に熱が下がるのです。そして赤いブツブツも現われます。

さあ、こうなると「あのお医者さんはなんて名医なのだろう」と感心してしまうことになるでしょう。でも別に名医でなければ診断がつかないというわけでもなくて、突発性発疹の、

①生まれてはじめての発熱であることが多い。
②熱が高いわりに赤ちゃんは元気である。
③発熱して二日目にブツブツの混じった下痢が起こることがある。

というような特徴を知っていれば、しろうとでも診断はついてしまいます。もっとも、生後一年以内ぐらいの小さな赤ちゃんで、わけのわからない熱を出す病気が突発性発疹一つだけということではないので、一日で熱が下がってブツブツも出ず、

## 突発性発疹の特徴

結局、「なにかのウイルス性のかぜだったんでしょう」といわざるをえないこともあります。また、経過を追っていくと細菌性の扁桃炎であることがわかったりすることもあります。でも、「ブツブツが出るかもしれませんよ」とひとことといっておけば、当たらなくてもともと、当たったら名医ということになるのですから、医者にとっては、その「ひとこと」が大事なわけですね。

## 突発性発疹を起こすウイルス

さてこの突発性発疹、ずいぶん以前から医者の間では「ウイルスによって起こる病気であることは間違いない」と信じられていましたが、長い間そのウイルスがみつけられていなかったのです。

ところが一九八八年になって大阪大学微生物研究所が「突発性発疹はヒトヘルペスウイルス6型というウイルスによって起こるのではないか」と報告し、その後いろいろなところで確かめられ、この大阪大学の説は定着しました。突発性発疹の原因ウイルスはヒトヘルペスウイルス6型と確定したのです。

ところでこのヒトヘルペスウイルス6型は、一九八六年にアメリカで発見された新型ウイルスです。発見はされたもののこのウイルスがどんな病気を起こすのかはわからなかったのですが、大阪大学で突発性発疹との関係が確かめられたわけです。

そしてさらにその後、ヒトヘルペスウイルス7型といわれるウイルスも突発性発疹の経過を示すことがわかりました。

そこで「突発性発疹は二度かかることがある」ということもわかったのです。突発性発疹は一度だけとかつていわれていたのは神話でした。

赤ちゃんが突発性発疹に二度かかる場合、一度目が6型によるもので二度目が7型によるものであることが多いといわれています。

そして、6型による突発性発疹の方が7型による突発性発疹よりも熱が高く発疹も強く出ることが多いともいわれます。

6型ウイルスに対してはほぼすべての赤ちゃんが二歳以前に感染して免疫ができるといわれていますが、不顕性感染が三十%くらいあるともいわれます。

つまり、十人のうち三人の赤ちゃんは感染しても何の症状も出ないわけで、そういう赤ちゃんのお母さんは「うちの子は突発性発疹をやっていない」と考えているのですね。

## 突発性発疹はたちのよい病気

でも赤ちゃんは、知らないうちにかかっていたのです。

この突発性発疹という病気は、きわめてたちのよい病気で、熱が出て発疹が出るというだけでそれ以外どうということもなく終わってしまいます。熱がとても高くて赤ちゃんがぐずってつらそうだったら、解熱剤を使ってみましょうか。（解熱剤はアセトアミノフェン以外使ってはいけません。）ま、その程度です。

## ウイルス性発疹症のいろいろ

さて少し話を急いで他の病気にうつりましょう。突発性発疹のようにウイルスによって起こるもので、顔やからだ、あるいは手足などに赤いブツブツだとか水疱（水ぶくれ）だとかが出てくるものをまとめて「ウイルス性発疹症」といいます。このうちよくみるものとして、麻疹（はしか）、水痘（水ぼうそう）、風疹（三日ばしか）などがあり、他に手足口病とか伝染性紅斑（リンゴ病）とかいったものが時々流行するようです。

## 水ぼうそうは感染力が強い

まず水痘（水ぼうそう）について説明します。

水ぼうそうはたいへん感染力の強い病気です。保育園や幼稚園のような集団の中では、一人が水ぼうそうになるとあっという間にまわりにひろがり、クラスの全員がかかってしまうというようなこともあります。家庭の中ですと兄弟のうちの一人がかかると、全員が次々にかかるといったぐあいになることが多いのです。

このような感染力の強さのおかげで、たいていの人はこどもの時期に水ぼうそうにかかってしまって、大人になってからかかるというようなことはめったにありません。

### 水ぼうそうの症状

水ぼうそうになりますとからだや顔に小さな水ぶくれがたくさんできますが、この水ぶくれの中にある汁が感染力を持っていて、この汁にふれることによって他のこどもがうつります。

#### 潜伏期

うつってからしばらくの間はなんの症状もありません。この、症状のない時期を潜伏期と呼びます。水ぼうそうでは潜伏期は十二日から二十一日です。

（この潜伏期の日数を覚えておくと役にたちます。例えばお姉ちゃんが水ぼうそうになったことがわかった時点で、もし弟がお姉ちゃんからうつされているとしたら、いつごろ発病するだろうかといったことを知りたければ、ほぼ二週間後と予想することができるのです。）

さて潜伏期の二週間が過ぎました。おなかや背中に赤い虫刺されみたいな感じのものが数個生じ、そしてそれはほぼ一日のうちに急速に水疱になります。水疱はからだや顔にひろがり、口の中や髪の毛の中にもできます。

こうした発疹が現われる前に一日ぐらい熱や頭痛などの症状がみられることもありますが、しかしたいていはこうした前ぶれなしに発疹が出てきます。

発疹は一週間もすれば乾いてかさぶたになります。発疹の最盛期には熱が出ることもありますが、この熱も自然に下がります。

かさぶたはしだいにはげ落ちて、発病後二、三週間のうちには、かさぶたの落ちたあとがちょっとしたあばたのように残るだけになります。

このかさぶたのあともしだいに消え、半年もすれば目立たなくなります。

## 治療はかゆみどめ程度

水ぼうそうは軽い病気です。ただかゆみはかなり強いので、石炭酸亜鉛華軟膏というぬり薬をつけたり、かゆみどめののみ薬を使ったりすることはあります。薬はこの程度でじゅうぶんです。後でふれますように解熱剤の使用は慎みたいし、抗生物質の使用などまったく必要がありません。水疱は普通化膿することもありませんが、汚い爪でひっかいたりすれば化膿もありうるので、手は清潔にしておきたいものです。

## 水ぼうそうを起こすウイルス

ところでこの水ぼうそうを起こすウイルスは、水痘‐帯状疱疹ウイルスと呼ばれるウイルスで、ヘルペスウイルスと呼ばれる一群のウイルスの一つです。ヘルペスウイルスは話題になることが多いウイルスなので、ここでくわしくお話ししておくことにします。

ヘルペスウイルスに属するウイルスはいろいろあって、単純ヘルペス1型、2型、水痘‐帯状疱疹ウイルス、ＥＢウイルスなどです。それぞれのウイルスがそれぞれに病気をひき起こします。ではそれらについて紹介していきましょう。

## 単純ヘルペスウイルス1型による感染症

⑴単純ヘルペスウイルス1型による感染症

単純ヘルペスウイルスには1型と2型とがありますが、2型による感染症は性的交渉によって伝染する一種の性病という性格を持ったもので、小児科ではとりあげる必要のないものですから、もっぱら1型についてお話しすることにします。

### 特徴

ところで、単純ヘルペスウイルス1型、水痘‐帯状疱疹ウイルスの二つには共通した特徴があります。それは、いずれのウイルスもいったんある人を感染させて発病させても、その後からだから排除されずにからだの中に住みついてしまうという特徴です。

ウイルスについて感染とか免疫とかいうことが知られるようになって以来、長いこと、「ウイルスによる感染が起こるとそれに対してからだに免疫ができウイルスは死ぬし、またそれ以後同じウイルスに感染することもない」と思われてきました。

しかしそういう常識はだんだんくつがえされてきました。ウイルスの中には感染してのち人間のからだの中にずっと居残るものもあるということです。例えばB型肝炎ウイルスがそうですし、単純ヘルペスウイルス1型や水痘‐帯状疱疹ウイルスもそうなのです。

**感染する時期**

単純ヘルペスウイルスにはじめて感染するのは、これまで乳幼児期であることが多かったのですが、最近になって乳幼児期には感染せず学童期、あるいは成人になってはじめて感染するケースもふえてきたといわれます。

でも、感染したからといってかならず発病するというわけではなく、多くの場合は何も症状は起こさないのです。発病するのは百人のうち数人（一～十％）といわれますから、大多数の人は発病しないといえますね。

**症　状**

ただし、発病した場合はかなり派手な症状を示すことが多いのです。最初口の中にブツブツと水疱ができてきて、それがだんだんひろがり歯肉や唇までひろがってきます。

歯肉は全体に赤くはれ、ちょっとした刺激で出血しやすくなったりします。重症の場合は、唇がグチャグチャになって口を開くのもたいへんということになり、食べるのもいやがります。よだれがたくさん出て口臭がします。

こういう状態は、疱疹性歯肉口内炎という仰々しい病名で呼ばれたり、もう少し簡単に歯肉口内炎と呼ばれたりします。

熱が出ることもしばしばあり、それが相当の高熱になることも珍しくありません。みている側がつらくなってしまうようなちょっと悲惨な病気ですが、治療法はなく、水分の摂取をじゅうぶんにと心がけながら自然になおるのを待ちます。完全によくなるまでには一週間から二週間かかることもあります。

## 治療法はない

ここまで書いてきたのがはじめて感染した時の病状ですが、この後ウイルスは口の中にとどまっているようです。普通はなにもせずじっととどまっているのですが、なにかの際に（例えば疲れがたまった時など）再びウイルスが活動し症状を現わすことがあります。これは「熱の華」とか「かぜの華」とか呼ばれます。風流ですね。

でもみたところは風流ではありません。鼻の入口だとか口の端（口角といわれる部分です）あるいは唇に水疱ができるのです。水疱は一個のこともあれば何個か集まっていることもあります。これはかなりうっとうしいものです。

同じ人に何度もできることがあり、その場合いつも同じ場所にできることが多いのです。その場所にウイルスが普段ひそんでいるからです。

**再発性単純ヘルペスは こどもには少ない**

こういうふうに同じところに何度もできるものを再発性単純ヘルペスといいますが、これはこどもでは珍しく二十代から三十代ぐらいの年齢に多いのです。かなり長びくことがしばしばです。

### (2)水痘―帯状疱疹ウイルスによる感染症

**水痘―帯状疱疹ウイルスに よる感染症**

水痘―帯状疱疹ウイルスという長ったらしいウイルスの名前を「変だな」と思いながらここまで読んでこられた方も多いでしょう。水痘と帯状疱疹とは二つの異なった病気の名のようにみえますよね。それが両方ともくっつけられているのが変なのです。どうしてこんなことになっているのでしょう。

その謎をこれから解き明かすことにします。

**水痘と帯状疱疹は 同じウイルスから起こる病気**

水痘と帯状疱疹は同じウイルスから起こる病気なのです。この二つの病気が同じウイルスで起こることはかなり以前から知られていました。そしてわたしが医者になったころには、生まれてはじめてこのウイルスにかかると水痘という病気になり、二度目にかかると帯状疱疹になるといわれていました。

ところがその後、そうではないことがわかってきました。生まれてはじめてこのウイルスにかかって発病した場合、それが水痘という病気の形になるというところまでは正しいのですが、その先がちがうのです。このウイルスも単純ヘルペスウイルスと同じようにからだのどこかにひそみ続けます。そして、からだの抵抗力が落ちたりした時に再び活動します。その時の病気の形が帯状疱疹なのです。

## 帯状疱疹は軽い

帯状疱疹はこどもにできた場合は軽く、だからこどもの病気を扱うこの本ではあまりとりあげる必要もないかとは思いますが、少しお話ししておきます。

わたしたちのようなプロの医者ですと（エヘン）、患者さんの話を聞いただけで病名がわかってしまうことがあります。例えば次のような話です。

「二、三日前からお乳の下あたりがチクチク痛むので、湿布薬をはってました。そしたら今日になって湿布したところが赤くなってブツブツしてるのに気がつきました。湿布薬にかぶれたんですねえ」

これはもう、ほとんど間違いなく帯状疱疹なので、湿布薬が犯人扱いされているのはぬれ衣（ぎぬ）で、湿布薬とは関係なく、病気の順序としてブツブツが出てきたわけです。

## 水痘―帯状疱疹ウイルスが住みつく場所

水痘―帯状疱疹ウイルスは人間のからだに住みついてひそんでいる時、からだのどこかの神経の部分にひそんでいます。神経として多いのは胸部にある肋間神経、腰からおしり、そして脚の方へ続く坐骨神経、顔にある三叉神経などです。

## 症状

ウイルスが再び活動を始めると、まずその部分の神経が痛みます。

これはチクチクあるいはズキズキした痛みで、まぎれもなく神経痛です。こういう痛みに対して、素人療法で湿布薬をはる人はたくさんいますが、帯状疱疹の場合、湿布薬に強く反応してその部分が真っ赤になるのです。そして、ブツブツができてきます。このブツブツが帯状疱疹で、神経にそって一列に帯状に出てくることが多いのです。

このブツブツは数日するとつぶれてグチャグチャしてきます。そしてその後一週間ぐらいでだんだんかさぶたになっていきます。しかしこういう経過はお年寄りが帯状疱疹にかかった時に多く、こどもや青年ではグチャグチャすることもなく、小さな水疱が数日のうちにかさぶたになってしまうのが普通です。

帯状疱疹のなおった後その部分にごく淡い褐色のあとが残ることが多く、わたしも小さい時にかかったあとがおしりにうっすらと残っています。(じっと目をこらしてみないとわからない程度のものですが。)

## 治療

こどもの場合、痛みやかゆみも少なく、あまり治療の必要もありません。

ところが六十歳以上のお年寄りがかかった場合は相当痛みが強くなります。「夜も眠れない」というふうに訴える人が多いのです。

おまけに帯状疱疹がなおった後も強い神経痛が残ってしまうことが少なくありま

せん。

ですからわたしはお年寄りの帯状疱疹で強い痛みが残った場合は、なるべく早く麻酔科のある病院へ紹介することにしています。

麻酔科では神経ブロックといった治療が行なわれますが、これは早く行なった方がいいとわたしは思っているからです。

早い時期に麻酔科で治療を受けたにもかかわらず、あるいは麻酔科への受診が遅れて頑固な神経痛が残ってしまってからの治療はかなりたいへんなようです。東洋医学の針灸による治療などがある程度の効果を発揮する場合もありますが。

これでヘルペスウイルスについてのお話は終わりですが、「あれ、アシクロビルって薬についての説明はどうなったんだよ」と怒っておられる方があるかもしれません。

二一頁でちょっとだけ紹介してそのままでしたね。でもけっして忘れたわけではありません。

## アシクロビルについて

ここで少しくわしくお話ししましょう。

まずアシクロビルは、確かにヘルペスウイルス感染症に有効な薬ですが、そう軽々しく使うものではなく、ある特別な状態にだけ使われるものであることを理解しておいてください。

病院で使われる薬にはかならず説明書がついていて、わたしたち医者はそれをよく読んでから使うのですが、アシクロビルの説明書には次のように書かれています。

「使用上の注意

〔小児への投与〕乳児、幼児、小児に対しては必要最小限の使用にとどめるなど慎重に投与すること。特に、新生児、未熟児に対する安全性は確立していないので、治療上の有益性が危険性を上回ると判断される場合にのみ投与すること」

ちょっと面倒な文章なので解説しますと、「こどもにアシクロビルを使って安全かどうか、つまり、からだに特別な副作用を与えないかどうかについては、まだじゅうぶんにわかっていないので、本当に必要な時だけ、しかも最小限の量を使うようにすること。特に生まれたばかりの赤ちゃんや未熟児に対しては、この薬が安全かどうかはっきりわかっていないので、この薬を使うことの利益が危険性を上回っていることが確かな時にだけ使うこと」というふうになります。

水疱という病気は先ほどお話ししたように、ほとんどのこどもにとっては軽い病気です。ですからかゆみを抑える薬をのんだり塗ったりする程度でいいのです。

しかし、あるこどもたちにとっては、水疱は生命をおびやかす怖い病気なのです。それは例えば、白血病のような病気にかかっているこども、からだの免疫の状態が特別低下している「免疫不全状態」のこども、それに慢性の腎臓病などのため長期間、副腎皮質ホルモンを服用しているこどももなどです。

こういうこどもたちが水痘にかかった場合には、重症になるのを防ぐためにアシクロビルが使われることがあります。

その他、単純ヘルペスウイルスによって脳炎になった場合にも、アシクロビルが治療薬として使われますし、単純ヘルペスウイルスによって目の感染症が起きた場合もアシクロビルの軟膏が使われたりします。

### アシクロビルは特別な場合にだけ使われる薬

しかし、これらはいずれもきわめて特殊なケースです。アシクロビルは特別な場合にだけ使われる薬なのです。

アシクロビル以外にもヘルペスウイルスに使われる薬として、アデニンアラビノシド、イドクスウリジンなどがありますが、いずれも特殊な場合にだけ使われるもので、皆さんが知っておく必要もないと思いますから、ここでは特にとりあげません。

## (3)EBウイルスによる感染症

### EBウイルスによる感染症

EBウイルスはくわしくいうとエプスタイン–バールウイルスです。それを省略してEBウイルスというのです。

### 伝染性単核球症をひき起こす

EBウイルスは伝染性単核球症という病気をひき起こすウイルスとして知られて

います。

伝染性単核球症という病気はアメリカなどではかなり有名で、キッスによってうつることがあるためキッス病と呼ばれたりしていますが、日本ではあまり知られていません。

## 感染する時期

このウイルスにはじめて感染する時期が欧米と日本ではちがうといわれているのです。日本ではほとんどの人が乳幼児期にこのウイルスに初感染するのですが、欧米では乳幼児期に感染を受けることが少なく青年期にはじめて感染する人がかなり多いといわれています。

だから伝染性単核球症は欧米では青年の病気、日本では乳幼児期の病気ということになります。

では日本の伝染性単核球症についてお話ししましょう。

## 伝染性単核球症の主な症状

まず主な症状を紹介してみますと、「発熱、リンパ節がはれる、のどの炎症」ということになります。

しかしこれらの症状は、ウイルス性ののどかぜや細菌性の扁桃炎にもあたりまえにみられるもので少しも特徴的ではありません。

ではわたしたち医者はどんな時に「これは伝染性単核球症ではないか」と疑うのでしょうか。

高い熱が続いていてのどをみると扁桃のあたりにベッタリと白い苔（こけ）のようなものがついている場合、わたしたちはまず細菌性の扁桃炎ではないかと疑ってみます。そして抗生物質を使います。ところが三日ぐらいたっても熱は全然下がらない。細菌性の扁桃炎なら抗生物質が効くはずなのに、この場合効かないわけですから、細菌性扁桃炎以外の可能性を考えることになります。

首のリンパ節が大きくはれていたりすれば、これは伝染性単核球症かなと考えます。

発熱、のどの炎症、リンパ節がはれるといった症状が伝染性単核球症の代表的な症状なのです。

このうち「リンパ節のはれ」については、からだじゅう、あちこちのリンパ節がはれることがあり、この場合、白血病と間違えられたりします。

白血病が疑われた場合、当然血液検査が行なわれますが伝染性単核球症の場合、白血球の数もかなり多くなっているのが普通で、いよいよ白血病が強く疑われたりすることもあります。

白血球の中にはいろいろな種類があって、そのうちリンパ球と単球という二種類のものがふえるのですが、この二種類をあわせて単核球と呼ぶのでこの病気の名前が伝染性単核球症となるわけです。

### 他の症状

この病気の他の症状としては、発疹が出ること、目のまわりがむくんだり目が赤くなったりすることなどがあります。肝障害を起こすこともあります。

### 特別な治療法はない

特別な治療はありません。よくなるまで数週間、あるいは数ヵ月もかかることもあり、診断がついたら気長によくなるのを待っているしかないのです。

## 風　疹

次は風疹です。

この病気は以前は五年から十年の周期で大流行するといわれましたが、最近は大流行がないかわりに、いつでも少しずつ散発しているという形になりました。

### 風疹の症状

ある日突然、軽い熱とともに顔や首に細かくて赤い小さな発疹がびっしりと出てきて、それはすぐにからだや手足にひろがり、手のひらや足の裏までできることがあります。

症状としてはほとんどこれだけですが、一つ面白い特徴があります。

### 特徴的なリンパ節のはれ

首や後頭部のリンパ節がはれてくるのです。

このリンパ節のはれはかなり大きくなって肉眼でもはっきりわかるようになることもあります。目でみてはっきりしなくても耳のまわりや首の後ろ、後ろ髪のはえぎわなどをさわってみますと、びっくりするほど大きなグリグリにたくさんふれることが多いのです。

このグリグリは発疹が現われる前にできることもあり、こんな場合は「がんにでもなったのではないか」と親を驚かせるもとになります。この驚きは伝染性単核球症の時の驚きと共通のものといってよいでしょう。首のあたりのリンパ節のはれ＝小児がんというイメージがかなりひろがってしまっているからのようです。しかし後でふれますように、たいていのリンパ節のはれは心配するようなものではないのです。

### 「三日ばしか」と呼ばれるわけ

さて発疹は三日ほどで消え、熱も下がります。

三日ほどで発疹が消えるところから、風疹は一般に「三日ばしか」とも呼ばれているのです。

リンパ節のはれは一、二週間も続いていることがありますが、やがてひいていきます。

なお、風疹の潜伏期は十四日から二十一日です。

今度は手足口病についてみてみましょう。

### 手足口病

この楽しい名前の病気はウイルス性発疹症としては新顔の部類に入ります。一九六〇年代の後半あたりから少しずつ発生し、七〇年代に入って急速にふえてきました。原因ウイルスはいくつかあり、コクサッキー16型、エンテロウイルス71型などがそうだといわれています。だから手足口病には何度もかかることがあります。一歳から二歳の幼児にもっとも多くみられます。

## 手足口病の症状

名前のとおり、手、足に小さな水疱ができ、口の中にも小さな噴火口みたいな口内炎を生じるのが特徴です。手足の水疱は、手のひらや足の裏といったところにもでき、これは他の病気ではあまりみられないことです。手のひら、足の裏にはあまり水疱ができず、ももに水疱が多く出る場合もあります。手足の他、おしりにも発疹が出ることがありますが、からだの他の部分には出ません。軽い熱やのどの痛みを伴うこともありますが、ほとんどは発疹以外無症状です。時に口内炎がかなりひどくなって食事もとりにくいということが数日続く場合があり、これはちょっとつらい症状です。

しかし大半は二、三日でなんの苦痛もなくなおってしまうという、これもたいへん軽い病気です。薬はいりません。

潜伏期は三日から六日です。

## リンゴ病

次は伝染性紅斑です。

伝染性紅斑といいますとちょっといかめしくなりますが、一般にはリンゴ病というすてきな名前で呼ばれています。

この病気は何十年も前から知られてはいましたが珍しい病気でした。しかし、手足口病が現われたころから、リンゴ病もふえてきました。今では手足口病もリンゴ病もよく知られたあたりまえの病気になってしまいました。

## リンゴ病の症状

五歳から十四歳ぐらいまでの年齢に多くみられます。

両方のほっぺたが本当にリンゴのように赤くなります。その部分は少しもりあがって、さわってみると少し熱を持っていることがわかります。ちょうど、パンパンと二発、びんたを食らったような感じです。この特徴のある症状のほか、腕、脚にレース模様のように発疹が出ます。おしりにもうす赤いブツブツが出ることがありますが、からだには何もできません。

多少熱が出ることもありますが、たいていは熱も出ず他に特別症状もありません。特別に治療しなくても四、五日でなおってしまいます。これもやはり軽い病気です。

潜伏期は七日から十四日です。

この病気はパルボウイルスというウイルスで起こります。

この病気にかかっても無症状の場合がかなり多いといわれています。また、顔が赤くなった時期にはもう他人への感染力もなくなっています。ですからはっきり症状の出ているこどもを保育園や学校へ行かせないようにしても感染をひろげることをくいとめる効果はありません。ですから熱が出たりしていなければ休ませる必要はないのです。

こどもがかかってもたいてい軽く終わるというのは今お話ししたとおりですが、

妊婦がかかると流産や死産になることが多いということがわかってきました。

妊娠中の女性は気をつけた方がいいということですが、そうはいっても幼児を持った妊婦がその子と接触しないようにするということはかなりたいへんなことですね。でもなるべく接触しないように対策を立てるべきでしょう。

さて、ウイルス性発疹症の最後に麻疹について説明します。

## はしかは手ごわい病気

麻疹とは、はしかのことです。はしかは予防接種が普及してきたこともあって最近目立ってへってきました。はしかはウイルス性発疹症の中ではきわだって重いもので、肺炎や脳炎を起こすこともあり、また昔は中耳炎から聴力損失に至ることもありました。

今でもいったんはしかにかかると一週間ほどはつらい思いをしなければならず、相変わらず手ごわい病気なのです。

### はしかの症状

はしかは十日から十二日の潜伏期の後に高熱が出ることで始まります。熱は三十八度から三十九度とかなり高く、いっこうに下がる様子をみせません。同時に、咳、鼻水、結膜炎などの症状も現われます。これらの症状はかなり強くなって、顔じゅう、目やにや鼻水やらでグチャグチャという感じになることもあり、こうなりますと、ああこれはいずれ発疹が出てくるぞという予想が立てられます。

こうした症状が三、四日続いた後、熱がほんの少し下がったかなという感じになって、その後すぐに前よりももっと高い熱が出てきます。そしてそれとともに赤い小さな発疹が出てきます。発疹は耳の後ろから出始め、顔にひろがり、そしてからだにもひろがっていきます。発疹はたくさんできて、やがて一つ一つの発疹がくっついてまだらになります。

高熱と発疹は四、五日続いてなおりますが、この四、五日は、はしかになっている当人はもちろん、まわりの者にとってもせつなく、長い期間です。咳や目やにもこの時期ずっと続いていることが多いのです。

## しつこい咳には蜂蜜レモン

発疹や熱が下がってからも、咳だけはかなり長い間しつこく続くことがあります。こんな時アメリカでは蜂蜜をお湯に溶かしてレモンを数滴しぼり入れ、それに赤ブドウ酒を一滴たらしたものを咳どめとして用いるようです。

わたしも日常これをすすめています。咳どめの薬よりよほどよいようです。だいいち、いかにもおいしそうではありませんか。

## 乳児ボツリヌス症を起こすことがある

ここで一つだけ注意をしておきます。一歳以下の赤ちゃんには蜂蜜をあげないようにということです。それは、ボツリヌスという細菌が蜂蜜の中から見つかることがまれにあり、一歳以下の赤ちゃんの体内に蜂蜜といっしょにボツリヌスが入りこむと乳児ボツリヌス症という病気を起こすことがありうると警告されているからです。

アメリカなどでは以前からこの乳児ボツリヌス症が問題になり、その原因が蜂蜜にあるらしいということでマークされていましたが、今のところ日本ではほとんど起こっていません。ですからあまり神経質になってほしくないのですが、いちおう一歳以下の赤ちゃんには蜂蜜をひかえておいてください。一歳以上の赤ちゃんでは乳児ボツリヌス症がみられないので大丈夫です。

### 乳児ボツリヌス症の症状

乳児ボツリヌス症の症状をいちおうあげておきますと、お乳を吸ったりのんだりがへたになる、泣き声が弱くなる、からだの筋肉の力が抜けてからだがやわらかくなる、便秘、首の座りが悪くなるなどで、これらが組み合わさって起こります。

さて、はしかの話にもどりましょう。

発疹のひいたあとはうす黒く色素が沈着して、しばらくの間皮膚はうす汚くなっていますが、いずれこれもなくなります。

これがはしかの経過ですが、医者の間で有名な症状としてコプリック斑というものがありますので、ちょっとつけ加えておきます。

### 口の中をみればできるはしかの診断

はしかの発疹が出る直前にほっぺたの裏側の口内粘膜に白いブツブツが出てきます。まわりが赤くなっているこのブツブツはコプリック斑と呼ばれ、これは、はしかと診断するためになによりもよい手がかりになります。しかしこの斑点が出ている時期はほんの半日か一日で、すぐ消えてしまいますから、この時期に診察する機会があるという幸運にめぐまれなければ出合うこともありません。でもずっとこどもといっしょにいる家の人は、症状からみてはしかかもしれないと思ったら、しょっちゅう口の中をのぞいていればうまくみつけることもできます。こうなれば、しろうとといえどお医者さんより確かな診断が下せるというわけです。

さて、はしかもいったんかかればよい治療法はなく、ひたすら嵐の過ぎ去るのを待つしか手がありません。じゅうぶんに水分をとりじゅうぶんな安静に努めます。

ワクチンの問題については後でまとめてお話しすることにします。

└→382頁参照

感染症については、特に集団の中で発生した場合、その取り扱いが問題になります。保育園、幼稚園、学校などでは、特にウイルス性発疹症などについて、「こどもを休ませるべきかどうか」、「休ませるとしたら何日休ませたらいいのか」といったことがしょっちゅう問題になり、最近では病院で「もうなおっているし他人にもうつさないから登園してよろしい」といった証明書をもらわないと登園や登校ができないといった形になってきています。

そこでここではそうした集団の中での感染症の問題をとりあげて、考えておくことにしましょう。

## 集団生活の中でどうすればいいのか

まず知っていてほしいのは、いったん集団の中で感染症が発生してしまえば、それがひろがるのをとめることはたいへん困難だということです。

## 感染症のひろがるのをとめるのは無理

感染症には、潜伏期というものがあることをお話ししました。もう一度いいますと、すでにからだの中にウイルスや細菌を持っているけれども、まだ病気の症状を現わしてこない時期のことです。この時期に、他人にうつすことがなければよいのですが、そううまくはいきません。

例えば、はしかの潜伏期は十日から十二日です。簡単にいうとA君がBちゃんからはしかをうつされたとすると、A君はそれから十日ほどしてはじめて熱を出してくるということです。それで今度はA君はいつごろから他人にはしかをうつすのかというと、Bちゃんにうつされてから七日目ぐらいにはもう他人にうつす力を持っているのです。もちろんこの時期にはA君はほとんど症状もありませんから、A君は堂々とどこにでも出かけていき、だれとでも遊びます。それから三日ぐらいたって、A君は熱や咳や目やにが出はじめ、さらに三日ほどして発疹が出て、ここではじめてはしかであることがわかります。

さあたいへんと、A君をおうちに監禁しますが、もうA君はさんざんはしかのウイルスをまきちらした後なのです。こういう事情は水ぼうそうやおたふくかぜなどについても同様ですから、感染症のひろがりをくいとめることはまず無理なのです。

それならもうひろがることをくいとめようなどという気を起こさないで放置しておいた方がよいのでしょうか。いや、それはまた少し極端な考え方ではないでしょうか。

　はしかのように、あんまりなめると時に手ひどいしっぺがえしを食うような病気については、被害を最小限にくいとめるように努力すべきだと思います。

　はしかだとわからないうちはやむをえないわけですが、診断がついたらやはりうちから出さないようにします。そして、もう他人にうつすことはないと思われる時まで外へ出さないことが必要になるわけです。

## はしかだとわかったら家にいよう

　そこで、はしかの場合、発疹が出てから何日目ぐらいまでが他人にうつす力を持っているかという知識が必要になるのですが、いろいろな教科書を調べてみますと、やや、まちまちです。アメリカの二冊の教科書をみますと、一方は発疹が出てから五日間と書いてあります。日本の教科書も調べてみますとやはり五日間ぐらいが多いようです。

　はしかはこどもにとってけっこうたいへんな病気で、発疹が派手に出たりした場合は熱が下がってからも抵抗力が落ちていることが多いので、元気がじゅうぶんでなかったら少し長めに休ませてやった方がよいのですが、感染予防という点だけなら、発疹が出たあと六日目にもなれば外へ出してもよいということになります。

　もう一度まとめてみますと、はしかは潜伏期が十日から十二日ぐらいで、他人にうつすのは潜伏期のうち第七日目あたりから、発疹が出た後五日目あたりまでということで、したがって発疹が出て五日間ほどは他の子に接触させないようにするのがよいのです。

## 水ぼうそうやおたふくかぜは隔離不要

水ぼうそうやおたふくかぜは、基本的に軽い病気なので「他の子にうつらないように」と深刻になることもないのです。おたふくかぜの方はわりにうつりにくい感染症で、お兄ちゃんがかかっても弟の方はかからないというようなことがよくありますが、水ぼうそうはとても簡単にうつってしまう感染症です。だから集団の中で誰かがかかれば、だいたい、ぱあっとひろがってしまうものです。

それでも普通は、なるべくひろがらないための努力がされます。水ぼうそうになったとわかったこどもは、水疱が全部乾いて赤さがなくなるまで休まされます。しかし、本当にこういう処置が必要なのでしょうか。水ぼうそうのように、小さいうちにかかっておくべき病気については考えなおしてみてもよいのではないかと思われます。

スミス、マーシャル著の『臨床小児科学入門』という本の水ぼうそうの項には、「隔離は不要」とあっさり書いてあります。また、おたふくかぜのところも、「隔離は無用」と、ただひとことそっけないごあいさつです。

日本では「病児発見、すぐ隔離」が固定してしまっていますが、「隔離無用説」の方が合理的だと思いませんか。ぜひ、みんなで検討してみたい問題です。「発疹の出るウイルスの病気」についてはこれで終わりです。

## 発疹の出ない病気

次は、ウイルスによる病気で発疹の出ないものをとりあげます。

### 「かぜ」とはなにか

発疹の出ないウイルス性の病気の代表は「かぜ」でしょう。

しかし実は「かぜ」といってもその内容はかならずしもはっきりしているわけではないのです。発熱以外に特別な症状を持たない赤ちゃんを連れてきたお母さんに、「のどが赤いし、これはかぜでしょう」といいますと、「ええっ、かぜですかあ。咳も鼻水も出ていないんですけど」と、けげんな顔をされることがあります。

こういうお母さんは、「かぜ」っていうのは鼻水が出たり咳が出たり、頭痛、のどの痛み、発熱なんていう症状がそろっているものだと考えているわけです。

一方、わたしの方は、ウイルスや細菌が原因になって鼻や口から気管に至る気道のどこかに病気が起こっていればそれを「かぜ」と考えているのです。

このあたりの見解の相違はまた次のような会話を生み出すことにもなります。

「この子はもう一ヵ月もかぜをひきっぱなしで、ずっと鼻水が出たり鼻がつまったりくしゃみが出たりしているんです」

「どうかなあ。そんなに長く続いているならかぜじゃあないでしょう。鼻のアレルギーかなんかじゃないかなあ」

この会話の中ではお母さんの方は鼻の症状からかぜと考えていて、わたしの方は原因がウイルスや細菌とは思えないから「かぜ」ではないだろうといっているのです。

そこで「かぜ」という言葉の内容をなるべくきちんとさせることにしましょう。辞書に当たってみることにします。『広辞苑』では「かぜ」という項には「感冒」と出ていて感冒をひいてみなければなりません。

「感冒」の説明をみますと、「身体を寒気にさらしたり濡れたまま放置したりしたときに起る呼吸器系の炎症性疾患の総称」って書いてあります。

この説明は、ちょっとおかしいように思います。別に身体を寒気にさらしたとか濡れたまま放置した時だけかぜをひくものではありません。そうしたはっきりした原因がなくてかぜをひくことの方がずっと多いはずです。

それに「呼吸器系の炎症性疾患」なんて言葉はわかりにくくて、なんのために辞書で調べたのかわからなくなってしまいます。

そこで『医学大辞典』の方に当たってみましたら、なんと『広辞苑』とほとんど同じ説明が書いてあるのです。

これではしようがありません。それでとにかく、わたしの考えている内容で「かぜ」を定義しておくことにします。

「ウイルスや細菌が原因になって、鼻、のど、気管などに症状が起こっているものをかぜという」

　こうすれば、鼻かぜ、のどかぜなどと一般に呼ばれているものもすべて含まれることになります。

### かぜを起こすウイルスと細菌

　この定義に従って考えますと、かぜを起こすウイルスは八十種類近くにもなります。その中には、鼻かぜと呼ばれる症状を起こすライノウイルスや、高熱を伴うインフルエンザを起こすインフルエンザウイルスなど様々あるわけです。その他に溶連菌をはじめとする種々の細菌によっても起こりますが、でも原因としては圧倒的にウイルスが多いのです。

### 「かぜは三日寝てなおせ」

　ウイルスをやっつける薬は今のところほとんどありませんから、よくいわれるように「かぜは三日寝てなおせ」ということなのです。でも単なるかぜで三日も寝ていられるほど世の中楽ではありませんから、まあ、からだを休めておいしいものを食べてじっと時期を待つことです。

### おたふくかぜ

　次に流行性耳下腺炎について説明します。

　これはおたふくかぜのことです。おたふくかぜもまた、おなじみの病気です。

　おたふくかぜでは、唾液を出す腺の一つである耳下腺がはれてくるのが普通です。耳下腺は耳の真下にありますが、この耳下腺がはれないであごの下にある顎下腺がはれることもあり、こういう場合は診断がむずかしくなります。

## 症状が出なくてもかかっていることはある

その他、流行性耳下腺炎のウイルスに感染しているのにまったく症状らしい症状が現われない場合もありますが、この場合も免疫はちゃんとできます。こういう場合を不顕性感染と呼びますが、不顕性感染はどんなウイルスの病気にもあります。

例えば成人の女性で本人も風疹にかかった記憶がなく、親に聞いてもかかったことがないというので妊娠を前に心配して来院する人がいます。こういう人の血液を調べてみますと、過去にちゃんと風疹にかかったことを証明する抗体というものが検出されることがあります。抗体があれば、もう風疹にかかる心配がないわけですが、これは不顕性感染であったということを示しているのです。

不顕性感染の割合はかなり多く、おたふくかぜの場合は、かかった人のうちの三十%から四十%がなんの症状も現わさないといわれています。特に三歳以前にかかった場合はほとんどが不顕性感染といわれています。三歳以前のこどもでのおたふくかぜをほとんど見かけないのはそういう理由によるのです。

## おたふくかぜの症状

おたふくかぜは十六日から十八日の潜伏期の後、発病します。大半はただ耳下腺がはれるだけです。次頁の図のようになります。耳の下をちょっとさわってみてください。なにもグリグリはふれませんね。そのかわり、耳の下はへこんでいて、ほっぺたと首の境界線がはっきりわかります。おたふくかぜでは耳の下にグリグリができて、この境界線がはっきりしなくなるのです。

この耳下腺のはれ以外には、はれた部分が痛むこと、熱が出ること、おなかが痛くなることがあるぐらいでほとんど症状がありません。そして三日から一週間ぐらいではれがひいてきます。両側の耳下腺がはれる場合は、片側がはれ出して数日後にもう一方の側がはれてきますので、はれがひくのに十日ぐらいかかることもあります。

片側だけはれる人が二十五％、両側はれる人が七十五％で、多くの場合は両側がはれます。

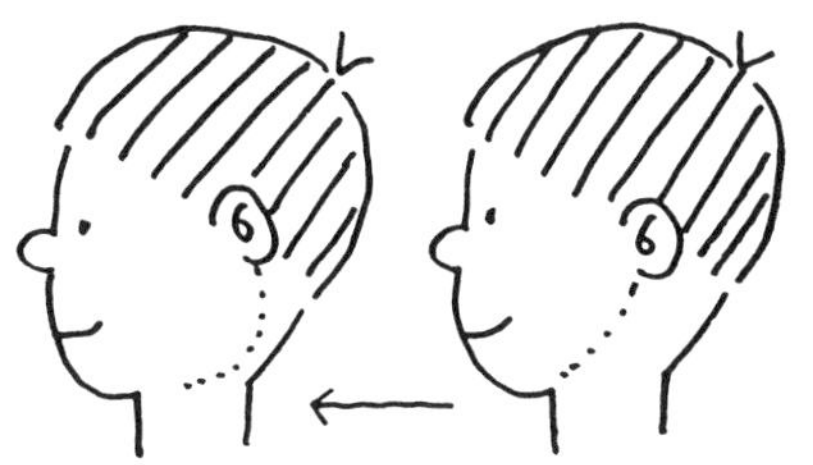

片側だけはれても免疫はじゅうぶんできますから、いつか将来、もう片側がはれるというようなことはありません。

## 無菌性髄膜炎

おたふくかぜの経過中に、無菌性髄膜炎になることがあります。髄膜炎といってもいろいろあり、細菌性髄膜炎や結核性髄膜炎は怖い病気ですが、無菌性髄膜炎はけっして怖い病気ではありませんから、まずそこをしっかり覚えておいてください。

無菌性髄膜炎はウイルスによって起こる髄膜炎のことで、いろいろなウイルスによって起こりますが、特におたふくかぜのウイルスによるものは頻度が高いのです。

どんな経過をとるかといいますと、耳下腺がはれて一日目から五日目くらいに高熱、頭痛、嘔吐などが起こります。重症の場合は意識がはっきりしなくなったり、けいれんを起こしたりすることもありますが、こんなにひどくなるのはまれです。

こういう髄膜炎になっても、三日から十日くらいのうちに熱が下がり回復してくるのが普通です。しかしまれには難聴や脳波異常などの後遺症を残すこともあるので、おたふくかぜでも三十九度以上もの熱が出ているような時には、なるべく安静にしておいた方がよいでしょう。

## おたふくかぜの感染力は弱い

おたふくかぜは五歳から十歳ぐらいのこどもに多い病気で、幼児には少ないという特徴があります。わりに感染力の弱い感染症で、水ぼうそうのように、お兄ちゃんがかかったからまず弟の方も間違いなくかかるというふうには予想できません。兄弟三人が別々の時期にかかるということもけっこう多いのです。

## 大人になってからかかるとたいへん

このうつりにくさのせいで、十歳を過ぎて、思春期、成人期になってからおたふくかぜにかかる人もけっこういます。十歳を過ぎておたふくかぜにかかった場合、特に男性の場合はかなりたいへんです。

二十%から三十%の人が、睾丸炎を起こすからです。睾丸炎になりますと、睾丸はパンパンにはれてしまいます。二個あるうち両方はれることはきわめて少なく、たいていは一個だけがはれるのですが、それでも痛くてつらいのです。睾丸炎はおたふくかぜを発病して一週間以内に起こってくるのが普通ですが、時には三週間も後になってから起こることもあります。

睾丸がはれる以外に熱や寒気、嘔吐などいろいろな症状を伴いますから、これは苦しいです。

そしてさらに、この睾丸炎がなおった後の後遺症の問題があるのです。後遺症として、男性不妊やインポテンツが起こりうることはひろく知られています。しかし実際にはこうしたことの頻度はきわめて少ないのです。世間では大きくなってからおたふくかぜになるとかならず男性機能がだめになるというふうに思われている向きもありますが、そういうことはめったにないのだと考えを改めておいてください。

とはいえ、そうした後遺症が起こる可能性もあります。

その他、十歳を過ぎてからかかると膵（臓）炎を起こすこともあり、そうしたことを考えるとおたふくかぜのような病気はなるべく小さいうちにかかっておくにかぎるということになります。

最近はワクチンが開発されましたので、十歳を過ぎてまだかかっていないと思われる人は接種しておいた方がよいと思います。

もう一つ、こどもの時にかかった場合、後遺症として難聴が残ることがあります。片耳のことが多く頻度も少ないのですが、これを避けるために予防接種をしておくというのもよいかもしれません。

## インフルエンザ

今度はインフルエンザです。

毎年冬になると大なり小なり流行があり、学校などでは学級閉鎖だのなんだのと一騒ぎされる病気です。

インフルエンザはインフルエンザウイルスによって起こりますが、このウイルスにはA型、B型、C型の三つの種類があります。そのうちC型は力も弱く病原性も問題にならないようで、流行はもっぱらA型とB型によるものです。

### 流行のたびにちがう型

ところが、このA型もB型もしょっちゅうその構造が変わります。要するにいつも同じ型ではなく、流行のたびに、前の流行の時とはちょっとちがった姿形を持つウイルスが現われてくるのです。これがインフルエンザウイルスのきわだった特徴で、例えばA香港型とかAソ連型とか呼ばれ、今年の流行は香港かぜだ、いやソ連かぜも混じっているなどといわれるのはA型の中にまたいろいろな形のものがあることを示しているのです。

### インフルエンザの症状

A型でもB型でもだいたい同じ症状を現わします。

まず三十九度ぐらいの高熱が突然に起こり寒気がし、頭痛、節々の痛み、鼻水、咳などが起こってきます。胸が痛くなることもあります。熱は二、三日続き、その後熱が下がってからも数日は元気が出ません。

ウイルスの病気ですから、からだを休めてひたすらなおるのを待つしか手がないわけですが、死に至るようなことはまれで自然になおります。

　インフルエンザの治療薬として抗ウイルス薬も使われていますが、こどもに使って安全かどうかははっきりしていません。わたしは抗ウイルス薬を使わないで診療しています。

### プール熱とは

　インフルエンザを冬のウイルス病の代表としますと、夏のウイルス病の代表はプール熱でしょう。

　プール熱は正しくは咽頭結膜熱といいますが、プールでうつることも確かに多く、プール熱というのはよい呼び名といえるかもしれません。

### プール熱の症状

　アデノウイルスというウイルスによって起こり、咽頭結膜熱の名前のとおり、のどと目が真っ赤になり高熱が出るというのが代表的な症状です。しかしこういう症状がそろうのは学童などの場合で、乳幼児の場合は吐いたり下痢したりという症状が強く、逆に目の症状などはほとんどなかったりします。

　しかし、夏季に目が真っ赤で目やにを出し、のどを痛がり高熱が出ているといったこどもをみたら、まずプール熱と考えておいてよいでしょう。高熱は何日か続くことが多いのですが、特に治療をしなくても自然になおります。静かに時の過ぎるのを待つのが賢明です。

### ＲＳウイルス感染症

　ＲＳウイルスは一九五六年に発見されたウイルスですが、二〇〇〇年代に入ってからだんだん有名になりました。赤ちゃんがかかるとしばしば入院するようなことになるのでこわがられるのです。しかし生命にかかわることは少ないので、あまりこわがらないでください。

乳幼児は生後一歳までに半数以上が、二歳までにほぼ百%がこのウイルスに感染します。そのうち三割くらいが気管支炎、細気管支炎、肺炎などを起こし、二、三%のこどもが重症化して入院すると言われます。

## RSウイルス感染症の症状

RSウイルス感染症の経過は次のようになります。

初発症状は、鼻水です。せきが同時に出はじめる場合もありますが、多くの場合は二、三日後から始まります。このときくしゃみや微熱を伴うこともあります。せきが始まって間もなく胸がゼーゼーいい始めます。

軽い場合はこれ以上進行せず、数日でなおっていきます。なおるまでの間、透明な鼻水がたくさん出たり、体温が上がったりすることがよく見られます。

重い場合は、さらに進行してせきやゼーゼーいう状態が悪化していき、呼吸困難が起こります。この段階で胸のレントゲンをとると十%は異常がありませんが九十%は異常がみられます。異常が見られる場合は肺炎という病名になり、見られない場合は細気管支炎という病名になりますが、いずれの場合も治療は同じで輸液(点滴)や痰の除去、加湿された酸素の投与などが行われます。多くの場合、三、四日で軽快してきますが、重症の場合は人工喚気という処置をしなければならないこともあります。しかし、これも数日で終わり軽快するのがふつうです。

六ヵ月以前の乳児がかかった場合でも以上のような経過で終わることが多いのですが、未熟児や慢性の肺の病気をもった乳児がかかると生命にかかわることもあります。

そこでこうした乳児には生まれてすぐに「ヒト型に変換された抗RSV単クローン抗体」と呼ばれるものを投与するということが行われるようになり、これによってRSウイルス感染症での入院が激減しました。

乳児期にRSウイルス感染症にかかって重症になったこどもは、その後気管支喘息のような病気になりやすいともいわれ、予防的に抗アレルギー薬を継続服用させるというようなことも行なわれています。

## ウイルス性胃腸炎

多くのウイルスは口や鼻からわたしたちのからだに入りこみ、鼻やのどにくっついてふえて行きますが、中には口から入って胃腸へ入り、そこでふえるものもあります。

ロタウイルス、ノロウイルス、アデノウイルス、サポウイルスなどが胃腸へ入りこむウイルスです。（アデノウイルスにはたくさんの種類があり、のどにくっつくものもあれば胃腸へ入るものもあるのです。）

今、迅速検査という簡単な検査ができるようになり、胃腸炎の原因がロタウイルスなのかノロウイルスなのかを短時間に知ることもできますが、どのウイルスでも症状はほとんど変わらず治療法も同じなので、わざわざウイルスの名前を知る必要はありません。

## ウイルス性胃腸炎の症状

一般にウイルスによる胃腸炎（ウイルス性胃腸炎）は突然の嘔吐で発病します。そして何回か続けて吐いた後、ケロッとしてしまう場合と、その後数日、下痢、腹痛、吐き気などが続く場合とがあります。嘔吐も下痢も、わたしたちのからだが早くウイルスをからだの外に出そうとする反応です。

わたしたちのからだには入ってくる異物を外へ出そうとする力がそなわっていて、ウイルスが口から入ってきたという情報を得るとまず吐いて出そうとします。これでウイルスが全部外へ出てしまえば吐くのもとまり元気になります。全快です。ウイルスの方ががんばって食道を通り胃腸まで入りこんでしまうと、しばらくそこにいつくことになります。

腸はウイルスを外へ出そうとして腸の壁から水分を分泌します。これで下痢が起こります。ウイルスは三日間から一週間くらい胃腸にいすわることが多く、その間下痢が続き、腹痛や吐き気などを伴うこともあります。

そういうわけで「吐き続ける」という症状は半日くらいでおさまることが多く、

長くとも一日で終わります。下痢、吐き気などは一週間くらい続くこともあります。

自然になおるので特に薬もいりませんが、脱水になることだけは避けねばなりません。

## 経口補水液の飲ませかた

以前は点滴による治療が必要なことも多かったのですが、今は経口補水液という便利なものが市販されているのでこれを飲ませることで脱水を防げます。

ただ飲ませかたに工夫が必要です。こどもはのどが渇いていますからぐいぐい飲もうとしますが、いきおいよく飲むと吐くことが多いのです。お猪口で少しずつ飲ませるような感じで一度に二十ccから三十ccくらいを飲ませ、五分あけてまた二十ccから三十ccくらい飲ませるというふうにします。これを繰り返し、三百ccくらい飲めるとかなり元気になります。

吐き気が強い間はこのように水分だけを与えますが、下痢になったらふだんとっている食事をいつもより少量食べるようにします。

牛乳と柑橘類だけは下痢の間さけることにしましょう。

この他にも発疹の出ないウイルスの病気はたくさんあります。これ以後の章の中にもいくつか出てきますので、それらも参考にしていただくことにして、ウイルスによる病気の説明をひとまずうちどめにしましょう。

# 細菌の病気

今度は細菌によって起こる病気です。

細菌といっても種類はたくさんあります。種類がたくさんあるのですから、それによって起こる病気もたくさんあります。そこでこの章では、そのたくさんある細菌感染症の中から、こどもによくみられるものを二、三選んでくわしくお話しすることにします。

## 細菌の基礎知識

病気についてお話しするのに先だって、もう少しくわしく細菌について知っておこうと思います。

### 細菌の分類

たくさんある細菌はその形や性質によって分類され、それぞれ名前がつけられています。

細菌の名前の中にはわりに有名なものと、おそらく皆さんがほとんど耳にしたことがないと思われるようなものとがありますが、ここではまずわりに有名な細菌として溶連菌(ようれんきん)という菌を例にあげてみます。

## 「溶連菌」とは

この溶連菌は扁桃炎や急性腎炎といった内科的な病気から、とびひといった皮膚科の病気までいろいろな病気の原因になりますが、この菌は正式には溶血性連鎖球(ようけつせいれんさきゅう)

菌という名前なのです。溶血性連鎖球菌ではあまりに長ったらしくて舌をかみそうなので、ぐっと縮めて溶連菌と呼ばれているわけです。さて、溶血性連鎖球菌という名前の由来を考えてみましょう。

## 形による分類

先ほどもいいましたように、わたしたちのまわりにうじゃうじゃいる細菌は、形や性質によって分類されています。そこでまず形の上での分類から紹介していこうと思います。

図1をみてください。Aのような形のものを球菌と呼び、Bのようなものを桿菌と呼び、Cはビブリオ、Dはらせん菌と呼びます。このうちわたしたちがよく知っておかなければいけないのは、球菌と桿菌です。球菌についてはもう少しくわしく分類します。

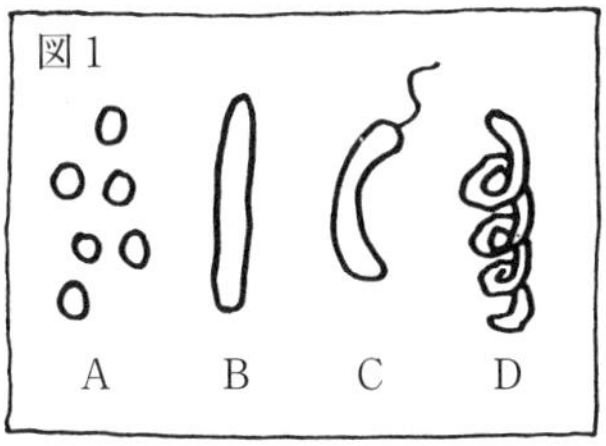

図1

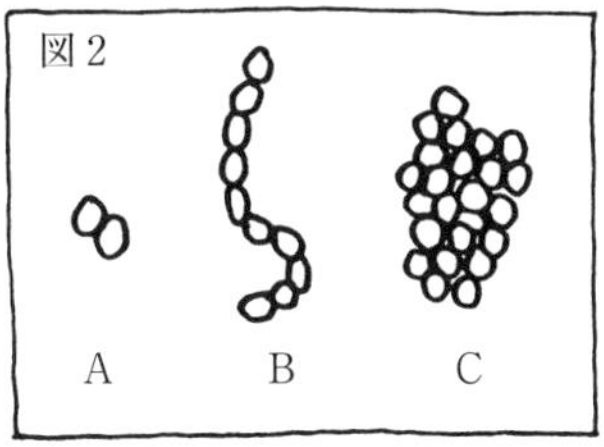

A　B　C　D

図2

A　B　C

図2をみてください。Aのように、球が二つつながった形のものを双球菌、Bのようにたくさんつながってるものを連鎖球菌、Cみたいにブドウ状のものをブドウ球菌と呼びます。

細菌の形についておわかりいただけたでしょうか。これでかなりの分類ができます。

溶血性連鎖球菌についてもこの長ったらしい名前のうち、後半の方は菌の形を現わしていることが理解していただけると思います。

さて「溶血性」という部分が残ってしまいましたが、これの説明がしんどいのです。

## 「溶血性」とは

細菌というのはたいへん小さなものですから、これの働きなどを調べるためには、適当な環境の中においてじゅうぶんにふやし、それから仕事にかかるわけです。例えば、ブイヨンに寒天を加えて固めたものは寒天培地と呼ばれ、細菌をふやす環境としてよく使われます。

この寒天培地に血液を混ぜたものの中に、ある種の連鎖球菌をほうりこんでやると、この血液が溶けるという反応を起こすことがあります。この溶血反応に二つのタイプがあって、それぞれα溶血、β溶血と呼ばれます。α溶血を起こすものを緑色連鎖球菌、β溶血を起こすものを溶血性連鎖球菌といいます。

おわかりでしょうか。説明しているわたし自身でさえじゅうぶんわかっていないぐらいですから、こんな説明しかできず申しわけありません。

とにかく溶血性なんていうと恐ろしく聞こえますが、これは人間の血液の中に入りこんで溶かしてしまうというような意味ではなくて、あくまで分類用の名前であると思っていただければじゅうぶんです。

こんなふうに形や、培地の中での反応による分類の他に、「グラム陽性」「グラム陰性」というような分類もあります。これはなんでしょう。

## 「グラム陽性」「グラム陰性」

例えばわたしの診察室に、「おしっこをする時痛がる。おしっこが近い」というようなことをお母さんにみつけられて、こどもが連れてこられているとします。これはいちおう、膀胱炎であろうとわたしは考えます。でも、そのぐらいのことはお母さんだって考えています。そこでプロたるわたしは、プロらしく威厳を持って「ではおしっこの中にばい菌がいるかどうか調べてみましょう」と席を立ちます。そして顕微鏡でおしっこをのぞいてみるわけですが、この時、ある種の色素でおしっこを染めてみると、細菌がぐっとみやすくなります。

こんなふうに細菌をみるために染色をするのは普通のことです。染色のしかたにはいろいろありますが、ルゴール液だとかサフラニンだとかいうものを使って染めるやり方で「グラム染色」といわれるものがあります。ルゴールというのは、かつてのどが痛いというとやたらに塗りまくられていたのに、最近は効果が疑問視されるようになってめっきりすたれてしまった、あの褐色の液体ですし、サフラニンは、香料として使われるサフランから得られる色素です。

このグラム染色という染色法を用いて、青紫に染まるものをグラム陽性菌といい、赤く染まるものをグラム陰性菌といいます。この分類では、すべての細菌は大きく二群に分けられてしまうわけです。

このグラム陽性、グラム陰性という分け方は、実際の医療のうえできわめて重要な意味を持っています。それは、次のような理由によります。

## 細菌の種類によって薬を選ぶ

細菌によって起こる病気をなおすために、わたしたちは抗生物質というものを使います。これは細菌を殺したり力を弱めたりするもので、ペニシリンとかエリスロマイシンとか、あるいはストレプトマイシンなどいろいろあります。

これら、いろいろあるもののうち、どれでも適当に使えばいいというものではなく、グラム陽性菌に強いもの、グラム陰性菌に強いものというような特徴をそれぞれが持っているのです。

グラム陽性菌によって病気になっているのに、グラム陰性菌専門の薬を使っていたのではまったく見当外れということになります。

ですから、わたしたちは患者さんを前にして「さてこの人のからだの中で暴れているのはグラム陽性菌かしら、あるいは陰性菌かしら」というふうに考え、そしてそのうえで薬を選ぶのです。

それぞれに属する有名な菌をずらずら並べてみましょう。そして菌の名前の下には、その菌の起こす代表的な病気をあげておきます。

〈グラム陽性菌〉

ブドウ球菌——とびひ、中耳炎、おでき

連鎖球菌——扁桃炎、腎炎、いわゆる「猩紅熱」、とびひ

肺炎球菌——肺炎

ジフテリア菌——ジフテリア

結核菌——結核

〈グラム陰性菌〉

大腸菌——腎盂腎炎、膀胱炎

赤痢菌——赤痢

チフス菌——チフス

コレラ菌——コレラ

百日咳菌——百日咳

〈グラム陽性とも陰性とも決めにくいもの〉

破傷風菌——破傷風

これらの細菌性感染症の中で、グラム陽性菌による感染症を一つとグラム陰性菌による感染症を一つとりあげて具体的に説明してみることにしましょう。

まず、溶連菌による扁桃炎です。溶連菌による扁桃炎は「のどかぜ」の一つとい

ってよいでしょう。

「のどかぜ」は、高級にいえば咽頭炎とか扁桃炎とかいうことになるのですが、これらの病気が細菌によって起こる場合はまず圧倒的に溶連菌が犯人になっていると考えてよいでしょう。

## 溶連菌によるのどかぜ

昼間元気に遊んでいたのに家に帰ってきたら顔が真っ赤でだるそうにしている、熱を測ってみたらなんと三十九度もあったなどというドラマチックな始まり方をするのが、溶連菌によるのどかぜの特徴といえます。

細菌によるのどかぜはウイルスによるのどかぜよりも急に発病し熱もぐっと高いのがふつうです。のどをのぞいてみると扁桃は真っ赤にはれていたり白いものがついていたりして、いかにも痛そうにみえるのですが、発病第一日はあまり痛くなくて後になってから痛くなってくるのです。溶連菌によるのどかぜ自体は恐るるに足りません。

## 高熱が出ても怖くない

熱は、派手に上昇しますが、熱なんて怖がる必要はないのです。

「高熱が出ると頭が悪くなる」と思っている人がとっても多いのはどういうわけなんでしょうね。熱が高くなったからといって脳がおかされるということはけっしてありません。脳がおかされるのは脳炎のような特別な病気にかかった時で、確かにこういう場合は熱も出ますが、熱が犯人なのではけっしてないのです。だから熱はビュンビュン出ていても、それがのどかぜのせいだとわかっていれば安心していてよいのです。

　まずたいていの場合、溶連菌によるのどかぜはのどかぜのまま終始するものですが、時にはちがった形になることがあります。「猩紅熱（しょうこうねつ）」という名前は皆さんごぞんじでしょうね。この病気、実は溶連菌によるのどかぜに全身の発疹という症状が加わったという程度の軽い病気なのです。

## 「猩紅熱」は「のどかぜ」の特殊型

　さてそれでは猩紅熱の症状を説明してみましょう。まず急に熱が出ます。頭痛や吐きけやのどの痛みなども起こることがあります。溶連菌によるただののどかぜでもそうですが、猩紅熱でもおなかが痛くなることがあります。これはおなかの中にある腸間膜リンパ節というのがはれるからだといわれていますが、最近はこの説もウソッポイといわれていて、結局なぜおなかが痛いのかは不明ということになっています。そして扁桃ははれています。発病一日目から三日目の間に発疹が出て、二日ぐらいの間に絶頂に達し、五日間ほど続きます。発疹は首、胸、わきの下などから始まってやがて全身にひろがります。顔は発疹の出方がいくらか少なく、特に口のまわりは発疹が出ません。発疹はとても細かく真紅で、胸などは少しはなれてみると全体が真っ赤にみえます。舌の変化も特徴があって、はじめは舌の中心は白い苔みたいなものでおおわれ、そこに赤いブツブツがきわだってみえ、舌のふちの方は赤いまま残っているという形になります。これを「白い苺舌（いちごじた）」といいますが、数日のうちに白いものはとれて全体が真っ赤になり、そしてブツブツがいちだんとはっきりします。これは「赤い苺舌」と呼ばれます。三日目ぐらいから熱は下がりはじめ、五日目になるとほぼ平熱となります。このころになると発疹も消えてきます。すると、手足の先などの皮膚がどんどんむけてきます。これで猩紅熱の全経過が終わります。猩紅熱は、溶連菌によるのどかぜの特殊型といってよいでしょう。

ところで、最近はこういう「猩紅熱」と呼ぶにふさわしい派手なケースをほとんどみなくなりました。発疹もそんなに赤くなく、熱も三十八度程度、苺舌の程度も軽いといったケースが多くなったのです。発疹が手足の先や下腹部、わきの下などにわりあい多いという特徴から「溶連菌が原因かな」とわかるのです。こういうケースは溶連菌感染症と呼ばれています。これはもう、扁桃炎のちょっと変わった形といっていい程度のもので特別な病気ではありません。

## 「のどかぜ」の後で起こってくる病気

ところで、溶連菌によるのどかぜにかかってのち数週間もたってから起こってくることがある病気があります。それが先に名前をあげておいた急性後溶連菌性糸球体腎炎ともう一つ、リウマチ熱なのです。急性後溶連菌性糸球体腎炎というのは、こどもの場合には単に急性腎炎と呼ばれているものとほぼ同じ意味と考えてよいでしょう。

急性腎炎は腎臓の病気のところでお話しします。リウマチ熱は最近はほとんど見

└→156頁参照

られない状態になりました。抗生物質による治療のおかげでしょう。溶連菌そのものはけっして恐ろしい細菌ではありません。扁桃炎も猩紅熱も恐れる必要はありません。そして急性腎炎も、こどもの場合、ほとんどは自然になおります。

さらに、かつては恐れられたリウマチ熱が、ほとんどみられなくなってしまったわけですから、溶連菌感染症は恐れる必要のない病気といってよいのです。

それでは溶連菌によるのどかぜについてはこのへんで切りあげて細菌による病気のうち、皮膚病を一つとりあげてみましょう。

## 皮膚病の代表、とびひ

こどもを持つ方にとってたいへんなじみの深いとびひが皮膚病の代表となる資格を持っているように思います。

### とびひの種類と症状

とびひは、専門的には伝染性膿痂疹（のうかしん）といいます。膿痂疹というのは膿（うみ）や痂皮（かひ）（かさぶた）を伴う発疹という意味からです。

ひとくちにとびひといってもいろいろなタイプがあって、普通三つのタイプに分けられていますが、よくみかけるのは次の二つのタイプです。一つは水疱性膿痂疹とよばれ、もう一つは痂皮性膿痂疹と呼ばれます。とびひは、保育園や幼稚園などで毎年のようにはやるものですが、こういうポピュラーなのはたいてい痂皮性膿痂疹といわれている方です。

これは、顔や手足によくでき、みたところはちょっときたならしいものです。黄褐色のかさぶたみたいなものができているところの中に赤くただれたような部分もあり、その周囲はほんのり赤いというような形で、指の先ぐらいの大きさまでのものがあちこちにできているというのが普通のケースです。かさぶたをひっかいてとったりすると、その下はジクジクしています。

この形のものは連鎖球菌という細菌によって生じるのが普通ですが、なかには黄色ブドウ球菌によるものもあります。

もう一つの水疱性膿痂疹というのは、これはもっぱら黄色ブドウ球菌によるものです。

形はまず最初は黄色っぽい水ぶくれといった形で始まります。これは、忽然(こつぜん)と現われます。大きさは米粒ぐらいからえんどう豆ぐらいまでです。この水ぶくれは一、二日のうちに大きくなりやがて破れます。破れたところから透明なつゆが出てきますが、日がたつとしだいに淡黄色のうみのようなものになってきます。こうなると痂皮性膿痂疹に似てきます。

これらの膿痂疹は軽いかゆみがあり、こどもは気にしてしょっちゅうかいていています。そのかいた指の先に連鎖球菌やブドウ球菌がくっついていて、その指で他の場所をひっかけばそこから菌が入りこんで新しく膿痂疹を作ります。これがとびひと呼ばれる由来です。

流行する時期は、水疱性のものが七、八、九月に圧倒的に多いのに対し、痂皮性のものは夏だけにかぎらず一年じゅうあります。

## とびひの治療

さて治療です。皆さんに説明するために、いろいろな教科書にあたって治療法を調べてみました。さいわい、膿痂疹については、どの教科書でもたいして治療法はちがっていません。（ちがっていないのがあたりまえなのですが、不思議なことに今の医療ではまだまだ試行錯誤的にいろいろなことがされているのです。）アメリカの教科書では「ひどいものはまず第一に抗生物質をのむように」ということになっています。日本ではぬり薬をぬることが第一に記されてあって、のみ薬の方はその次ということになっているのでこのへん多少ちがいます。よくわたしのところへ「皮膚科へ行って毎日薬をぬりかえてもらってるのにちっともよくなりません」といってやってくるお母さんがいます。こどもの方をみるとこれは確かに一面のはなやかな膿痂疹で、こういうものは一つがなおりきらないうちにもう次のものができかかっているという状態で、ぬり薬で追いかけてもいたちごっこになっているのです。こういうケースは、たとえばペニシリン系の薬やセフェム系の薬を一週間から十日ぐらいのませると、本当にきれいになります。

これらの薬でよくならない時はフォスフォマイシンという薬をのませます。

ぬり薬の方はアクアテムというような抗生物質の入った軟膏を使うのがよいようです。副腎皮質ホルモンに抗生物質がいっしょに入った軟膏がわりあい多用されているようですが、この種のものを使うことには賛否両論があります。もともと湿疹ができていたところを不潔な手でひっかいて膿痂疹になっているものや、逆に膿痂疹をいじっているうちにまわりが湿疹になってしまったものには、この抗生物質の入った副腎皮質ホルモン軟膏がよいでしょう。そうでない場合は副腎皮質ホルモンが入っていない軟膏の方がよいのではないかと思います。

膿痂疹の上は被覆剤をあて、つゆがとびちらないようにします。爪は切り、手はいつもきれいに保つよう努力すべきです。入浴していいかどうかについては、皮膚科専門のお医者さんの間でも意見はまちまちのようですが、わたしが調べなおしてみたところでは、入浴してよいという説の方がずっと多くなっています。わたしも入浴はしてよいと思います。石鹸も刺激の少ないものを選べば使ってよいのです。

保育園、幼稚園へ行ってよいかどうかについては、わたしも判断に迷います。水疱性のものは特に伝染性が強いので休ませた方がよいでしょう。痂皮性のものでもあまりたくさんできているものは、ある程度よくなるまで休ませるのが適当でしょうね。軽いものはちゃんと包帯でおおっておけば、登園してもいいと思います。

## 尿路感染症

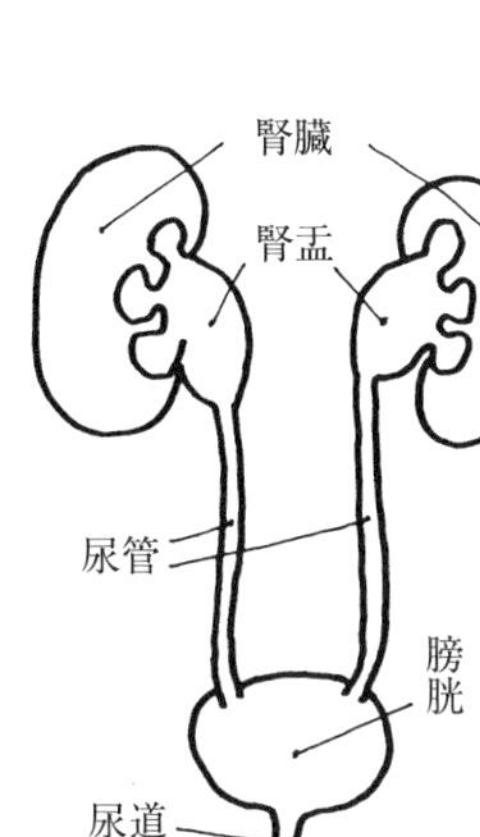


これでとびひの話はおしまいです。さてここまで溶連菌感染症、膿痂疹と、グラム陽性菌による病気についての説明をしてきました。そこで次にグラム陰性菌による病気として尿路感染症の説明をしましょう。ちょっと図をみてください。腎臓で尿が作られます。腎臓へやってくる血液をこして、からだに必要なものはからだに返し、いらないものは水分といっしょに体外へ出すわけです。腎盂(じんう)というのは腎臓と尿管の移行部ですが、この腎盂から尿道までを尿路といいます。

### 感染の起こった部分によって症状はちがうが…

この尿路のどこかに細菌やウイルス（普通は細菌です）による感染が起こったものを尿路感染症といいます。尿路感染症のうち腎盂腎炎といわれるものは、高熱が出て腰が痛むというような症状を持ち、一方、膀胱炎は「尿が近くなる」「尿をした後痛い」「尿が出終わっても残っているような感じがある」など症状は多彩ですが熱はほとんど出ません。このような尿路の感染といってもその感染が起こっている場所によって症状がちがいます。しかし場所がどこなのかはっきり決めかねる場合もあります。

例えばこういうことです。原因のわからない熱が五日も六日も続いていることもがいます。食欲が落ちてだるそうにしているぐらいで目立った症状がありません。こんな場合、わたしたち小児科医はかならず一度は尿路感染症ではないかと疑ってみます。

## おしっこから細菌がみつかれば治療は同じ

こどものおしっこを調べてみると細菌がみつかりました。（グラム陰性桿菌（かんきん）であることが普通です。）この場合、感染の場所ははっきりしなくてもよいので、みつかった細菌をやっつけるために抗生物質をのませます。グラム陰性桿菌の場合はエリスロマイシンのような抗生物質はだめで、セファロスポリンとかペニシリン系統のものを使います。これで細菌がいなくなればそれでなおったわけで、「尿路感染症」というばくぜんとした形のまま治療に当たってもなんらかまわなかったということになります。

尿路感染症は大腸菌をはじめとするグラム陰性桿菌で起こるのが普通で、乳児にもみられます。一度かかると再発しやすいともいわれます。おしっこに目でみてわかるような変化が出てくることはありませんが、最近はおしっこに試験紙をちょっと浸すと蛋白や血液が混じっていればすぐわかるようになって、だからそういう方法で調べてみると蛋白や血液がみつかることはよくあります。

## ちょっと特殊な膀胱炎

こどもではちょっと特殊な膀胱炎があります。出血性膀胱炎といわれるもので、これはほとんどなんの症状もなくいきなり真っ赤なおしっこが出るので、本人もまわりもびっくりします。ところがこの病気、血尿が派手なわりに軽い病気でほうっておいても自然になおってしまいます。わたしが学生のころは、この病気はアレルギー現象で起こるというふうに習いましたが、今はほとんどウイルスのせいだといわれています。中には細菌によるものもいくらかあるようですが。ウイルスによって起こるなら、自然になおるのも当然です。

### こどもにも膣炎がある

　ことのついでに膣炎にもちょっとだけふれます。こどもに黄色いおりものがあるとお母さんがびっくりして連れてくることがよくあります。でも膣炎はこどもではかなりよくある病気です。大人のようにトリコモナスなどでなることは少なく、大腸菌や連鎖球菌などによることが多いのです。かゆい以外にあまり症状もなく簡単になおりますから、「こどもに婦人科の病気なんて」と驚いてはいけません。こどもでも婦人なのですから。こういう膣炎は抗生物質の軟膏をぬるだけで治ってしまうのが普通です。

（トリコモナスは、原虫という微生物の一種です。原虫は細菌に比べてはるかに大型な、下等な原生動物で、この中でいちばん知られているのはアメーバでしょう。その他にマラリア原虫、トキソプラズマといったものが原虫に属しています。トリコモナスは女性の膣、尿道などに寄生して膣炎や膀胱炎を起こすことがあります。）

## 呼吸器の病気

呼吸器の病気について考えてみましょう。まず図をみてください。これはわたしたちが呼吸をする時それにかかわる器官を図示したものです。わたしたちは鼻や口を通して空気の出し入れをしています。空気を吸いこむ時にわたしたちは同時にいろいろなものを吸いこみます。

ウイルスや細菌を吸いこみますし、ほこりや花粉、さらにたばこの煙といったものを吸いこみます。これらのものが咽頭や喉頭、気管、気管支、肺などにくっついたり刺激したりすることによってその部分で炎症が起きてきますといろいろな病気になるわけです。

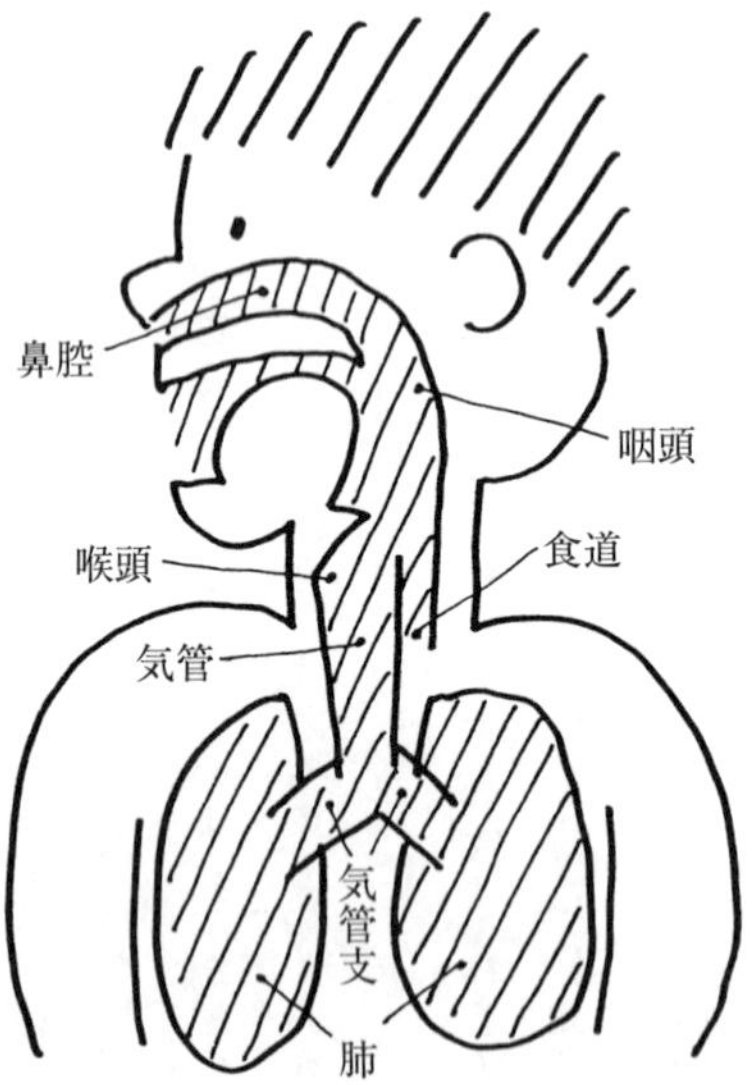

ほこりや花粉の刺激で気管支の一部がせまくなり痰（たん）が出て気管支をふさぎ、そのことで空気

の出入りがうまくいかない状態は気管支喘息(ぜんそく)と呼ばれますが、これはアレルギーの病気のところで説明しますのでここではふれません。

さて、もう一度図をみてください。

まず、鼻と口の後方が咽頭と呼ばれる部分でここには扁桃もあります。普通、のどが痛いという時はたいていこの部分に炎症があって痛むのです。咽頭炎は普通のどかぜと呼ばれるものでこれについてはすでにふれました。

のどのもう少し奥の方にウイルスや細菌がくっついたのが喉頭炎です。普通の喉頭炎は、声がかれるという症状を特徴としますが、軽いものは単にのどの痛みと咳ぐらいで終わってしまいます。喉頭炎で声がかれるのはこの部分に声帯という声を出す部分があるからです。普通の喉頭炎は全然怖くない病気ですが、乳幼児の場合、怖い病気として急性喉頭蓋炎(こうとうがいえん)と呼ばれるものがあります。この珍しいけれど恐ろしい病気、急性喉頭蓋炎については第二部にくわしく書いておきましたからそちらを参照しておいてください。

さて、喉頭はのどぼとけの下のあたりで気管に移行します。気管は下に走ってやがて右と左に分かれます。分かれてから先は気管支と呼ばれ、これは肺の中に入ってさらに枝分かれし細気管支となり、さらにまた細かく枝分かれして肺の奥に入りこんでいきます。

→109頁参照
→72頁参照
→366頁参照

気管、気管支の部分にウイルスや細菌がくっついて炎症を起こしてくる場合、これは急性気管支炎と呼ばれ、肺にくっついた場合が肺炎と呼ばれます。

## ウイルスや細菌の好みの場所

ウイルスや細菌といった微生物は面白いもので、それぞれの種類がそれぞれ自分の好みの場所を持っていて、その場所にとりついて病気を起こしてきます。

鼻炎の症状を特徴とする鼻かぜは主にライノウイルスというウイルスによって起こります。ライノウイルスは鼻が好きなウイルスといってよいかもしれません。喉頭炎はパラインフルエンザウイルス、アデノウイルスなどというウイルスによって起こります。そして気管支炎はパラインフルエンザウイルス、ＲＳウイルスなどで起こります。

気管支炎の大半はウイルス性のものといわれます。ウイルス性のものならばよい治療法はなく、自然になおるのを待つということになります。実際、気管支炎はなおるまでけっこう時間がかかりますが自然になおるのです。

## 気管支炎の症状

気管支炎というものがどんな経過をとるかを説明しておきましょう。

まず最初、おだやかな咳が出始めます。痰は出ません。しかし一、二日もすると、さらさらした白い痰が出るようになり、咳もだんだんひどくなります。熱はないことが多いのですが、三十八度台までの熱が出ることもあります。やがて痰はだんだんどろっとしたものになり、色も黄色や緑色を帯びてきます。こういう状態が五日から十日ぐらい続いて痰が少なくなり、白い色にもどってきて、これでいちおうなおったというわけです。咳だけはしばらく続くこともありますが、体調からいえばもうなおった気分になっています。

気管支炎はこんな経過ですが、こうしたウイルスによる気管支炎の他に喘息性気管支炎と呼ばれているものがあります。この喘息性気管支炎という呼び名が実はあいまいなものであるというようなことについては、アレルギーの病気のところでふれてありますのでそちらを参照してください。

↳113頁参照

さて次は肺炎です。肺炎では肺の組織の中に細菌やウイルスが入りこんで炎症を起こします。

## 肺炎は軽いものが多い

肺炎といいますと、たいへん悪いイメージが浸透しています。肺炎といえば死の影がちらつくといった恐ろしい話はもう過去のことで、今では軽い肺炎が多いのですが、でも肺炎のこどものお母さんに「坊や肺炎にかかっていますよ」などと宣告しなければならない時には、いかにショックを少なくするかにうんと気を使わねばならないというのが現状です。

ここでしっかりと確認しておいてください。

肺炎は今や恐るるに足らぬ病気なのです。

どうしてそういえるのかについて少しくわしくお話ししておくことにしましょう。

## 肺炎にもいろいろある

肺炎を起こすウイルスや細菌はたくさんあります。

犯人であるウイルスや細菌の種類によって肺炎はまったくちがった症状を起こしてきます。

そしてさらに肺炎の場合、マイコプラズマという変なやつが登場してくるのです。

このマイコプラズマはウイルスにも細菌にも属さない、この両者の中間といった性質を持つ微生物で、しかももっぱら肺炎を起こすというはっきりした特徴を持っています。

マイコプラズマによる肺炎、すなわちマイコプラズマ肺炎は乳児では少ないのですが、四歳から二十代ぐらいまでの年齢では肺炎全体の中のかなりの部分（七十％ぐらいともいわれます）を占める、現代では代表的な肺炎なのです。

マイコプラズマ肺炎は、ほうっておいても自然になおることもありますが長びくこともあります。しかし昔多かった細菌性肺炎にくらべればずっと軽い肺炎といってよいでしょう。

こういう軽い肺炎が肺炎の代表になっているというのが現状なのですから、肺炎といわれてびっくりすることはないわけです。

さて、肺炎にいろいろあることがわかりましたから、次に具体的にいろいろな肺炎の症状や経過にふれておくことにします。

## 細菌性の肺炎

最初に、細菌性の肺炎からみていくことにしましょう。肺炎を起こす細菌としては、肺炎球菌、溶血性連鎖球菌、ブドウ球菌などがあります。

肺炎球菌による肺炎というのが古典的な肺炎です。わたしたちが抗生物質を使えるようになる前の時代にもっとも恐ろしい病気の一つとして君臨した肺炎がこの肺炎です。

肺炎といえば、悪寒とふるえで始まり、どっと高熱が出てぐったりするという経過を思いうかべられるのではないでしょうか。そういう経過は実は細菌性肺炎の特徴であり、肺炎球菌や溶血性連鎖球菌による肺炎がそれに該当します。

## 年齢によってちがう細菌性肺炎の症状

ただし、細菌性肺炎でも乳幼児の場合はちょっと経過がちがっていまして、今書いた典型的な経過をとるのは年長児や成人の場合なのです。

年長児の場合は一、二日、咳やのどの痛みなどがあった後、急激に四十度以上もの高熱が出、この際に悪寒やふるえが伴います。そして呼吸は速くなり、軽い咳が出、時には意識がややうすれたりします。

一方、乳児の場合は数日間、鼻づまりや食欲低下などがあった後、三十九度以上の高熱が起こり、この時、キーキー泣いたり苦しそうにからだを動かしたり、肩で息をして息苦しそうにしたりという症状を起こします。

いずれにしても、高熱とともに呼吸困難が起こり、みているものにもいかにも重病だという感じを抱かせるのが特徴です。突発性発疹や扁桃炎の時などのように高熱があるのに元気で、みたところではあまり病気のようにはみえないといった状態とははっきりちがうのです。

## ブドウ球菌性肺炎は警戒が必要

ブドウ球菌による肺炎の場合は、かかるのは普通一歳以下の乳児です。二、三日から一週間ほど咳や声がれなどがあり、そして突然高熱、激しい咳、呼吸困難などが起こって状態が急変します。いかにも息苦しそうで呼吸は速く、唇が青くなったりもします。ここからの進行が速く短時間のうちに昏睡状態にもなることがあるというのがブドウ球菌性肺炎の特徴です。

肺炎球菌性肺炎や溶連菌性肺炎は、抗生物質がよく効きます。ですからけっして恐れることはありません。しかしブドウ球菌性肺炎は乳児に起こりやすいこと、進行が速いことなどの特徴のために今でも警戒すべき病気であり、適切な治療が必要です。しかし、ブドウ球菌性肺炎はまれな病気に属しますからそんなに心配することはありません。

## ウイルス性肺炎の症状は軽い

次にウイルス性肺炎です。ウイルス性肺炎もいろいろなウイルスによって起こります。アデノウイルス、インフルエンザウイルス、RSウイルス、麻疹ウイルスなどたくさんのウイルスが肺炎を起こしうるのです。

さてウイルス性肺炎がどのような症状を現わすかということですが、普通は咳、発熱といったところが主症状で、聴診器を当ててみると呼吸に際してラッセル音といわれる雑音が聞かれ、そこでX線写真をとってみて肺炎とわかるといったことが多いのです。症状は細菌性肺炎に比べずっと軽いといえます。

## 細気管支炎

ウイルス性肺炎の一つの形として細気管支炎と呼ばれるものがあります。これは気管支が枝分かれして細くなった細気管支という部分が侵された状態ですが、もうこの細気管支という場所ですと肺の組織に近く、肺炎と呼んでもよいものなのです。

細気管支炎は乳幼児に特有な病気とされています。二、三日、鼻水、鼻づまりなどあった後、しつこい連続した咳、ゼーゼーヒューヒューいう形の呼吸困難が起こります。

熱はあまり高くありません。こどもは機嫌が悪くビービー泣いたりします。呼吸は浅くて速く、息を吐き出す時うなるようにすることもあります。鼻をひろげて鼻で呼吸しているようにみえます。

生まれたばかりの赤ちゃんでは死に至ることもありますが、少し大きくなればわりによくなおります。

## マイコプラズマ肺炎

さて最後はマイコプラズマ肺炎です。

すでにお話ししましたようにマイコプラズマは細菌ともウイルスともちがう中間

的なものですが、どちらかといえばウイルスの方に分類されます。それでマイコプラズマによる肺炎はウイルス性肺炎の一つと考えられていることが多いのです。

しかし実際に細菌性肺炎でもウイルス性肺炎でもない、一つの独立した肺炎としてとりあげておく方が便利なように思われます。

## マイコプラズマ肺炎の症状

経過としては発熱、頭痛、倦怠感、食欲不振、咳などで始まるのが普通です。熱は三十八度から三十九度ぐらいが多いのですが、時に四十度近くになることもあります。

いちばん目立つのは咳で、かなり激しく出ます。

咳きこみ方がひどく、夜は咳のために眠れないといったことまで起こり、時には百日咳と間違われることさえあります。

咳や熱のわりに、こどもは元気であることが多いのです。胸に聴診器を当ててみてもなんの症状もなく大したことはないかなと思ってX線写真をとってみると意外に広い異常な影をみつけることがあったりします。

中程度の熱が一週間も下がらないというような時、あるいは一度高い熱が出てすぐ下がって微熱になり、そのままみていたらまた高い熱が出たといった時、マイコプラズマ肺炎ではないかと疑って検査をしてみるとりっぱな肺炎であることがしばしばです。

## マイコプラズマ肺炎には弱い抗生物質が効く

このマイコプラズマ肺炎は、ペニシリン系、セファァロスポリン系といった今いちばん使われている抗生物質が効かないのです。一般にはペニシリンやセファロスポリンといった抗生物質は強力と考えられていますが、ことマイコプラズマ肺炎に関するかぎり、ペニシリン、セファロスポリンは無力で、エリスロマイシン、クラリスロマイシンといった、わりに弱い抗生物質がとても効くのです。

ペニシリン系の薬を十日ものんでいっこうに熱が下がってくる様子がなかったこどもに、エリスロマイシンを投薬したら二十四時間たたないうちに咳はへる、熱は下がるといったすばらしい効果が出てくることがあります。

マイコプラズマ肺炎は自然になおるから薬はいらないといっている学者もいます。入院しているような状態なら安静がじゅうぶんとれるので薬なしでもよいでしょうが、通院の場合はエリスロマイシンかクラリスロマイシンといった薬をのんでおく方が、症状も早く軽くなるようなのでよいでしょう。

## 肺炎は軽いものが多い

もう一度最後にいっておきます。肺炎自体は軽い病気になりました。肺炎といっても軽いものが多いのです。

そうした軽い肺炎に一度かかったからといってその後ずっと過保護的に育てているお母さんもいますが、それはつまらないことです。肺炎のことなど忘れ、薄着でどんどん遊ばせるといった心構えを持つ方が、こどもにとっても親にとっても有益です。肺炎という言葉にまつわる暗いイメージをふりはらっておいてください。

それがわたしの、肺炎についてのいちばんの願いです。

# アレルギーの病気

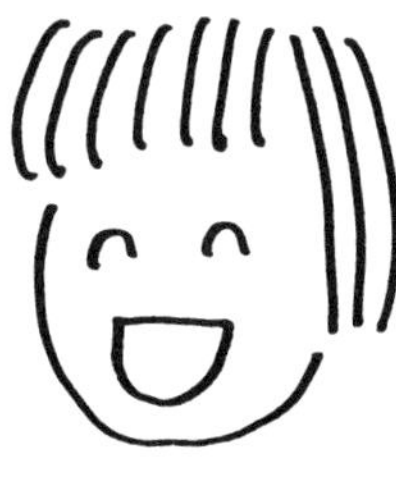

## アレルギーについて

いよいよ「アレルギー」というたいへん大きなテーマにとりかかることにします。この大きなテーマは、とても簡単には語りつくせませんが、アレルギーについての学問は、「免疫」という学問にも通じるものでもあります。

### 学問の内容が大きく変わった分野

さてこのアレルギーとか免疫とかいう分野ですが、わたしが大学を卒業した一九六七年から今までの五十年近くという時間をとって考えてみると、こんなに学問の内容が大きく変わったものは他の医学の分野にはないと思われるほど、たくさんの新しい知識がつけ加えられたのです。

わたしのように、ちまたの診療所で毎日外来診療に追われていると、なかなか勉強する時間がないので、こういうふうにどんどん知識を新たにしなくてはならない分野はたいへん困ります。でも、例えば予防接種について正しい知識を持つためには、免疫についての正しい理解が必要であるというふうに、このテーマはいいかげんに通り過ぎるわけにはいかない大事なテーマなのです。

ただ、先ほども申しあげたような事情から、皆さんに最新の知識を提供できるかどうかとなると、いささか心配です。でも、できるだけ努力をしてなるべく新しい情報に基づいてお話をすすめたいと思います。

## 乱用ぎみの「アレルギー」という言葉

ところで、アレルギーや免疫という言葉は日常的にもよく使われます。「あの人の小言(こごと)には免疫になってしまった」などというふうに、なれて平気になったという意味にまで使われたりします。

診療の場で使われることはもちろんきわめて多く、乱用の傾向があるといわれてもしかたのないほどのものです。わたしなども、患者さんへの病気の説明のために、つい安易にアレルギーという言葉を持ち出してしまい、患者さんの方もなんとなくそれを納得しているような感じがするものですから適当にすませてしまったりして、これはよくないことです。

ですから、説明は、まずアレルギーというものの中身を正しく理解し、そのうえでそれを克服する道を追求してみる、とまあそんな順序ですすめていこうと思います。

## 鼻アレルギー

なるべくとっつきやすいところから始めてみようというわけで、私事にわたって恐縮ですが、わたし自身の持っている「鼻アレルギー」という病気のことから話を切り出します。これは、家のほこりだの、ダニだの、花粉だの、動物の毛だのといったものが原因になって、鼻水が出たり鼻がつまったりくしゃみが続けて出たりという状態になり、その結果、顔がびしょびしょになるといったみじめな病気です。以前はアレルギー性鼻炎と呼ばれることが多かったのですが、最近は鼻アレルギーという病名の方がよく使われるようになりました。

この鼻アレルギーには季節性といって春先に起こるとか秋に起こるとかいった起こり方をするものと、季節に関係なく一年じゅう起こるものとがあり、こちらは通年性とか無季節性と呼ばれることがあります。季節性のものは花粉とか胞子とかによって起こり、この場合は鼻だけでなくて目も刺激されるので目がしょぼしょぼするとか目のまわりがかゆいとかいう症状もいっしょに出てきます。花粉によって起こる鼻アレルギーに対しては花粉症という呼び名もあります。

わたしの鼻アレルギーの方は家のほこりの中にいるダニが原因になっているもので、これは季節に関係がなく、舞いあがったほこりを吸いこんだりするとくしゃみが始まったりします。こちらは目の症状を伴いませんのでその点は楽ですが、ある時期を過ぎたら確実によくなるという展望が開けない点ではくやしいものです。

## 血管運動性鼻炎

わたしの鼻についていえば、こういう鼻アレルギーの他に血管運動性鼻炎という状態が重なっているのです。これはなにか形のあるものが刺激物質になるというよりも、温度の変化とかにおいだとか、そんな目にみえないものが刺激となってくしゃみや鼻水がどんどん出てくるという病気です。これは自律神経のアンバランスによるといわれます。

## 自律神経失調症とは

この自律神経という言葉もどうも乱用される傾向にある医学用語の一つのようで、自律神経のアンバランスなんていうと、なんだかだまされたような気分になる方がおられるかもしれません。実際、わたしたち医者が診断に窮した時、「ああ、これは自律神経失調のせいですよ」などとごまかしてしまうことがありうるのです。「自律神経失調症という診断をするためには、まずいろいろな病気の可能性を一通りきちんと否定してから」という基本的な道すじを無視して、「なんてうるさい患者だろう、こんなのは自律神経の問題だ」なんていうふうにかたづけようとするところから、自律神経へのいわれなき偏見が始まるのだと思います。

そこで自律神経について少々説明しておきましょう。自律神経を理解するために、神経全体をながめてみることから始めましょうか。

## 神経のしくみ

わたしたちのからだには神経系がそなわっています。神経系の中には中枢神経と末梢(まっしょう)神経があります。中枢神経というのは脳と脊髄(せきずい)であり、これ以外のものが末梢神経といわれます。例えばわたしが指にとげをさした時、その痛みは知覚神経という末梢神経へ伝えられ、その知覚神経は脊髄へ痛みの情報を送ります。その情報は脊髄をのぼって大脳まで行き、今度はそこから逆に「指をとげからはなせ」という指令が脊髄に伝えられ、さらにそこから出ている運動神経へ伝えられて指の筋肉や腕の筋肉などを動かして指をはなすのです。

## 意志によって働く神経系

この一連の動きは大脳の指令によるもので、わたしたちの意志が働いています。普通の場合はとげから指をはなすのですが、それが我慢比べだとしたらあえて指をはなさないで耐えることもあるわけで、これは意志が働くのです。こういった意志によって働く神経系を体性神経系といいます。

## 意志と関係なく働く神経系

これと別に意志と関係なく働いている神経系があります。これが自律神経系です。心臓の動きや胃の動きは意志によってどうこうできるものではありません。「ちょっと心臓を速く動かしてみようか」などと考えても、耳を動かすことのできるような器用な人だってとても無理です。内臓の動きやホルモンの分泌などをつかさどっているのが自律神経系です。

## 交感神経と副交感神経

自律神経には交感神経と副交感神経という二種類があります。例えばある一つの内臓器官の動きは交感神経と副交感神経によって二重に支配されています。

わかりやすくいいますとこうです。例えば心臓の場合、交感神経はその動きを強め、副交感神経は動きを弱めます。交感神経の刺激によって脈拍数はふえ、副交感神経の刺激によって脈拍数はへるのです。

交感神経と副交感神経はわたしたちのからだをじょうずに調整しています。運動をすることによって筋肉が働き、そこで酸素が使われるとその酸素を補うために呼吸を速めて酸素をたくさんとり入れ、その酸素をからだのすみずみに速く送るために心臓が速く動きます。

運動によって呼吸数がふえ心臓の拍動数がふえるのは必要なことであり、そのために交感神経が働きます。一方、普段は呼吸数や心拍数がふえないように副交感神経が抑えているのです。

## 自律神経の調子が狂うと

ところが時にこの自律神経の調子が狂うと、なんでもない時に呼吸が速くなったりどきどきしたりするようになります。なんでもない時に呼吸が速くなり息苦しくなるのを過呼吸症候群、どきどきして不安になるのを心臓神経症などと呼びますが、これらは全部まとめて自律神経失調症などとも呼ばれます。

自律神経の調子はストレスなどによって乱されることがあるという事実はかなり有名になってきました。

また自律神経が敏感にできているという人もあるようです。自律神経の敏感な人がアレルギーの病気にかかりやすいといった関連性もあるようで、皮膚の鍛練は自律神経を強くすることになるともいわれます。

### 血管運動性鼻炎の場合

鼻の場合にもどりますと、鼻腺からの鼻水の分泌は交感神経によって抑えられ、副交感神経によって増すということになっています。そして、一般に自律神経がアンバランスになると副交感神経の方が優勢になるという傾向があるものだから、血管運動性鼻炎では鼻水だらだら、くしゃみの連続、そして鼻づまりがそれに続くというふうになるというように理解してください。

血管運動性鼻炎は鼻アレルギーと症状は同じでも、アレルギーの病気とはいえないのですが、それはなぜなのかということを理解するための説明から始めてみましょうか。

### 「アレルギー」とは「変わってしまった反応」

アレルギーという言葉の正しい意味の点検から始めてみましょう。この言葉はギリシア語に由来していまして、「変わった働き」とか「変わってしまった反応」とかいう意味をあらわします。なにが変わってしまったのでしょうか、それが問題です。

最近、鼻アレルギーの人はふえています。わたしが仕事をしている八王子には高尾山という名所があって、ここにはスギの木がたくさんあります。春、三月から四月ごろ、年によって多いときと少ない時があるようですが、とにかく大量のスギの花粉があたりにまき散らされます。そしてこのスギ花粉が原因で鼻アレルギーになる人は毎年ふえています。去年までなんでもなかった人が今年の春はどうにもくしゃみや鼻水で困っているといった例が多いのです。こういう人は今年になって、スギ花粉に対して去年まではちがう反応をするようになったわけです。こうした現状を「変わった反応＝アレルギー」と呼ぶのです。

### 抗原抗体反応

では、なぜ変わった反応をするようになるのでしょうか。これを理解するためには「抗原抗体反応」というものを理解しなければなりません。なんだかまたむずかしい言葉が出てきていやですね。でも、じつは大してむずかしいことがらではないのです。

わたしたちはよく「抵抗力がついた」とか、「免疫ができた」とか、なにげなくいうことがありますね。例えば、ＢＣＧの注射をすると結核に対する抵抗力ができる、そういったことをなんとなく了解しているのです。結核菌をほんの少しからだの中に入れてやると、それに反応してある物質ができて、これが抵抗力のもとになる、そして次に結核菌が入ってきた時にその物質が現われ出て結核菌をやっつけてしまう、と、まあこんな反応があるわけで、これが抵抗力がついたとか免疫ができたとかいわれるものの中身です。

わたしたちのからだは、見知らぬやつが外から入ってくるとそれをはねのけようとするしくみを持っています。だから、結核菌や花粉は、一見、全然別種のものですが、からだに入ってくる異物という点では共通なので、これに抵抗しようとするのです。この時造りだされる蛋白質の一種が抗体といわれるもので、外から入ってきてこういう抗体を造り出す原因になるものを抗原と呼びます。抗原と抗体が反応する時、ある時は免疫という状態を生み出し、またある時はアレルギーという状態を生み出すのです。

抗原となりうるものは蛋白質が多く、次に糖質で、脂肪は蛋白質などとくっついた形になって抗原となります。

さて、すでにからだの中に抗体ができている時に、もう一度同じ抗原がやってくると、この抗体はその抗原と反応します。これが抗原抗体反応ですが、もっとわかりやすく実例で考えてみましょう。

### 予防接種の効果も抗原抗体反応

はしかの予防接種をする場合を考えてみてください。

はしかの予防接種では、はしかを起こすウイルスの力を弱めたものを皮下に注射します。すると一週間もするうちにじゅうぶんな抗体ができてきます。この場合、はしかのウイルスが抗原になるわけです。さて、この後、ふたたびはしかのウイルスがからだの中に入ってこようとすると、その時、ぱっとたくさんの抗体が生まれて、はしかのウイルスとくっついてウイルスが力を発揮できないようにしてしまいます。

これが抗原抗体反応ですが、この場合、普通、免疫反応といわれます。

## スギの花粉による抗原抗体反応

今度は別の例を考えてみましょう。

例えばスギの花粉は抗原の一つです。このスギの花粉を鼻から吸いこむ経験をくり返すうちにスギの花粉に対する抗体がわたしたちのからだの中にできてきます。抗体ができあがったところへまたスギの花粉が入ってきますと、鼻の粘膜でスギの花粉とそれに対する抗体がくっつくのです。くっついたものが鼻の粘膜に作用しますと、粘膜からヒスタミンなどという物質が出てきます。このヒスタミンはまた鼻の粘膜に作用して、鼻の粘膜をふくれあがらせたり鼻水を分泌させたりします。その結果、鼻づまりや鼻水などの症状が出てくるのですが、ここまでの一連の反応、スギの花粉によって起こる抗原抗体反応をアレルギー反応と呼びます。（アレルギーでは直接からだの組織に症状を起こすもとになっているのはヒスタミンなどの物質なので、これらの物質が出てくるのを抑える薬が使われます。ヒスタミンを抑えるものが抗ヒスタミン剤と呼ばれ、よく使われています。）

## アレルギー反応は悪い方の抗原抗体反応

以上二つの例をみると、抗原抗体反応にもいろいろあって、ある時はわたしたちのからだに大いに利益を与え、またある時は害を及ぼすというふうに二面性を持っていることがわかります。抗原抗体反応がよい反応であったり悪い反応であったり、いろいろになってしまうその理由はなにかということについては、よくわかっていません。

（アレルギーや免疫についての学問はこのところすごい勢いで進歩したということをお話ししましたが、それでもまだわからないことはたくさんあります。これから後説明していく中でも、わかっていないことについてもなるべく紹介していこうと思います。）

## アレルギー反応を起こすアレルゲン

さて、アレルギー反応というのが抗原抗体反応のうちの好ましくない方の反応であることをおわかりいただけましたか。

アレルギー反応を起こしてしまうような抗原をアレルゲンといいます。

この世の中はアレルゲンだらけといってもよいでしょう。アレルゲンとなりうるものは無数です。そしてその中で、特にアレルギーを起こしやすいものがあるというわけです。

## アレルギー反応には個人差がある

しかし、アレルゲンがからだの中へ入ってきたからといって、誰でもアレルギー反応を起こすわけではなく、起こしやすい体質の人とそうでない人があり、しかもそういう素質は遺伝の傾向があるということは確かです。

アレルギー反応については個人差があるわけですが、アレルゲンにはどんなものがあるのかを知っておくことは誰にでも役に立つと思われますので少しくわしく紹介しておきましょう。

## アレルゲンの種類

アレルゲンになるもの、ちょっと考えてみてください。どのくらい思いつきますか。

サバなんてのは有名ですね。その他じんましんを起こすものはたくさん思いつくことができるでしょう。

じんましんを起こすのは食物や薬などに多いですね。からだにふれることで皮膚炎を起こす、いわゆるかぶれの原因になるものもたくさんありますね。かぶれは専門用語を使うと「接触皮膚炎」といいます。ウルシなんていうのは昔から代表的なかぶれの犯人でしたが、最近は植物によるかぶれなどよりは、金属や繊維、あるいは化粧品とかぬり薬とかそんなものによるかぶれが主流になってきました。耳のかぶれはピアス、頸部のかぶれはネックレス、手首のかぶれは時計バンドを疑ってみろなんていわれます。（もちろん大人の話。）

やっかいなのはぬり薬によるかぶれで、皮膚病をなおそうとせっせと薬をつけていたら、だんだんひどくなる。よく調べてみたら実はそのぬり薬でかぶれていたなんていう笑えない話もいっぱいあります。皮膚病の薬としてもっともポピュラーな、抗ヒスタミン剤の軟膏なんかも、ずっとぬり続けているとかなりの頻度でかぶれを起こすといいますから御用心、御用心。

このように、食事性アレルゲンと呼ばれるものや接触性アレルゲンと呼ばれるものが、まずあります。その他、鼻アレルギーのところでお話ししたように家のほこりとかスギの花粉とかいった、吸入性アレルゲンと総称されるものがあり、また、細菌もアレルゲンとなります。

## アレルギーの病気をなおすには

アレルギーによる病気をなおそうとする時に大切なことは、もしアレルゲンがみつかるなら、その発見のための努力を一生懸命するべきであるということ、それから、アレルゲンがからだの中に入ってきてもアレルギー反応なんか簡単に起こせないような強いからだを作る努力をすることなどでしょう。いや、もう一つつけ加えなければいけないかもしれません。アレルギーになる病気では、心理的なものが働いて状態をますます悪くしていることが多いので、そうした面をなるべく正確に分析する必要があるということです。

## 心理的な要因

例えば、とてもなおりにくい喘息（ぜんそく）のこどもについて家庭の様子を調べてみると、お母さんは過保護で、一方お父さんの方はてんで無関心というケースが多いという報告もあります。

そこで、過保護なお母さんとこどもを切りはなす目的で入院させますと、喘息がよくなるといわれたこともあります。そして喘息を「母原病」などと呼びお母さんの責任にするお医者さんもいましたが、そのことにわたしは腹をたてました。お母さんは自分で勝手に過保護になったわけではなく、たいていは、はじめにかかったお医者さんにおどかされてそうなっているのです。「これはたいへんだ。喘息だ」とか「かぜをひかせないように厳重に注意しなければ」とか、あるいはまた「早めに治療するようにしなければ」などといわれたはずです。

そこでかぜをひかせないために、おもてへ出さないようにするとか、厚着にさせるとか、ちょっと咳が出たからといって病院へ連れていくとか、そんなふうになってしまうのです。ですからこれは「母原病」というより「医者原病」といってよいでしょうし、父親の方が育児をなおざりにすることでお母さんが一人で責任をかぶるようになって過保護になるのだとすれば、それは「父原病」といってよいはずなのです。

こどものからだについての問題をすべて母親のせいにしようとするのは、育児は母親がすればよいという間違った考え方から出てくるものとしか考えられませんから、わたしは「母原病」なんていう言葉には反対したのです。

さて、また話がわき道にそれました。もとへもどって、なにをいいたかったかというと、アレルギーの病気では、もしアレルゲンがみつかってそれを除去する対策が講じられるなら、それは根本的な治療となるのだから、アレルゲン発見の努力をしてほしいということをいいたかったのです。

## アレルゲンをみつけるには

アレルゲンを発見する方法はたくさんあります。サバを食べるたびにじんましんができるなんて場合は話は簡単です。しかしそういうわかりやすいケースはむしろまれです。そこでいろいろな検査法が登場します。

気管支喘息や鼻アレルギーでは、スクラッチテストとかプリックテストとかいわれる検査をします。家のほこりをうすめた溶液だとか、スギの花粉をうすめた溶液だとかいったものを皮膚の上に一滴ずつたらし、その上を注射針などでひっかきます。しばらくしてその場所をみると、ちょうどツベルクリンの陽性や陰性みたいな反応が出て、赤くはれている場合は陽性、すなわちそこにたらした液がアレルゲンとわかるのです。

接触皮膚炎の場合はパッチテストという検査をします。例えばある化粧品が疑わしいという時、その少量をリント布の小片にのせて皮膚にはりつけ普通四十八時間後に取り除いて調べます。赤くふくれていれば「あっ、こいつが犯人だ」というふうに推定できるのです。

また血液検査によるアレルゲン検査もあります。これはこどもにとっては採血による苦痛があるのですが、医者にとってはたいへん便利な方法であるため、かなりよく行なわれています。ちょっとやりすぎじゃないかと思うほどです。

そしてこの検査によってアレルゲンはこれとこれっていうふうな結果が出ると、それによってアレルゲンを除去する対策をとることが医者によって厳しく指示されるようになっているのが現実です。

とりわけ食物についてアレルゲンになると思われるものを徹底的に除去するという方法がとられています。

そこで食物アレルギーについてお話ししておきましょう。

## 食物によるアレルギー

こどもにとって食物によるアレルギーというのはとても頻度が高いといわれています。あるアメリカの小児アレルギーの専門書には、乳幼児期はアレルギーのうち八十五％が食事に関係しており、四、五歳になると吸入性アレルゲンがアレルギーの主役になってくると書かれています。しかし、食事アレルギーの頻度についてはいろいろな報告があり、もっと少ないといっている学者もたくさんいます。

ところで食事によって起こるアレルギー症状はじんましんだけではありません。下痢、嘔吐、血便などの胃腸症状、鼻炎や喘息、中耳炎といったもの、あるいは頭痛とか血尿などを起こす場合もあるといわれます。

それでは次にアレルギーを起こしやすい食物を並べてみましょう。

牛乳、卵、チョコレート、小麦、チーズ、魚類、貝類（特にトリガイ）、鶏肉、ピーナッツ、クルミ、果物（特にパイナップル、イチゴ）、きのこ類、穀類。

どうです。いろいろあるでしょう。牛乳や卵だけが悪いのではないのです。果物が犯人であることさえあるのです。野菜だってアレルギーを起こしやすいものがあるんですよ。大豆は人によってひどいアレルギーを起こすことがあり、だから牛乳より豆乳の方がよいというふうに一般的にいうことはできません。

ホウレンソウ、フキ、タケノコなどもアレルギーを起こしますが、これは抗原抗体反応によるのではなく、これらの野菜が含んでいる「ヒスタミン様物質」というものがアレルギーを起こしてくるのです。

こどもの時に、ある食物に対してアレルギーを起こしていた人も、成長していくうちにアレルギーを起こさなくなっていくのがふつうです。しかし、そばやピーナッツに対するアレルギーは、一生続くことが多いといわれています。

## 気管支喘息

さてアレルギーについての全体的な話はこれぐらいにして、アレルギーによる病気の代表選手をとりあげ、くわしくお話ししてみることにします。代表選手ということなら、気管支喘息とアトピー性皮膚炎がそれにふさわしいでしょう。どちらもとても多い病気ですから。

まず気管支喘息の方からとりかかります。

### 気管支喘息は「文明病」か…

話題になることの多い理由の一つは、気管支喘息には「文明病」といった感があり、高度成長だとかなんとかいわれた社会の変化の中でどんどんふえた病気であるからでしょう。

特に都会では大気汚染がすすみ、四日市喘息とか川崎喘息とかいわれるように公害としての喘息がクローズアップされた時代もありました。

一方、アメリカあたりから飛行機の車輪にくっついてきたブタクサだとかセイタカアワダチソウだとか、もともと日本にはなかった雑草の種子が日本の土地に根をおろし、わがもの顔に乱生するようになりました。こうした雑草は、他の植物がちゃんと生えているようなところでは生えてこないのですが、空き地になってしまっているようなところではどんどんふえてくるのです。そしてこれらの草の花粉がまた喘息をひき起こす悪いやつなのですが、ブタクサ喘息などというのも自然破壊が生み出した落とし子の一つみたいなものです。

アレルギーという素質は確かに遺伝するようですが、アレルギー素質を持っているからといって、そういう人がみんな病気になるわけではありません。そうした素質を全面的に開花させて病気になってしまうにはいろいろな原因があります。何度もくり返しいってきましたように、「この子はアレルギー体質で弱いんだからかぜをひかないように」なんてお母さんやおばあちゃんが大事に大事に育ててしまったりすると、素質は本当に花開いてしまいます。だから「アレルギーなんてなんのその」とふんばる気持ちが大事なわけですが、それと同時にやはりわたしたちのまわりの自然がだんだんだめになっていって、そのために喘息をはじめいろいろな病気がふえているという事実もなんとかしなければいけないわけです。わたしたちががんばって「世直し」をすることが予防医学にもつながるのです。

## 咳と喘息はちがう

ところで「喘息」という言葉はやたら使われ過ぎる傾向があるようです。ちょっとひどく咳(せき)が出ると、「これは喘息ではないでしょうか」と不安げにたずねるお母さんはたくさんいます。

また、少しゼロゼロしている赤ちゃんをみると、「これは小児喘息ですぞ」と深刻な顔で宣告するお医者さんも少なくないようです。

実際のところ、外から症状をみたり、胸に聴診器を当てたりする程度のことで喘息かそうでないかを決めるなどということは、容易なことではありません。いえ、それどころか、うんとこさ検査をしたところで喘息かどうか決めにくいケースはたくさんあります。

喘息ってなんでしょう。とりあえず手もとにある国語辞典をひいてみると、「激しい咳が急に出て、ひどい時には呼吸困難を起こす病気」と書いてあります。ところが医学辞典では咳のことは書いてなくて「発作性の呼吸困難」と定義されているのです。

ところで「喘」という字は漢方用語で、漢方では喘とは「息がつまってゼーゼーということ」というふうな意味を持ちます。英語ではアズマ（asthma）といいますが、この語源は「あえぐ」という意味です。

これらを総合してみると喘息というのは、発作的に息苦しくなり呼吸に伴ってヒューヒューという音を出すような状態を指すことになります。そしてその原因はといえば、肺への空気の出し入れをする気管支の一部がけいれんして細くなり、痰も多くなって気管支をふさぎ、そのために空気の出し入れがうまくいかなくなるからです。

## 喘息とは

実際、典型的な喘息というのは、最初は咳で始まりますが、やがてヒューヒューいいだし、さらに呼吸困難を伴うようになるのであって、ただたくさん咳が出るからといって、その段階で喘息などと決めつけてしまうのはいかにも早計なのです。

呼吸困難になるとしゃべるのもたいへんなので口数が少なくなり、からだを動かすのもおっくうになるものです。だから、ひとしきり激しくせきこんだ後で元気に走り回って騒いでいるこどもなどを喘息などとけっしていってはいけません。

## こどもの喘息はなおりやすい

喘息という言葉はショックを起こさせるにじゅうぶんなひびきを持っていて、「あなたのお子さんは喘息です」といわれたお母さんは悲嘆にくれ、「ああ、このかわいそうな子をこれから大事に大事に育てていかねば」と間違った決意をさせてしまうことになりやすいのが困るのです。

もう一つよく問題になるのが、赤ちゃんのゼロゼロあるいはゴロゴロといった「のど鳴り現象」です。

これは「喘鳴（ぜんめい）」と呼ばれるものです。のどをゴロゴロいわせながらはね回っている赤ちゃんは、保育園などではたくさんみかけます。

喘鳴の中には、生後間もなくから始まって半年から一年もすれば自然になおってしまう先天性喘鳴といわれるものがあります。これはしょっちゅうゼロゼロいっていますが他に症状がなく、別にほうっておいてもどうということはありません。

さて、この他に、ちょっとかぜ気味になるとすぐゼロゼロいいだすということをくり返すけれども、呼吸困難は起こさず本人もつらそうでないというような状態があり、この状態に対してはいろいろな考え方があります。

## 喘息性気管支炎

大ざっぱにいえば、こういう状態を気管支喘息の仲間と考えるかあるいは気管支喘息とはまったく別のものと考えるかということで意見が分かれるのです。この問題はなかなか決着がつかず、そうした混乱を示すかのように、こういう状態に対しては喘息性気管支炎なんていうあいまいな名前がつけられるのです。

わたし自身は、このような状態は喘息と別と考えておく方がこどもにとってよい結果をもたらすように思います。とにかくどうしても喘息といわざるをえないぎりぎりのところに行くまでは喘息という病名をさけたいからであり、お母さんとしては「こんなものは、かならずなおる」と自信を持っていた方が絶対に有利だと思うからです。

とにかく、こどもの場合は、「ほんものの喘息」でさえも大人よりずっとなおりやすいのです。ましてや、ほんものかどうかははっきりしない程度のものは、くよくよと思いわずらわないでおおらかに対処すればかならずよくなると思っていいのです。

こどものからだは、成長していくにつれてどんどん変わっていきます。例えば十歳ごろになると扁桃が小さくなるというふうに、からだが大きく変わっていく時期が何度かあります。

こどものからだはどんどん変わりうるという特徴は、じゅうぶん利用すべきです。この子は弱い子というように固定的に考えてしまうと、この特徴を利用しそこなってしまうことになります。「なあに、きっとよくなるから」と、ずぶとくかまえることが大事で、不安感はふきとばさなければいけません。

お母さんが不安を持っているとその不安はかならずこどもに伝わります。「ああ、いやな日曜が来る。どこの病院もお休みなのにこんな時発作を起こしたりしたらどうしよう」とお母さんが心配していると、その不安に応えるかのようにこどもは土曜の夜から発作を起こすのです。

だからお父さん、お母さん、あるいはおばあちゃんといった人たちが自信を持ってこどもの喘息に対処することが、喘息克服への第一の道です。

### こどもの喘息は食物が原因のことがある

こどもの喘息の特徴は他にもあります。大人の喘息を起こすアレルゲンはたいてい吸入性のもの、すなわちハウスダスト（室内のほこり）、ブタクサの花粉、スギの花粉、絹の繊維といったものなのですが、こどもでは、食物が原因になっていることがかなりあるということです。

アトピー性皮膚炎という皮膚病については後でくわしく説明することになりますが、どういうものかごぞんじの方は多いでしょう。

このアトピー性皮膚炎を持っているこどもに喘息が多くみられ、アトピー性皮膚炎が悪化すると喘息も悪化するというこどもがいたり、逆に、どっちか一方が悪くなると他方がよくなるといったこどもがいたり、その関係は一様ではありません。この皮膚炎は食物が原因になっていることが多いので、皮膚炎を悪化させる食物をみつけてそれをとり除くようにすると、喘息もよくなることもあるのです。

### 病気と生活環境

「この子は喘息だ。かぜをひかないように大事に大事に育てなさい」と指導するお医者さんにかなりの責任があることは確かと思われます。お母さんが過保護になってしまうのも、このような指導をするお医者さんがいるからこそと思われるからで

└→126頁参照

す。

しかし、不幸にもこうした指導をうけ、誤った育て方をしてきてなおりにくい喘息にしてしまったお母さんに過去のことを責めても始まりませんし、それはあまりに残酷なことです。また、正しい対処のしかたに心がけてきても、生活環境などいろいろやむにやまれぬ悪条件の中で病気がひどくなってしまう場合もあります。

わたしは自分の診療の場を東京に持っていますが、わたしの主たる拠点は八王子という織物で知られる郊外の中都市です。ここは古いものがそのまま残っている素朴な町で、百年以上も続いているお店がずっと並んでいるといった情緒ある町並がみられます。こんな町にも公害が押しよせ、スギやブタクサの花粉がとびかい、またダンプが町の中を走り抜けてほこりをまき起こすという状態が年々ひどくなっています。そんな中でアレルギーによる病気は年々ふえているようですが、それでもまだ治療法を工夫する余地はじゅうぶんあり、そうやってかなりよくなります。一方、三十年ほど前まで週に一度、わたしは荒川という、東京の中でも下町、バラックふうの家並が残っていて、企業といえば中小企業、金くずなんかをどんどん周囲にとばしているようなそんな工場が多い場所で診療をしていました。ここでは、本当に病気がなおりにくいという感じがしました。生活条件を改めることによって病気のもとを断つということは、基本的に医療の理想ですが、今の世の中では多くの人にとってこれはそう簡単なことではありません。

例えば、かぜをひいたらすぐ休息をとりさえすれば薬なんていらないといわれます。これは確かな話だし、最善の治療にちがいありません。でもわたしの診療所には三十九度の熱があっても休むわけにはいかないといった人がやってきます。中小企業で働いているような人にとっては「かぜごとき」で休んでいるわけにはいかず、ゆっくり休んでいれば、かぜはなおっても首がとんでしまうというようなことが多いわけです。解熱鎮痛剤をのんで一時的に熱を下げ頭痛を抑えて働くという、こんなことがいいはずはありませんし、本人だってもちろんいいと思っているわけはないのですが、やむにやまれぬしだいなのです。

こどもは働かなくてもいいのだからじゅうぶん休めるかというと、そうでないこともあります。共働きの家庭では、こどもを休ませるにはお父さんかお母さんが仕事を休まなくてはならないのです。

といったわけで、誰でもが理想的な医療を求められるとはかぎらないという現状をわたしは悲痛な思いでみつめざるをえません。

喘息の治療にしてもそうです。今、住んでいる家のほこりが原因になっているようだから転居するのがよさそうだとわかっても、そう簡単に転居できないのが「庶民の家庭の事情」です。ほこりがとばないように部屋の床を板張りにするといった簡単な改造でさえままならぬものです。そういう事情はあるものの、環境の改善法についてお話ししておきます。

## 気管支喘息の原因

気管支喘息では、口や鼻から吸いこむアレルゲン（吸入性アレルゲン）が原因になっていることが少なくありません。特にハウスダスト（室内のほこり）、ダニ、カビなどが喘息を誘発することがとても多いのです。

そこで、室内のほこりがたまりやすいじゅうたんなどの使用は避けたいものです。じゅうたんやカーペットははがして、床は板やビニールシートにするのがよいといわれます。毛布もなるべく木綿（もめん）のカバーをかけ、ほこりがとばないようにします。

ソバガラやパンヤはそれ自体がアレルゲンになることがあるので、こうしたものの使われている枕も避けるべきです。

ペットも問題です。犬の毛や猫の毛はそれ自体がアレルゲンになることもあり、また、ほこりやダニの温床になってしまいますので、ペットを飼うのは絶対やめるべしと主張するお医者さんも少なくありません。

しかし、犬や猫、鳥などはすでに家族の一員のようになっていることも多く、その飼育をやめることがこどもにとって大きな悲しみになることもあります。その心理的な影響を考えると飼ってはだめとばかりもいいにくいのですが、ともかく、なるべくペットを飼うのは控えてほしいとだけはいっておきます。

家族が喫煙していることも喘息のこどもに悪い影響を与えます。少なくとも、喘息のこどものいる室内でまわりの人が喫煙することのないようにしたいものです。

わたしが医者になって五十年近く、この間に喘息の治療法は大きく変わってきました。

### 新たな減感作療法

この本の初版、第二版では体質改善法として減感作療法というものをとりあげ、詳しくお話ししていますが、最近ではすっかり行なわれなくなりました。それは原因と思われる物質を少量ずつ注射していく方法でした。しかし今、新たな減感作療法が登場しました。原因物質を少量ずつ口に入れるという方法で、これから普及していくでしょう。

現在の喘息の治療法を大まかに紹介しておきます。

### 発作の時の対症療法

まず、きわめて軽い発作なら薬を使わずに対処することもできます。まわりの人があわてず騒がず、発作を起こしたこどもをやさしくいたわってゆっくりと呼吸をさせます。そして冷たい水をのませてみましょう。これだけのことでよくなったりする場合もあるのです。

平気でおしゃべりできるような時は発作といっても軽いのですが、深呼吸したり水をのんだりしてもよくならないような時は薬を使います。口かずが少なくなったり、からだを動かすのもつらそうになっていたら薬が必要です。

この場合、急いで発作をとめることが求められますから、気管支をひろげる薬を使います。薬はいろいろな形があり、粉薬（こなぐすり）、錠剤、シロップ、吸入薬の他、皮膚にはって皮膚から吸収されるように作られたテープも使われるようになっています。

### 携帯用吸入器の速効性

喘息の発作というものは夜間に突然起こることが多く、そういう時に、のみ薬をのんだりしても効果があらわれるまで時間がかかるのが困りものです。定量噴霧器と呼ばれる携帯用吸入器を常備しておいて発作が起こったらさっと吸入すると速効性があります。

吸入器の中には薬が強力で副作用の心配があるものもありますが、多くの吸入器は安全で安心して使えます。

吸入器は手のひらにすっぽりおさまってしまうくらいの小型で、その中には気管支拡張薬の液剤が入っています。発作の時にはその吸入器を手でひとおしすると中の液体が霧状になって出てくるのでそれを口で吸いこむのです。これは速効性の効果があります。ただし発作が起こったらすぐに使わないと効果が十分発揮されません。何度も発作を経験していると「これはほっとくと強い発作になるな」ということがわかってくる場合もあります。

そんな場合はためらわずに使うことです。

一回使ってもよくならない時はどうするか、一日になん回まで使ってよいかというようなことはかかりつけのお医者さんから聞いてくださいね。

吸入器を使わなくてもよい程度の軽い発作なら、のみ薬やテープを使って対処します。

## 体質改善的な治療方法

さて、頻繁に発作を起こす場合は、体質改善的な治療法を考えます。それには発作がある時もない時も毎日続けて薬を使い、発作の起こらないからだにするという方法が採用されます。

このような目的で使われる薬は最近いろいろ登場しています。最初に登場してきたのがクロモグリク酸ナトリウムでこの薬が登場してきた時は画期的な薬といわれたものでした。

その後、副腎皮質ホルモンの吸入薬が登場し、さらには抗アレルギー剤と呼ばれるものが続々登場してきました。抗アレルギー剤は名前をおぼえきれないほどたくさんあります。

## 副腎皮質ホルモンの吸入薬

そんなにいろいろある中で、長期管理薬としていちばんのおすすめは、副腎皮質ホルモンの吸入薬です。副腎皮質ホルモンというと「え、副腎皮質ホルモン。あの副作用ドッサリの危険な薬。あんなものは大嫌い」と即座に反応する人も沢山いると思います。でも、副腎皮質ホルモンも使い方次第なのです。副腎皮質ホルモンを使わないと生命を失ってしまうような病気は少なくありません。

しかし長期に使うと血圧が上がったり糖尿病になったり抵抗力が落ちたりします。ですから副腎皮質ホルモンを使う時は慎重に、本当に必要な時に必要な期間だけ使わねばなりません。

ただ副腎皮質ホルモンといってもいろいろな形のものがあります。注射薬もあればのみ薬、ぬり薬などもあり、それぞれ副作用も使い方も異なります。

喘息に対しては、重症の発作の場合注射が、またなおりにくい〝難治性の喘息〟と呼ばれる状態に対してはのみ薬が使われますが、長期管理薬として使われるのは吸入薬で、これはほとんど副作用がないのが特徴です。

携帯用の吸入薬を使わなければならない程度の発作が一ヵ月に三回以上起こったりするようだったら、副腎皮質ホルモンの吸入薬を使って体質改善を図った方がよいと思います。

長期管理薬としては他に、クロモグリク酸ナトリウムという薬も使われます。クロモグリク酸ナトリウムは商品名をインタールといいこの名前を知っている人は多いと思います。

## 「インタールを越える薬」が副腎皮質ホルモンの吸入薬

副腎皮質ホルモンの吸入薬が広く使われるようになるまではインタールが体質改善薬として最もおすすめできるものでした。

この本の第二版ではこのインタールを最もおすすめの薬としています。そしてインタールについて書いた最後の部分で「インタールを越える、本当に喘息をよくする薬が生まれてくれたらと願わずにはいられません」と書きました。その「インタールを越える薬」が副腎皮質ホルモンの吸入薬ということになると思います。

## 抗アレルギー薬について

さて最後に抗アレルギー薬と呼ばれる薬について書いておきます。

この抗アレルギー薬は日本で開発されたもので、今、日本では大量に使われていますが外国ではほとんど使われていません。アメリカで作られた「気管支喘息治療ガイドライン」では抗アレルギー薬についてはふれられておらず、無視された形です。しかし日本のガイドラインには抗アレルギー薬ものっています。

抗アレルギー薬は体質改善のためということで三年も四年も使い続けられたりしているようですが、喘息という病気は何年かすれば自然によくなってしまうことも多く、抗アレルギー薬の効果かどうか判定しにくいのです。

わたし自身は抗アレルギー薬を全くといっていいほど使いません。副作用としてはっきりしたものはありませんが効果もはっきりしない薬といわざるをえません。

以上の薬の他、新しく開発されてきた薬はいくつかありますがその評価はまだ定まっていないといってよいでしょう。

## 喘息の治療は日進月歩

このように喘息の治療は日進月歩といってよく、副腎皮質ホルモンの吸入薬を数ヵ月から数年使って発作が全く出なくなるという例もきわめて多くなりました。

しかし、一方であらゆる治療をしても治りにくい難治性喘息と呼ばれるケースもあります。この場合は副腎皮質ホルモンののみ薬を続けたりしなければなりません。副作用は心配ですが、といって使わないでいれば生命にかかわることもあるので副腎皮質ホルモンをのみ続けるのです。

少なくなったとはいえ、まだある難治性喘息が存在しなくなる日の一日も早い到来を願っています。

### 喘息の鍛練法

さて、薬を使わないやり方についてもここで考えてみましょう。

喘息を「鍛練」によって克服することはできないものでしょうか。例えば低い温度に対してからだが敏感になっていて、寒冷にさらされると発作が起こるこどもがいます。こういうこどもは低温に慣れることで発作がなくなるのではないかと期待が持てますね。

また喘息のこどもは自律神経が敏感になっているという説があって、それをなんらかの鍛練によってなおすことができれば、喘息がよくなるのではないかという考え方もあります。

そんなことから、さまざまな鍛練法が試みられています。

乾いたタオルで起床時、寝巻きを着がえる時にからだじゅうの皮膚をこする乾布摩擦、冷水に浸したタオルを固くしぼって、からだじゅうの皮膚をこする冷水摩擦などは昔から行なわれている方法です。

また冷水浴は、喘息専門のお医者さんがすすめることが多い鍛練法で、入院中の喘息のこどもを対象に行なっている病院もあります。

その方法については『ぜんそく児療養の手引き』（三河春樹編　金原出版）に寺道由晃さんが書いておられるものを引用させていただきます。

「入浴時、その終了時に行う。よく暖まって、洗い場に立ち水道水を洗面器に満たし、肩から一気にかぶる。水道を全開にして、2個の洗面器に次々に水を満たし、素早く行うとよい。理解の良い子なら、水をかぶるとき下腹部に力を入れ息を止めて、思い切りよくかぶるように助言する。三杯から五杯もかぶればよいと考える。筆者の知る範囲では、科学的に何度の水を何杯かぶるべきかの検討は見当らないが、要するに体を冷やすことを目的とする訳ではなく、冷たい刺激を皮膚に加えることであるからこの程度でよいと考える」

これらの鍛練法が本当に喘息の治療法として有効なのかどうか、科学的に確かめられているわけではありません。

しかし、こどものとき喘息があって、大きくなってよくなった人たちを対象にして、「なにが一番有効な治療法だったと思うか」と問うたところ、鍛練法が一番だったとこたえた人がもっとも多かったというデータもあります。

こどもがいやがるのを無理にさせるのは感心しませんが、こども自身が「ぼく、がんばる！」「わたし、やってみる」と積極的にとりくむ姿勢をみせてくれる場合は有効だったという人がたくさんいるのですから、希望をもって何ヵ月かためしてみるとよいとわたしは考えています。

## アトピー性皮膚炎

アトピー性皮膚炎はとても多い病気で、こどもの皮膚病の代表格といったところでしょうか。そして、とてもなおりにくい病気なので思い悩んでいるお母さんも多いのです。

アトピー性皮膚炎については、どうしたらよくなるのか、いつごろよくなるのかという問題とともに、この病気に対してただ一つ有効な薬といえる副腎皮質（ふくじんひしつ）ホルモンの入ったぬり薬の副作用についての問題があると思います。

そこで少しじっくりと腰をすえてアトピー性皮膚炎について考えてみましょう。

まず、例によって「アトピーってどういう意味？」というところから説明を始めましょう。

### 「アトピー」とは

アレルギーとかアトピーとか日常よく使われる言葉ですが、その正確な意味がちゃんと理解されているかどうかというとあやしいものです。いや、わたしたち医療のプロだって診察室などでいいかげんにアレルギーとかアトピーとかいう言葉を使っていることがあるというようなことは、すでにアレルギーについての基礎的なことを説明した時にもお話ししてきました。そして「アレルギー」という言葉についてはかなりていねいに説明もしてきました。

もう一度くり返していえば、アレルギーというのは、例えば花粉だとかほこりだとかがわたしたちのからだの中に入ってきて、それでからだの中にそういったものに対する抗体ができる、そしてこういう状態になったところへまた、花粉だとかほこりだとかが入ってくると今後は抗体と反応して症状を起こす。こういった形のものをいうのでした。からだの中に、ある物質に対する抗体ができた時、そのからだはある物質に対して「過敏になってしまった」というのです。

## 「先天性」と「後天性」

また「先天性」とか「後天性」とかいういい方がありますが、先天性の病気とは生まれつき持っている病気、後天性の病気とは生まれおちてのち、育っていく間にかかってしまった病気のことを指します。

そうするとアレルギーは、「後天性の過敏状態」ということになります。

それに対してアトピーというのは、「先天性の過敏体質」のことをいいます。

だとすると「アレルギー」と「アトピー」とは、ちょっと気どっていえば「対立する概念」ということになるわけですが、実際にはそうはっきり使い分けられているわけではありません。

しかし、一九二〇年代の後半に、アメリカのコカという学者がいい出した時には、「アトピー性の病気」といえば、生まれつきの素質によって起こる病気のことでした。それは喘息とか鼻アレルギーとか乳児湿疹とかいったものでしたが、今ではアレルギーの病気といってよいものです。

そこで今一度、「アトピー」についてまとめてみると、ある人がアレルギー性の病気を持っている時、その家庭にもアレルギーの人がたくさんおり、これは確かに生まれつきの素質が関係しているだろうと思われれば、その人の病気を「アトピー性」と呼んだらよいということになりましょう。

そうするとアトピー性皮膚炎といえば、家族にアトピー性の病気を持つ人がたくさんいるというような、いわゆるアトピー家系に出てくるものをいうことになるはずです。

### 遺伝であるかはわからなくても…

でも例えばわたしの診察室に、全身がとり肌みたいにガサガサしていて、わきの下とかひじの内側、ひざの裏側とかいったところが特にガサガサが強く、赤くなってかきこわしたようになっているようなこどもがやってくれば、これはもう即座にアトピー性皮膚炎と診断をつけてしまいます。

この際、家族にアトピー性の病気を持っているかどうかということを確かめてからはじめてアトピー性皮膚炎と名前をつけるような面倒なことはしません。湿疹の形とか、分布のしかたとかそんな特徴をみて診断をつけるのです。ですから、アトピー性皮膚炎といわれたこどもの家族にアトピー性の病気を持つ人がいるとはかぎらず、ある統計では、四十五％のこどもにだけ遺伝が証明されたといわれています。

しかし、気管支喘息の説明の時にもふれましたが、気管支喘息とアトピー性皮膚炎を両方持っている気の毒なこどもはたくさんいますし、そういうこどもの場合には、お父さん、お母さんについて鼻アレルギーの傾向がないかとか、湿疹になりやすいというようなことがないかとか、くわしく聞いてみると「はい」という返事が返ってくることが多いようです。

## アトピー性皮膚炎の症状

アトピー性皮膚炎は、けっして乳児期だけの病気でも幼児期までの病気でもありません。少ないとはいえ、大人でもあります。しかし湿疹の形は乳児期、幼児期、そしてそれ以後とそれぞれちがっています。

### 乳児期には

アトピー性皮膚炎は、生後二、三ヵ月から始まります。ほっぺた、耳といったところが赤くなってガサガサして、かすみたいなものがポロポロ落ちてきます。これがひどくなると湿ってきておつゆがにじみ出てくるような感じになって、テカテカ赤くなります。

## 脂漏性湿疹の場合

この時期、赤ちゃんにみられる皮膚変化として脂漏性湿疹（脂漏性皮膚炎）と呼ばれるものがあります。これとアトピー性皮膚炎は混同されていることがまれではありません。

脂漏性湿疹の方は、生後すぐから頭だとか顔だとか胸だとかにできるうろこみたいにペカペカして、また、油っぽくてベタベタする感じの皮膚変化のことをいいます。ベタベタしてはいるけれどジクジクとはしてこないのが特徴で、赤さは少なくむしろ黄色っぽい感じになってきます。

この脂漏性湿疹は数ヵ月もすればたいてい自然になおってしまいます。アトピー性皮膚炎の方はかゆみが強いのですが脂漏性湿疹はあまりかゆみがなくて赤ちゃんはぐずりません。

## 幼児期には

脂漏性湿疹が数週間で消失するのに対して、アトピー性皮膚炎の方は二歳ぐらいまで続きます。これが乳児期のアトピー性皮膚炎で、一方、幼児期のアトピー性皮膚炎は四歳ぐらいからはっきり形を現わしてきます。乳児期から続くこともあれば、いったんなおって一、二年して出てくることもあります。形は二つあって、一つは腕や脚の外側の方にできるこんもりもりあがった湿疹で、中央はかさぶたみたいになっています。もう一つはひじやひざの内側にガサガサした赤っぽい湿疹ができるものです。年齢が小さいうちは湿っぽくなっていますが、大きくなるにしたがってカサカサとした乾燥型に変わってきます。

思春期、成人期にはひじ、ひざの後ろや頸部、おでこなんていうところに幼児期と同じようなガサガサができ、そこのところが全体に黒っぽくなったり逆に色が抜けたように白くなったりしてきます。冬に悪くなることが多いのですが、夏にひどくなる人もいます。

幼児期に始まったアトピー性皮膚炎はどのような運命をたどるのでしょうか。大人になるまで続くのでしょうか。それとも小学校に行くころにはなおってしまうのでしょうか。

## 中学生ごろには軽快する

実際のところは「中学生ごろになれば軽快する」というのが正しいと、最新の統計が教えています。六歳ごろになってもよくならないといって、一生なおらないのではないかと嘆き悲しむのは賢明ではありません。もう少しゆったりとかまえるべきなのです。

きれいさっぱりなおってしまわなくても、こどもが日常つらくなければそれでよしとすることです。

皮膚病については、別にからだにとってなんの害にもならないのに、みた目が悪いということだけで憎まれているものがかなりあります。アトピー性皮膚炎にしても、皮膚がつるつるの玉の肌になることを夢みて治療を続けたりすると、薬の使い過ぎといった事態や母子ともノイローゼといった悲劇を生み出すことになります。

こどもにとってはかゆさが問題です。

放心状態になってかきまくっているこどもをみることもあります。これはとてもかわいそうです。

### かゆみを軽減するために

かゆみを増す原因になるのは、皮膚が乾き過ぎることと、からだがあたたまるということです。お風呂に入り過ぎると皮膚表面の油をとってしまい皮膚を乾燥させることにつながってしまうので、最小限にした方がよいといわれています。石鹼でこするのはよくありませんから回数はへらすこと。シャワーがおすすめできます。しかもお湯はぬるくすること。

汗をかくとかゆくなりますから、薄着にします。衣類は毛織物はさけ、木綿のようなものを使います。爪は短くしてかきこわしを防ぎます。

さてここで、食事療法についてどうしてもお話ししておかねばなりません。

### 食事療法について

食事とアレルギーの関係についてはここまでに何ヵ所かでふれてきました。それでもここでもう一度ふれようというのは、最近、アトピー性皮膚炎に対する厳格な食事療法がさかんに行なわれる傾向があるからです。そういうやり方に対する批判も出てきてはいますが、それでも食事療法、特に除去食という治療法はブームといってもいい状況です。

そしてこういう状況は外国にはなく、日本特有といってもよいように思われるのです。

例えば一九九一年発行のイギリスの教科書『小児の治療学』（バターワース　ハイネマン社）ではアトピー性皮膚炎の治療は次のようなものです。

一、皮膚軟化剤と皮膚清浄剤：油性の浴剤、石けんの代用品などが使われるだけ。

二、副腎皮質ホルモンの外用剤：作用の弱いものが使われるべきである。一％のハイドロコーチゾンでたいていは有効だが、時に急にひどくなった場合、もっと強力な副腎皮質ホルモン外用剤を短期間使うことが必要になる。

三、それ以外にはコールタール製剤などが単独で、あるいはハイドロコーチゾンとの併用で用いられる。

四、抗生物質：湿疹のできているところに細菌感染が起こって湿疹が急にひどくなることがあり、こういう場合は抗生物質を使用する必要がある。

五、抗ヒスタミン剤：トリメプラジンやプロメタジンなどの抗ヒスタミン剤シロップを夜間用いてかゆみどめに有効なことがある。

六、食事療法：生後数ヵ月の赤ちゃんに対して牛乳蛋白をさけるようにすることが有効なこともある。しかし除去食が有効なのはほんの少数のこどもであるから、軟膏などの治療に反応しない重症のこども、あるいは特定の食物をたべて湿疹がひどくなることが確かめられている場合にのみ行なわれるべきである。

七、その他の治療：「成長していくとだんだんよくなる」ということを強調して精神的にささえることがもっとも大事である。高温はさけるべきだから、涼しいゆったりとした木綿の衣類を選ぶべきである。他に湿疹をひどくすることがわかっているのは合成繊維、中性洗剤、口のまわりの湿疹をひどくするような食物（例えばかんきつ類の果物、トマト）、喫煙、動物の表皮やダニなどである。

こういった治療が欧米の治療です。欧米のどの教科書をみてもこれと同じような治療法が書かれています。

食事療法はあまり重視されていません。アレルゲンを調べる検査なども、まだじゅうぶん信用できるレベルに達していないということで、これまたあまり重視されていません。

今、日本で一部のお医者さんによって行なわれているような「たくさんの食物についてアレルゲンかどうかの検査をして陽性に出たらみんなたべるのをやめさせる」なんていう極端な方法を行なっている国はないと思います。

赤ちゃんに対して牛乳、卵、大豆くらいのものを対象にゆるやかな食事制限をしてみるというのが世界的なアトピー性皮膚炎に対する趨勢（すうせい）といえましょうか。

先ほどの教科書の治療項目の七番目をみてください。成長していくとだんだんよくなるということを親と医者がともに信じてゆったりと治療を続けていくことが最良の治療と考えているわたしは、この七番目に書かれていることに全く同感です。

しかし今、「アレルギーの症状が一つ出たらすぐ対処しておかないと、それ以後他のいろいろなアレルギー症状が出てくる。例えばアトピー性皮膚炎をきちんとなおしておかないと将来、喘息やらアレルギー性鼻炎やらが起こってくる。こういうのをアレルギー・マーチ（アレルギーの行進）という。アレルギー・マーチが起こらないように早めになおしておかねばならない」というふうにおどかすお医者さんも少なくありません。外国の医者はアレルギー・マーチといった言葉をほとんど口にしないともいわれているのに。

わたしの経験ではいたずらに不安を持たずのんびり構えていればアレルギー・マーチなんてほとんど起こらないと思っているのです。そして、わたしのみている患者さんであるこどもたちは、そんなゆったりした構えでちゃんとよくなっていっています。

こどもの生活にいろいろな制限を与えることは好ましいことではありません。なるべく自由に、こどもが望むように生きさせてやって、どうしてもやむを得ない時だけ介入したり制限したりするべきでしょう。

厳しい食事制限をする時には、それがアトピー性皮膚炎にどんな効果を及ぼすかということだけでなく、こどもの成長にとってマイナスになることはないか、こどものこころを傷つけることになるのではないか、といったことも長期的視野で考えていかなければならないと思っています。

最後に、北里大学皮膚科教授である西山茂夫さんが『暮しの手帖』一九八六年七・八月号で対談をなさった一部分を引用させていただきます。西山さんのあたたかでやさしい考え方を参考にしてください。皮膚科の権威といわれている方の言葉であることも留意してください。

質問者は編集部の人、答えているのが西山さんです。

## アトピー体質について

まずアトピー体質についてこのように述べられています。

**問**　アトピー体質の人というのは何人に一人くらいですか。

**答**　正確な統計はありませんが、まわりをみると、ヒフ炎が起こるかどうかは別としまして、大体、四、五人に一人ぐらいはいますね。

**問**　アトピーかどうかという見分け方は……

**答**　（中略）大人では、眉毛の外側三分の一がうすい人は、たいていアトピーですし、ニキビが出来ない人、これが、いちばんカンタンな見分け方です。アトピー体質の人は、ニキビが出来ないんです。

それから、ヒフの脂っ気が少ないわけですから、だいたい色が白くて、血色があまりよくない。赤ら顔にはなりません。色が白くてカサカサするような人は、アトピーです。女の人に指先が荒れるかどうか聞くと、大抵それで分ります。

**問**　すると、荒れ性の人は要注意ですね。

**答**　しかし、注意しても、しようがないのです。要するに、体質があって、それに何かのきっかけが加わって出てくる病気というのは、アトピーばかりでなく、糖尿病なども、そうですね。そういう慢性の病気には、慣れ親しんでいくことが必要なのです。

根本的に治そうとしてもだめだし、しかも、体質改善は不可能ですから、そういうことは考えずに、病気をそれ以上わるくしないように、なだめていくという考えが必要です。

**問**　共存共栄ですね。

**答**　はい、そういうことです。

## アトピーと食べもの

**問**　原因になるのは、外部からのものですね。食べ物とか酒は、関係ありませんか。

**答**　食べ物とかが関係するのはまた別のもので、ジンマ疹というカタチで現れてきます。食べ物に関して一つの重要なことは、アトピー性ヒフ炎の原因は食べ物であるという考えが、とくに、小児科の医者の間に強い、ということです。ですから、原因となる食べ物を見つけてそれを除けばよくなる、ということを研究している人が、かなりいます。そこで、私たちヒフ科の医者と対立するわけです。

食べ物によって悪くなるアトピー性ヒフ炎は、実際にあると思います。玉子をたべたり牛乳を飲むと、かゆみが出てきて、かいているとひどくなるということは、じゅうぶん考えられます。しかし、だからといって、その玉子なり牛乳なりを完全に制限することはできないし、またその必要もない、と私たちは考えるのです。発育盛りの子どもに食べ物を制限するのは、好ましくないことだと、私は思います。

**問**　むしろ、それを食べた上で、あまり苦痛にならないよう、湿疹を作らないように、手を打てばいい、ということですね。

**答**　そうです。だいいち、アトピー性ヒフ炎は、そんなに重大な病気ではないわけです。生命には、まず別状ありません。ですから、なだめすかしていこうじゃないか、生活の楽しみを犠牲にしてまでムリヤリ治す必要はないと思うんですよ。アトピーに限らず、ヒフの病気にはそういうのが多いのです。だから、生活を楽しみながら、仕事をしながら、うまく押さえていけばいい、何々しちゃいけない、ということは、出来るだけ避けたいのです。

## アトピーと海水浴

次は海水浴についてです。

**問**　アトピー性のこどもは、海水浴なんかはどうでしょうか。

**答**　悪くなる条件の一つにはなります。夏になって温度が上がるとかゆくなるし、汗をかくのも、あまりよくありません。しかし、海にいっても一向に差支えないんじゃないでしょうか。いかなくても治らないのですから、だったら、海へいって思いきり楽しんで、悪くなったら、また治せばいいんです。

最後に西山さんは、アトピーの体質にもいいところがあると励ましてくださっています。

西山さんは、「アトピーはそんなに不愉快な体質ではないということを強調したい。体質には、必ず、いい面とわるい面がある。だからわるいところばかり見ないでいいことも考えた方がいい」といわれます。その言葉に続く一問一答は次のようなものです。

## アトピー体質のいい点とは

**問**　アトピーのいい点といいますと……

**答**　どちらかというと、年ごろには、色が抜けるように白くなり、ニキビは出来ないから、非常にきれいな肌になる人が多いのです。それから、まだ理論的な裏付けは出来ていませんが、ガンになる可能性が少ないという論文もあるのです。

これ、うれしい情報ではありませんか。わたしも、かなりひどい鼻アレルギーを持っていますが、以前から、「アレルギーの人はがんになりにくい」という説を耳にしていて、「がんになることが少ないのなら、鼻づまりやくしゃみなぞ、大したことはない」と考えています。まあ、真偽のほどは確かではありませんが、ある体質について悪い面ばかりを見ない方がよいという西山さんのお話には大賛成です。

## 皮膚病あれこれ

アトピー性皮膚炎について説明したついでにその他一つ二つの皮膚病について乳児期と幼児期の場合をそれぞれ簡単に説明しておくことにしましょう。

### 乳児期の皮膚病

乳児期の代表的な皮膚病といえば脂漏性湿疹、おむつ皮膚炎、そしてアトピー性皮膚炎でしょう。アトピー性皮膚炎の説明はもう済みましたから、後の二つを説明すればよいわけです。

#### 脂漏性湿疹

脂漏性湿疹もさっきちょっとふれましたね。

要するに生後間もなくから四、五ヵ月ぐらいの赤ちゃんの頭にみられるうろこみたいなペカペカ、顔、特に眉毛のあたりにみられる黄色っぽいかさぶたみたいなものがそれです。

見た目がなんだか汚らしく、お母さんはあせってしまいますが、これは時間の経過とともになおっていくものです。普通、六ヵ月ぐらいまでの赤ちゃんに特有な皮膚病といってよいでしょう。かゆみがないから赤ちゃんは平気な顔をしています。

治療としては、お風呂へ入る前にオリーブ油に浸したガーゼを頭にのせて二十分ぐらいおいておきます。これでペカペカはやわらかくなりますから入浴中に他のガーゼで表面を軽くふきとってやればよいのです。ペカペカを全部とってしまおうなどという意気ごみでゴシゴシこすりますと血が出てきたりしますから、あくまでもやさしくやさしくふきとってください。下の方のペカペカが残っていてもよいのです。

## おむつかぶれ

次はおむつかぶれです。

おむつ皮膚炎は普通おむつかぶれと呼ばれます。おむつかぶれがなぜできるかということについては、まだ定説はありません。アンモニアが犯人だという人もいますし、それだけではなく、排泄物の中の他の化学物質が関係しているという人もいます。細菌やカビなどの影響でひどくなるのだという説もあります。

いずれにしても、おむつかぶれのできやすい赤ちゃんとできにくい赤ちゃんがいるようで、素質も関係しているのでしょう。おむつかぶれにならないようにするには、とにかくおむつをこまめにとりかえることです。おむつのとりかえの時にぬるま湯でおしりをきれいにふいてやることも必要です。そしてしばらくおむつをあてないでスッポンポンにしたまま遊ばせてじゅうぶん乾かしてやることがよいのです。

おむつの化学的刺激が問題になるので、おむつを洗う時に合成洗剤を使ったりするのはやめたいものです。テレビのコマーシャルみたいに洗いあがりが真っ白になることが必要ではなく、清潔になってさえいれば、色などどうでもよいのです。お母さんの手をあれさせないためにも、合成洗剤とは縁を切りたいものです。おむつかぶれになったらベビーパウダーは使ってはいけません。ベビーパウダーは、時にこどもがひっくり返して頭からかぶって窒息するなどという思わぬ事故のもとになるものですから、わたしは一般に使用をおすすめしません。

## 副腎皮質ホルモンの軟膏は要注意

副腎皮質（ふくじんひしつ）ホルモンの入った軟膏は多くの皮膚病で劇的な効果をみせます。おむつかぶれでもこれをぬるとびっくりするぐらいきれいになりますが、この軟膏を使い続けているうちに、カビがはえてきて真っ赤かになり、皮膚がはれてきたりすることがあります。これは乳児寄生性紅斑と呼ばれ、こうなるとそこに細菌もくっついたりして大惨状を呈することにもなりかねません。原則としておむつかぶれにこうした軟膏を使わないこと、もしかなりひどいおむつかぶれで、どうしても使いたい時はきわめて短期間にとどめるべし、と考えておいてください。

さて、六ヵ月を過ぎるころになると先ほど説明したアトピー性皮膚炎という、こどもの皮膚病の代表が現われてきます。これは最近確かにふえています。なぜ多くなったかということについてこれも定説はありませんが、わたし自身は食物の中の添加物の増加などが原因の一つになっているとにらんでいます。

## 幼児期の皮膚病

次は幼児期の皮膚病を説明しましょう。

幼児期でも圧倒的に多いのはアトピー性皮膚炎ですが、これを別にしていくつかとりあげてみます。

## ストロフルス

まず、ストロフルスという病気があります。

初夏から初秋までの間に多く、これは昆虫と関係があるのだろうといわれます。手足に硬いボツボツができ、これはとってもかゆいのです。こどもは夢中でひっかき、ひっかいたところは赤くふくれます。以前は卵のアレルギーといわれましたが、最近は「これは虫刺されである」とする説の方が有力です。

### 治　療

治療は、ぬり薬が主体になります。亜鉛華軟膏のような昔からあるおだやかなぬり薬を使います。ひどくなっている時は、ほんの短い期間、副腎皮質ホルモン入りの軟膏を使うこともあります。

かゆみがとてもひどくて眠れないというような時は、寝る前だけ、抗ヒスタミン剤というかゆみどめをのませてもよいでしょう。

## じんましん

次にじんましんです。

じんましんは乳児にみることは少ないものです。幼児でもそう頻繁にみるものではなく、大人に多い病気です。小学生ぐらいになればけっこう珍しくありません。

じんましんの特徴は、一日のうち数時間出てはひっこむということのくり返しで、形としては皮膚からわずかにもりあがった丘疹（きゅうしん）と呼ばれるものです。かなり大きな赤いもりあがりがぼこぼこと出て、立体地図みたいになるのがいちばん普通の形です。でも小さなブツブツという形をとることもあります。なりはじめは食べたものに原因があるようですが、その後はくせになって食物とは関係がなくなるようです。温度が変わると出てくるものもあります。何日かで自然に治まることが多いのですが、ときに慢性になり、これは医者泣かせで有名です。この場合は本当に苦労します。

## じんましんの治療

じんましんの治療はのみ薬が中心です。ぬり薬は広範囲につけなくてはならないのでたいへんだからです。しかもぬったらさっとじんましんがひいてしまうというようなぬり薬はありません。

のみ薬としては抗ヒスタミン剤を使います。

のんだとたんにさっとじんましんがひいていくというようなこともみられますが、のむのをやめると出てくるので、ずっと毎日のみ続けなければならないというようなことがよくあり、これに泣かされるのです。

## 水いぼ

最後は水いぼです。水いぼはこどもにとても多いものです。

丸い小さな豆つぶのようないぼが、胸や、わきの下などにできます。一、二個の場合もあれば何十個もできていることもあります。

これはウイルスによるもので、つぶすと中から白いかすみたいなものが出てきますが、これがちらばるとひろがっていくのです。

プールなどでこどもからこどもへうつることが多いので、やたらに目の敵(かたき)にされます。「全部とってこないとプールに入れてやらない」などといわれることもあります。

しかし、この「いぼとり」という仕事が楽ではないのです。ピンセットで一つ一つむしりとるという原始的な方法しかないからです。

血だらけになって泣き叫ぶこどもを医者、看護師、母親と動員してとりおさえ、有無をいわせずむしりとっていくのですから悲惨なものです。

しかも水いぼは普通大小さまざまなものができていて、小さいものはピンセットでつまめずほうっておくしかしようがないのでそこからまたひろがったりします。こうなるとこどもは何度も病院へ連れていかれ、そのたびに地獄の責め苦を味わわされることになるのです。

しかし、水いぼはそんなに大騒ぎしてとらなければいけないものでしょうか。

## 水いぼはほうっておこう

水いぼはからだにとってなんの害もないといってよいのです。たまにひっかいて化膿させるといったことはありますが、そんな場合も簡単に治療できます。

水いぼは、ただ見た目が悪いということ、そういう「ミニクイ」ものが人から人へうつるということは「悪」であるということ、そんな理由でむしりとられているのです。

水いぼはいつのまにか自然になおるものです。大人ではほとんどみられず幼児期、学童期に一時的にみられるものなのです。からだに害がなく、いつかはなおり、ただ見た目が悪いという程度のものを、大人だったらこんなにつらい思いをして病院でとってもらおうとするでしょうか。相手が抵抗できないこどもであることをよいことにして、こんな残酷な治療を強制することにわたしは反対です。

水いぼなんかほうっておいてもよいのです。

こんなものが十や二十できていても誰も気にしないようになれば、とる必要はなくなるのです。松田道雄さんや毛利子来(たねき)さんのような本当にこども思いの小児科医はもうずっと以前から水いぼとりに反対しておられますが、わたしもここで声を大にして反対しておきたいと思います。

## 副腎皮質ホルモンの副作用

ところでアトピー性皮膚炎の特効薬が、副腎皮質ホルモンの軟膏であることはすでに説明しました。副腎皮質ホルモンは、抗生物質とならんで、名声、悪評ともに高い薬の中のスーパースターです。世の中には副作用ばかり多くて効果が少ないという、本来消えていくべき薬がのさばっている他に、副作用もあまりないけれど効果もはっきりしないという、いわゆる「毒にも薬にもならぬ」しろものがごろごろしています。そういう中で副腎皮質ホルモンや抗生物質は使いようによって神にも悪魔にもなる、真の意味の薬といってよいかもしれません。

副腎皮質ホルモンは注射でものみ薬でも、またぬり薬の形でも使われます。注射で連用されることはめったにありません。注射は救急処置用といってよいでしょう。ショック状態になっている時に、特にペニシリンショックなんていう場合にものすごくよく効きます。のみ薬は、ネフローゼという腎臓病とか重い関節リウマチとか、難病といわれるものに使われます。ずっとのんでいると顔が丸くなり、にきびができ、体毛が濃くなり、そのうち、高血圧、糖尿病、胃潰瘍などいろいろな副作用が起こってくる可能性がありますが、そんなことにかまっておれないほど、もとの病気がたいへんな時に使うのです。アトピー性皮膚炎に対してわたしは副腎皮質ホルモンののみ薬は使いません。

副腎皮質ホルモンが軟膏やクリームになっているものはわたしも使います。「ああ、これはかゆくてつらいだろう」と、ひとごとながら涙が出てくるようなひどいこどもに使います。もうかゆくてかゆくてかきだしたらよけいかゆくなって、かくのをやめられないというそのつらさは、痛むつらさより耐えがたいだろうと思われますから。

しかしけっして長期使用はすすめません。二週間つけたらいったん休むようにいいます。アトピー性皮膚炎では、「副腎皮質ホルモンをつけていればきれいになるが、やめるとひどくなる」ということをくり返すのがふつうです。やめてひどくなるのが怖くてつけ続けていると肌が黒くなったり皮膚が固くなったり、また、カビがはえてきたりします。皮膚から吸収されることは少ないとはいえ、長期にわたると問題になります。七年間つけ続けてホルモンの病気になったというようなものすごい例もあります。

こどもがほとんどかゆい様子をみせなかったらしばらく休んでみましょう。いつもつるつるの玉の肌にしておきたいなどという高望みをしないことです。一方、アトピー性皮膚炎のこどもを連れて歩いているお母さんに、「これはあんたの手入れが悪いせいだ」などとおそるべき暴言を吐く人をなくさないといけません。お母さんに罪はありません。

副腎皮質ホルモンののみ薬を長期に使って、急にやめると命にかかわることもありますが、ぬり薬は急にやめても大丈夫なので、やめることを恐れぬという態度が大事だと思います。

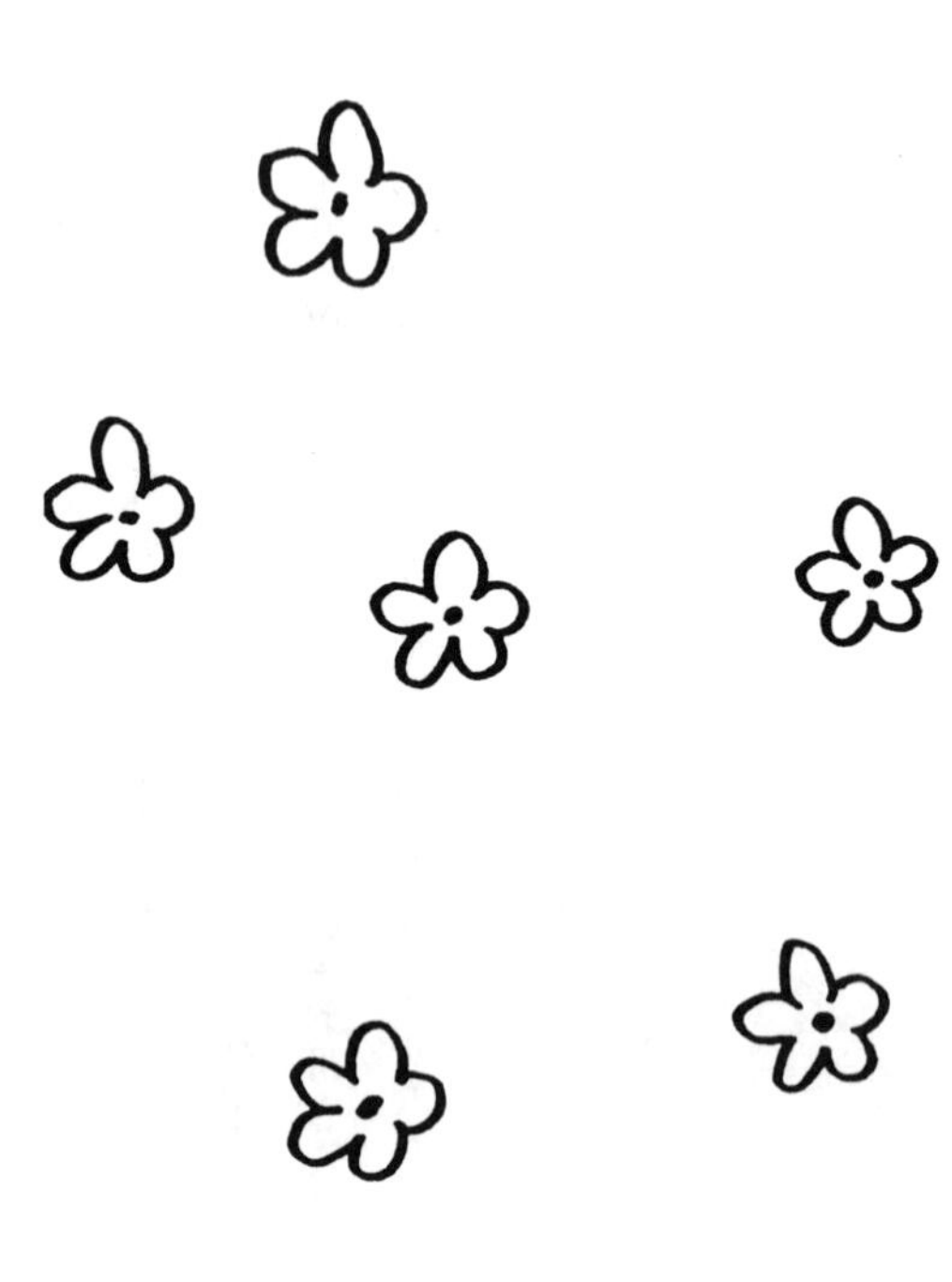

# 腎臓の病気

**たちの悪い病気か**

今度は腎臓(じんぞう)病についてお話ししてみましょう。腎臓病っていうと、どんなイメージを持ちますか。なにか暗いイメージを持ってはいませんか。

「Aちゃんは腎臓病にかかったんですってよ」

腎臓
尿管
膀胱
尿道
肋骨の位置

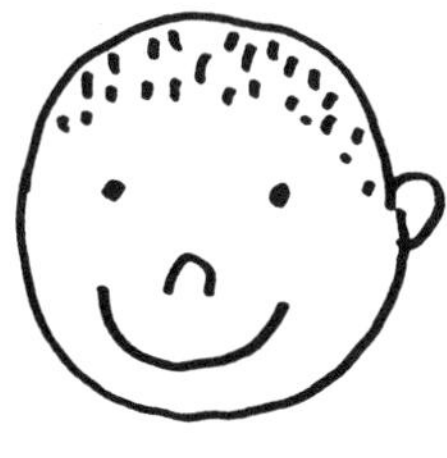

すると反射的に

「まあかわいそうに。たいへんですねえ」

と、まあこんな会話がかわされるのをわたしも何度か聞きました。

腎臓病とひとまとめにいっても、その中にはたくさんの病気があって、確かになおりにくい病気もありますが、また簡単になおってしまうようなものもたくさんあるのです。

ですから「腎臓病はすべて、たちの悪い病気」なんていう偏見はまず捨ててください。

## こどもと大人では病気の重さがちがう

例えば急性腎炎（じんえん）という病気はこどもの時にかかるのと大人になってからかかるのでは大ちがいで、こどもの場合はたいへんなおりやすい病気といってもよいのです。同じ病気でも、一生のうちどの時期にかかるかで、ずいぶん、重さがちがってくることがよくあります。例えば水ぼうそうなんかは、乳児期にかかると大きくなってからかかるより軽くてすむことが多いのですが、一方、百日咳（ひゃくにちぜき）なんていう病気は、六ヵ月以前の赤ちゃんがかかるとかなり重大に考えねばならないといったように。またこどもの時にかかれば大したことにはならないおたふくかぜに大人になってからかかるとたいへんだということはすでにお話ししましたね。

さてそれでは、腎臓病のうちわりあいポピュラーなものをいくつか選んでお話しすることにしますが、その前に尿の検査について少し説明しておきましょう。

## 尿の検査

尿の検査、たとえば「尿に糖が出ているか、蛋白（たんぱく）や血液はどうか」なんていうことを調べる検査は、とっても簡単にできるようになっています。尿をコップにとって、短冊形の小さな試験紙をその中に浸すと、糖や蛋白などが出ていれば色がさっと変わるのです。

わたしが医者になったころは、尿をとって試験管に入れ、それにある種の液体を加えて、尿の色が変われば陽性というふうに判定していたのですが、このやり方で判定するためには多少の経験が必要でした。最近の試験紙によるやり方は、どんなしろうとでもすぐできるというところがたいへん便利なのです。

ただ問題になるのは色が変わるような変わらないような、プラスマイナスどっちつかずの結果が出た場合で、この時はやっぱり、以前行なわれていた方法でやりなおしてみることになります。

ところで尿に蛋白が出たり、糖が出たりするっていうことはどういうことなんでしょうか。

健康な場合は、尿に蛋白や糖は絶対に出ないものなのでしょうか。

今、尿の検査は学校なんかでも行なわれるようになり、本当にあたりまえの検査になりましたが、「検査の意味」といったことについてはあまりよく知られてはいなくて、そのため尿の検査の結果だけですぐ病気かと考えて大騒ぎするなんてこともないわけではないようです。

## 起立性蛋白尿は病気ではない

健康な人でも激しい運動をした直後とか、熱がある時など尿の中に蛋白が出てくることがあります。起立性蛋白尿っていう変なのもあります。ずっと寝ていた後の尿には蛋白は出ないけれど、立ったり座ったりの生活をしている状態でとった尿には蛋白が出ているというような、そんな素質を持った人がいるのです。

集団検診でたまたま蛋白尿を発見される人の大部分はこの起立性蛋白尿の素質を持った人で、これは病気ではありません。

起立性蛋白尿を腎臓病と間違わないようにするために、昼間とった尿で蛋白が認められた人についてはかならず早朝目ざめてすぐトイレに行って尿をとり、その尿中に蛋白が出ているかどうか確かめなくてはいけません。早朝尿に蛋白が出ていなければまず安心してよいのです。

## 腎性糖尿も病気ではない

糖についても同じです。尿に糖が出ていても病気とはかぎりません。例えば腎性糖尿と呼ばれるものがそうです。

腎性糖尿ってのを理解するためには尿というものをもうちょっとくわしく理解する必要があります。尿が腎臓で作られるのはごぞんじですね。わたしたちのからだの中をすみずみまで流れている血液は、栄養分や老廃物を運んでいます。わたしたちが口からとり入れた栄養分は血液中に入ってからだのすみずみに運ばれます。栄養分はそこで燃焼しエネルギーを生み出しますが、燃えがらみたいな老廃物ができてきて、これも血液に入ってきます。

血液は血管の中を流れていき腎臓に入ると腎臓は血液をこす働きをします。からだにとって必要なものは吸収してからだに返し、いらないものはからだの外へ出すのです。水分と老廃物が外に出されるのですが、これが尿になります。

糖や蛋白はからだの栄養分として必要なものですから、からだの外へ捨てたりはしません。しかし、血液の中を流れてくる糖分の量があまりに多過ぎたりすると、「多過ぎるよ」という信号が出て自動的に余計な分だけ尿の中へ出していきます。

ところが、この信号の出方がおかしい素質の人は、血液の中の糖分が多過ぎてもいないのに間違ってその一部を尿の中へ出してしまうのです。これが腎性糖尿といわれるもので、これも病気ではありません。こういう素質の人は、そうでない人よりもいくらか糖尿病になりやすいといわれますが、実際に腎性糖尿からほんものの糖尿病になる人はまれです。というわけで病気じゃないのに尿に蛋白や糖が出る人がたくさんいることはぜひ覚えておいてください。

### 腎臓病の蛋白尿

腎臓病の場合の蛋白尿は、腎臓をこし器と考えた時にその一部が破れて大きな穴があき、そこから蛋白がもれてしまうようになるというような理由で起こります。他にも蛋白尿を起こす原因はいくつかありますが、そう細かいことまで覚えても無駄ですから、だいたいのところを理解しておいてください。

### 血尿

尿に目で見てわかるくらいの血液が出る場合、これはたいてい異常です。血尿の原因になる病気はたくさんありますし、また、なぜ血尿が出るかということについてもこれは簡単な説明ではすみません。血尿については後で、これだけをテーマに

└→338頁参照

してくわしくとりあげましたのでそちらを参照してください。

さて、このような尿の検査だけで病気があるかないかを判断しようというのは無茶ですが、しかし、腎臓病をみつけるためには尿の検査はいちばん重要な入り口になります。

## 代表格は腎炎とネフローゼ

腎臓の病気の代表格といえば腎炎とネフローゼということになりましょうか。この二つの病名についてはおなじみの方も多いと思います。

### 腎　炎

腎炎については、それが扁桃炎から起こることが多いということもひろく知られているようで、扁桃炎にかかりやすいこどものお母さんで「いつか腎炎になるのではないか」と不安を抱いている方も多いように思います。

そういうお母さんには、「実際に扁桃炎から腎炎になるというようなことはめったにあるわけじゃないし、たとえなったとしてもそういう腎炎はたいていなおりやすいのですよ」といっておかねばなりません。

はじめにもいいましたように、大人になってかかった腎炎はなおりにくいけれど、こどもの場合は軽いのが普通なのです。

## こどもの急性腎炎と溶連菌

こどもの急性腎炎は溶連菌という細菌によって、扁桃炎やとびひなどを起こしてのちに発症してくるのが大半です。溶連菌という細菌についてはすでにお話ししましたが、この細菌のうち腎炎を起こしやすい種類のものがあって、そいつにとりつ

→66頁参照

かれると腎炎になってしまうのです。

溶連菌による扁桃炎などの症状があってから一、二週間をへだてて、突然コーラのような色の尿が出たり、なんとなく顔がむくんだりしてきます。顔のむくみは、まぶたのまわりに強く現われ、朝の方が夕方より目立ちます。多少の熱やだるさを伴うこともあり、顔色がさえなくなります。溶連菌感染症と呼ばれるものは溶連菌性扁桃炎の特殊な形といってよいと思いますが、この場合、後で腎炎を起こしてくる率が単なる扁桃炎よりやや高いようです。そこで溶連菌感染症が完治してから一週間後くらいに念のため尿検査をします。そこで目には見えない程度の血尿があることがわかり、それで腎炎が発見されるということもあります。この場合はなにも症状がなく、尿の検査をしてみないと腎炎になっていることがわかりません。ですから尿検査をしておくことが必要なのです。

## こどもの急性腎炎のほとんどは自然になおる

こどもの急性腎炎は九割ぐらいまでが、六週から十二週のうちに自然になおります。薬なんか使わなくてもよく、食事中の塩分を制限し安静を保っていることだけでなおるのです。しかし、時には急速に腎不全というような状態におちいって危険な状態になるといった不幸なケースもありますから、あまり軽視し過ぎるのもよくありません。急性腎炎と診断がついたらしばらくは入院をして様子をみるのが、やはり理想的です。

### ネフローゼ

さて、一般にネフローゼと呼ばれるものの方ですが、これはネフローゼ症候群と呼ぶのが正しく、原因は様々です。

### 「症候群」とは

ところで「症候群」というのはなんでしょうね。

最近は「かぜ症候群」なんて言葉も出てきています。これまで単に「かぜ」とか「感冒」とか呼ばれていたものが、おもおもしく「かぜ症候群」なんて呼ばれるようになってきているのです。

### かぜ症候群

頭痛、咳、くしゃみ、鼻水というような、いくつかの症状（症候ともいいます）がいっしょに起こってくると、わたしたちは「ああ、かぜをひいたな」と思いますね。頭痛、咳、くしゃみ、鼻水という「症状のセット」が一つの病状を現わしているわけです。こうした症状を起こしてくる原因はたくさんあって、様々なウイルス、そして時には細菌なんかも原因になるわけですが、とにかく全部をまとめてかぜと呼んでおくとなにかと便利です。さて、そうすると、かぜと一般にいわれるのは一群の症状の集まりなわけですから、かぜ症候群と呼ばれるようになったというわけです。

「なんとか症候群」というふうに呼ばれる病気だけを集めた事典みたいな本があって、みているとなかなか面白い。「青いおむつ症候群」とか「咳・失神症候群」とか珍しいものがあります。

**ネフローゼ症候群**

寄り道はこのへんにして、話を本筋にもどしましょう。ネフローゼ症候群は「大量の蛋白尿、血液中の蛋白がへる、血液中のコレステロールがふえる、むくむ」といった症状が組み合わさって現われてくる病気です。

**原因は複数**

こうした症状の組み合わせはきわめてはっきりしたもので、なんとなく原因は一つのようにも思われるのですが、実は原因はたくさんあるのです。薬の副作用で起こる場合もありますし、腎炎から起こってくることもあります。膠原病（こうげんびょう）というような病気でも起こってきます。

**膠原病とは**

さて、ここで膠原病という言葉が出てきましたので、ちょっと寄り道をして膠原病について簡単にふれておくことにしましょう。

わたしが日常診療をしている中での印象からいいますと、膠原病という言葉自体はわりあいよく知られているようです。しかし、「では膠原病ってどんな病気」ということになりますと、ちゃんと知っている人は少ないように思います。そして「膠原病は難病」といったイメージがなんとなく定着しているようでもあります。

そんなわけで、ここで少しイメージをはっきりさせておこうと思うのです。

膠原病という言葉は、一九四二年にドイツのクレンペラーというお医者さんによって提唱されました。

わたしたちの皮膚の下には真皮、皮下組織などという部分があります。これらの部分を構成するものの一つに膠原組織というものがあります。この組織が異常にふえてくることによって起こる病気の総称を膠原病と呼ぶのです。

こんなふうに説明しても、「膠原組織ってなに」、「どうしてふえるの」と、いろいろ質問が出そうですが、くわしく説明するには解剖学についてのひろい知識が必要になりますので省略します。

### 膠原病の種類

膠原病と考えられる病気は普通、次の六つです。

慢性関節リウマチ、リウマチ熱、全身性エリテマトーデス、全身性進行性硬化症、皮膚筋炎、結節性動脈炎がその六つに当たります。

### 膠原病の特徴

六つの病気には共通する特徴というものがあり、発熱があること、疲れやすいこと、関節炎があること、血沈値がかなり高い数字を示すことなどがそうです。

六つの病気のうち、リウマチ熱がちょっと別格で、これは溶連菌感染がひきがねになって起こり、治療には主にペニシリンが使われていましたが、ほとんどみられなくなりました。他の五つは原因が不明で副腎皮質ホルモンが効果を持つという共通の特徴を持っています。

### 治療法も進歩している

膠原病のうち、結節性動脈炎などは確かにたいへんな難病に属しますが、リウマチ熱や慢性関節リウマチは恐るるに足らないものですし、かつては怖い病気と思われていた全身性エリテマトーデスなどは今ではじゅうぶんなおせるようにもなりました。

そんなわけで膠原病という名前だけで怖がってしまうといった態度は改められなくてはなりません。

こんなところで膠原病の説明を終えて、ネフローゼの話にもどります。

## ネフローゼ症候群はこどもの場合はなおりやすい

腎炎はこどもがかかった場合は成人の場合よりなおりやすいということはすでにお話ししましたね。ネフローゼ症候群についても同じで、成人で起こった時とこどもで起こってきた時ではだいぶ様子がちがいます。成人の場合は、他の病気が原因となって起こってくるものが多く、特に慢性腎炎から起こってくるものが多いのに対して、こどもでは原因がはっきりしないものが多いのです。この原因のはっきりしないものを特発性ネフローゼ症候群と呼びます。

こどもの特発性ネフローゼ症候群は大人のネフローゼ症候群に比べてずっとなおりやすいという特徴があります。

## 二歳から四歳の男の子に多い

ネフローゼ症候群はこどもの場合、二歳から四歳ぐらいの間にいちばんよく起こります。男の子の方が多いという統計があります。

### 症　状

最初の症状はむくみです。朝起きた時に顔がはれぼったい、でもだんだん昼近くなるにつれてむくみがとれてくる、こんなのがもっとも初期の症状です。この段階では、朝だけのことですからお母さんもほうっておくことがあります。ほうっておくとむくみはひどくなってやがて一日じゅうひかなくなります。こうなればほうっておくお母さんはいません。

診察室に登場したこどもが最初にされるのがおしっこの検査です。そこでうんとたくさん蛋白が出ているのが発見されます。ネフローゼ症候群ではとにかくたくさんの蛋白が出るのがきわだった特徴です。

次に血液の検査をしてみると蛋白がへっています。これはおしっこに蛋白がたくさん出てしまうからという理由で納得できます。しかしもう一つの特徴、コレステロールがふえるということについては理由はよくわかってはいません。コレステロールというのは動脈硬化の原因にもなる脂肪様の物質ということで悪名高いものですが、このごろはコレステロールといっても「良いコレステロール」と「悪いコレステロール」とがあって、くわしく調べて「良いコレステロール」が多いなら、その場合はかえって長生きすることもあるなどといわれています。これもちょっとした寄り道。

### 副腎皮質ホルモンが特効薬だが…

こどものネフローゼはなおりやすいものが多いといいました。これは副腎皮質ホルモンという薬が効くからです。

副腎皮質ホルモンはたいへん副作用の多い薬ですが、一方、いろいろな難病に対して特効薬にもなっています。よく効く薬ほど副作用も多いということで、だからこそわたしたちは使い方に慎重でなくてはならず、「伝家の宝刀」はそうやたらに抜いてはいけないのです。

ネフローゼ症候群に使うと本当に劇的によくなることがしばしばです。うまくいくと、完全になおりきってしまいます。

### 再発するケースが多い

しかし再発するケースが多いというのもまた、この病気の特徴です。なかにはしょっちゅう再発するので副腎皮質ホルモンを使い続けなければならないというようなこともあり、こういう時には副作用のことも問題になってきます。副腎皮質ホルモンが効かない場合は、慢性になってしまい、これはやっかいなことになります。少しずつ腎臓の働きが落ちていって、やがて腎不全ということになってしまいます。

### 腎不全

腎不全というのは、腎臓の働きが正常の場合の半分以下に落ちて、腎臓のこし器としての性能がでたらめになってしまった状態です。こうなると人工腎臓とか腎移植とかいう方法を考えなくてはなりません。

### 治療と対応

腎炎もネフローゼ症候群も、早く正しい診断をつけて、そして正しい治療をなるべく早くから始めることが第一です。ネフローゼ症候群でも安静と塩分を制限した食事が大切で、薬については副腎皮質ホルモンと他に免疫抑制剤というものが使われる程度です。

しかし早くから治療を始めても腎炎が慢性になることはこどもでもあります。またネフローゼ症候群でも、薬をのみながら抑える期間がかなり長くなることもあります。

この段階でやたら安静にしているばかりでなく、保育園、幼稚園へかよわせようかどうかといったことを考えることになります。

腎臓病の他にも慢性の病気はたくさんあって、そういう病気にかかっているこどももたくさんいます。慢性の病気を持ったこどもたちが生き生きとした生活を送っていけるためにどうしたらよいかということは、残念ながらまだじゅうぶん検討されていないようです。そうしたことについてはまた後でくわしく考えてみることにして、腎臓病についての説明を終わります。

↳377頁参照

# 川崎病

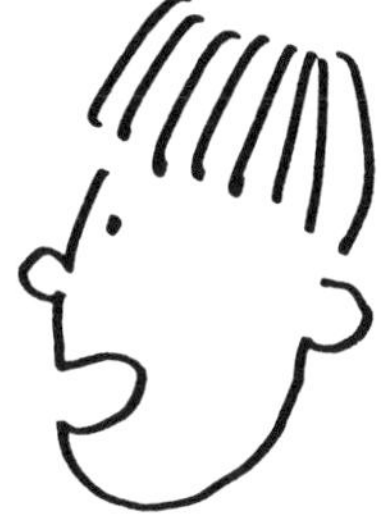

川崎病についてお話しすることにします。

## 川崎病とは発見者の名前

この病気は一九六七年、川崎富作医師によってはじめて報告された病気で、報告した川崎さんの名前をとって川崎病と呼ばれています。一九六七年といえばわたしが大学を卒業した年で、ですから川崎病の歴史はわたしの医者としての歴史とちょうど一致しているということになります。

## 川崎病の歴史

最初報告されたころ、この病気は軽いものと思われていて、あまり有名にもならず、ちょうど当時は神奈川県の川崎市で公害による喘息(ぜんそく)の発生が話題になっていましたから川崎病を喘息と思っている人もいたくらいでした。

でも川崎さんの報告以後、この病気の報告が相次ぎ、そして発病したこどもの一部が心臓の病変のために死ぬことがあるといわれるようになり、それでいっきょに有名になりました。（しかし今では死亡率はどんどんへっています。）

死亡の原因は大人ではよくみられるけれど、こどもではほとんどそれまでみられなかった「心筋梗塞（しんきんこうそく）」によるもので、この心筋梗塞発作は突然死という形で来るということもあり、川崎病は恐ろしい病気というイメージが定着していました。「川崎病は恐ろしい病気」というイメージは今でも残っているようで、保育園や学校では「前に川崎病にかかったことがある」こどもが、はれものにさわるように扱われて、敬遠されている場合もあり、これはちょっと困ったことです。

今では川崎病はそんなに恐れる必要のないものであることもわかっているのです。

さてそこで具体的な病気の説明に入りましょう。

川崎病については一九七〇年厚生省の研究班が発足し、調査が始められました。調査が始められる前は年間三百人から八百人ぐらいの発生数でしたが、調査開始後、しだいに増加、年間一千人、二千人とふえ、一九七九年には年間六千八百六十七人と爆発的にふえました。これは川崎病に対する認識が深まってそれまで川崎病という病名がつかないで、病名不明とされていたものにもきちんとした診断がついたということもあるでしょうが、それにしても一九七九年は異常に多かったといえます。その後一九八二年、八六年にも大流行があり、特に八二年の前半は史上最大の流行でした。その後は大流行はなくなり毎年コンスタントに患者が発生しています。

## かかりやすい年齢

川崎病になりやすい年齢といいますと、一歳前後が多く、三歳以下が全体の七十％を占めています。三ヵ月以下の赤ちゃん、九歳以上のこどもはわずかで、三ヵ月から高くみても九歳までにかかる病気といってよいでしょう。しかし大人はゼロということでもなく、四十代でかかった人もいます。男女比では、女一に対して男一・四で男が多くなっています。

## 症　状

さて次にこの病気の症状についてお話ししましょう。

まずある日突然高熱が出るという形で病気が始まります。三十八度から四十度にもなるこの熱は、解熱剤や抗生物質にもいっこうに反応せず、出っぱなしになります。扁桃炎の熱ですと朝低く午後になって高くなるという形になりますが、川崎病では、麻疹（はしか）や突発性発疹の時のようにずっと高いままになっているのが普通です。熱が出て数日たちますと、いろいろな症状が現われ始めます。目が赤くなる、唇が乾燥し、赤くなってだんだんひびわれてくる、からだに赤いブツブツが出てくるといった症状です。

そのほか、頸部（首）のリンパ節が大きくはれて痛む（これは時に斜頸のようになることもあります）、手足がしもやけの時みたいにテカテカパンパンにはれあがるといった症状を伴うこともあり、こういう症状があると川崎病がかなり疑わしいということになります。しかしこれらの症状が全部そろうというわけでもないので、

## 川崎病と心臓の変化

「川崎病らしいけれど断定できない」というケースも多いのです。

川崎病に似た病気は他にもあるからです。例えばはしかや溶連菌感染症といった病気も時に川崎病と間違えられることがあります。そこで血液の検査や心臓の検査などをして、はじめて川崎病と診断がつくことも多いのです。

川崎病では、心臓の変化が一番大きな問題なので、ここでじっくりお話ししましょう。

川崎病の発見者である川崎富作さんは川崎病が心臓と関係あるとは考えていませんでした。しかし一九六七年に聖路加国際病院小児科医長だった山本高治郎さんが川崎さんとは別に、独自に「心炎を併発した川崎病」があることを報告していました。面白いことに山本さんはこの例を川崎病とは考えず別の病気と考えていたのですが、やがて、この例が川崎病であることがわかり、そこから川崎病は心臓に変化を起こすことがわかってきたのです。そして突然死の原因も心臓のためであることがわかってきました。

そして精力的に心臓の変化を追及する研究がすすめられました。断層心エコーといった検査法を駆使して調べた結果、川崎病にかかったこどものほぼ全員に、大なり小なり心臓の変化がみられることがわかりました。しかしその変化は軽いものから重いものまで本当にさまざまで、重大なものは数少ないこともわかってきました。

その心臓の変化について、もう少しくわしくお話ししましょう。

## 心臓が変化する時期

心臓の変化は熱が出始めて一週間前後に始まり、二〜三週でもっとも変化が激しい時期をむかえ、そして重い例以外は三週から四週目に回復にむかい、一ヵ月前後でよくなってしまいます。

## 変化する部分

心臓のどの部分に変化が起こるかというと、実は心臓のあらゆる部分に変化が起こります。心臓の筋肉、心臓を包む心膜、心臓の弁などに炎症が起こりますがこれらの炎症は一ヵ月間前後でよくなります。けれども、心臓の筋肉に血液を送っている血管である冠状動脈に起こった変化は少しちがう経過をとります。

川崎病でもっとも重要なのはこの冠状動脈の変化です。

## 冠状動脈に変化が起こった場合の経過

今、冠状動脈に変化の起こったこどもについて経過を追ってみますと次の四つの場合があります。

第一は、発病の初期から断層心エコーの検査で経過をみていても大した変化はみられず経過するもの、第二に、病気の初期に冠状動脈が拡大し、しばらくして正常化するもの、第三に、拡大したままでいるもの、第四に、冠状動脈瘤を形成するものです。

第一、第二のケースは安心してよく、第三のケースも一応ていねいに経過を追っていけばよいのですが、第四の場合は気をひきしめて対処せねばなりません。

冠状動脈瘤は、冠状動脈が拡大してコブのようになったもので、これは発熱後、八日目から十日目ぐらいにできます。川崎病のこどもの五人から十人に一人の割合で起こります。このコブの中は血液がうずまいていて固まりやすくなっているのですが、もし固まった場合は大人の心筋梗塞と同じ状態です。こうなると、冠状動脈から血液をもらって動いている心臓の筋肉の一部が死んでしまい、その範囲が広ければ突然死をひき起こしてしまうことさえあるのです。

しかし冠状動脈瘤ができたからといってみな突然死になるわけではありません。

## 冠状動脈瘤ができた場合の経過

冠状動脈瘤ができた場合、次の四つの経過をとります。

第一は、六ヵ月から一年たつと冠状動脈瘤が自然になくなり正常化する場合です。これは、三十％から五十％のこどもに起こります。つまり半数近くのこどもは自然によくなるのだということですから、まず希望を持ってくださいね。

第二の経過として、冠状動脈瘤がさらに大きくなる場合がありますが、これはまれです。

第三の経過は、冠状動脈瘤が大きくも小さくもならずにずっと続く場合です。

そして第四の経過として冠状動脈瘤以外の様々の変化をひき起こす場合です。

この第三の場合、第四の場合については積極的な治療が必要になります。

## 川崎病の治療

次に川崎病の治療についておはなしします。

治療はもっぱら薬が使われますが、薬はアスピリンと免疫グロブリンの二つです。アスピリンは川崎病に効果があると認められた最初の薬でした。一九七九年に、アスピリンを使って治療した場合とステロイドを使って治療した場合の比較がされ、アスピリンを使ったほうが冠動脈に病気の起こる率が少ないとわかり、アスピリンの有効性が確立したのです。アスピリンには解熱鎮痛作用の他に血液が固まるのを阻止する効果や強力な炎症をおさえる効果があり、それらの力が川崎病の治療に役立ったのです。

一九八三年になると免疫グロブリンによる治療が提唱されましたが、その効果が著しいことがどんどん証明され、免疫グロブリンはアスピリンにかわって「川崎病治療のエース」となりました。

しかし免疫グロブリンを使っても、冠動脈に病変が起こるのを百％阻止するところまではいきませんでした。それでステロイドや免疫抑制剤と呼ばれる薬などが併用されることもあります。

さて、アスピリンは主役の座はおりたものの、川崎病治療の基本的な薬であることは確かで川崎病の全例に使われるべきものといわれます。

アスピリンの一般的な使用方法は次のようなものです。まず初期に十分な量のアスピリンを免疫グロブリンと併用し、熱が下がったら使用量をへらします。そして冠動脈に病変が見られない場合でも、予防のために二〜三ヵ月間アスピリンをのむようにします。

免疫グロブリンの使い方については決まった方法はなく、お医者さんがそれぞれ最善と思う使い方をしています。

# 血液の病気

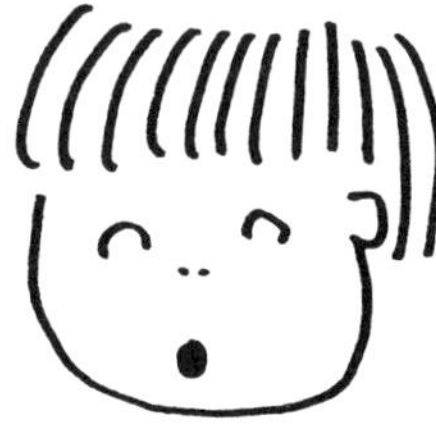

## 血液の病気に対する偏見

血液の病気についてお話ししましょう。

血液の病気というと、白血病とか再生不良性貧血とか、難病といわれるような病気が思い起こされるでしょう。しかし、たいへんな病気ばかりではありません。いちばん多いのは鉄欠乏性貧血といわれるもので、これは鉄剤をのんでいればなおってしまいますからちっとも怖くはないのです。ですから血液の病気といっただけで、なにか怖い感じを持ってしまうのは偏見です。かつては怖い病気だったけれど治療の進歩によって怖くなくなっている病気もあります。血友病という、出血し始めたらとまらなくなってしまう病気などもその一例で、今では医療体制がきちんとしていればちっとも恐れることはありません。

さて、血液の病気は怖いという考え方と同じように、リンパ節がはれていると、さあたいへん、白血病ではないかということでかけこんでくる人もたくさんいます。

## 医学知識のはんらん

テレビやラジオや雑誌や、医学に関する番組、記事がたくさん出ている世の中です。わたしのこの本だってその一つだから大きなことはいえませんが、とにかく医学知識のはんらんといった感じがあります。そしてその多くが、病気の早期発見ということを目標にしていて、こんな症状がある時はこんなすごい病気のことがあるから早く病院へ行けというふうにすすめています。「こういう症状があったら、念のため病院へ行きなさい」というふうにいえばよいものを、確率抜きでおどかすものだから、一晩心配で眠れないで目を真っ赤にして病院へ行き、そこでは「なんでそんなくだらない心配を」とお医者さんから一蹴されてしまうなんてことになるのです。

わたしの診療所にこれまで「この子はリンパ節がはれてますが、がんではないでしょうか」とお母さんが連れてきたケースの中に、がんであったこどもは一人もいません。念のために血液などの検査をすることはありますが、全部正常でした。実際にはそんなものです。白血病などは、リンパ節のはれという症状ではなく、例えば鼻血がなかなかとまらない、原因のわからない熱が長いこと続いている。歯ぐきから血が出るなど、もっと別の症状で医療機関を訪れて発見されることが多いのです。

## リンパ節のはれ

リンパ節というのはからだのあちこちにありますが、お母さん方が発見するのは、たいてい頸部（首）のリンパ節のはれです。頸部のリンパ節がはれる理由は、どういうことが考えられるでしょうか。扁桃炎（へんとうえん）があるとか、虫歯があるとか、頭に湿疹ができている時とか、そんな時には頸部のリンパ節がはれてきます。

要するに、頭とか顔とかの部分になにか炎症が起こっている時、頸部のリンパ節がはれてくるということなのです。

### 炎症とは

さて、こういってしまうと話は簡単そうに聞こえますが、本当は「炎症ってなんだ？」「炎症が起こるとなぜその近くのリンパ節がはれてくるんだ？」というようなことが理解されないといけないわけでしょう。

そこでまず、炎症というものを説明しておきましょう。これもくわしく説明するとたいへんなことになるのでなるべく簡単にふれてみます。

昔々、ローマ時代のケルズスというお医者さんは「炎症」を「赤くて、はれていて、熱を持っていて痛いもの」と定義しました。この定義は今も変わっていません。

蜂に刺されると、赤くなりはれあがり熱を持ち痛みます。おできだってそうです。こういう状態は、皮膚のように目にみえるところで起こることもあり、からだの内側で目にはみえねどじわじわと起こっていることもあります。胃炎とか扁桃炎とか呼びますが、こうした病名の中の炎という字はみな炎症を意味しているわけです。

炎症を起こすものはたくさんあります。細菌やウイルスのこともあり、虫であることもあり、ガラスの破片やウルシであることもあります。

## リンパ節の働き

さてわたしたちのからだの中にはリンパ管というものがあり、リンパ液というものが流れているのですが、これらについて説明するとまたたいへんなことになるので、思い切り省略してしまいます。今、理解しておいていただきたいのは、外からわたしたちのからだの中へ入ってきた細菌や毒物がリンパ管の中へ流れこむと、このリンパ管のところどころにあるリンパ節という関所が、こうした細菌や毒物を破壊しようとする反応を起こすということです。だからリンパ節は細菌や毒物をとらえてやっつけるための監視装置といってよいわけです。細菌や毒物がリンパ節にひっかかるとそのリンパ節ははれてきます。

例えばのどに細菌が侵入するとそれはリンパ管の中に流れこみ、すると首のリンパ節がこの細菌をひっかけてやっつけようと戦いを始め、その結果としてはれてくるというわけです。

がん細胞も時にリンパ管の中へ流れこむことがあります。そしてリンパ節でせきとめられるとそこでどんどんふえ始めます。これがリンパ節転移といわれるものです。例えば乳がんの場合リンパ節に転移する時は、わきの下のリンパ節などに転移します。

というわけであり、リンパ節がはれるのはその近所でなにか炎症が起こっているというのが普通で、それ以外にがんなどによってはれてくる場合とか、あるいは近所に炎症が起こっているのではなくて、そのリンパ節にだけ細菌やウイルスが入りこんでそこだけが炎症を起こしてくる場合が時にあるというふうにいってよいのです。

## 急なはれはたちがよい

リンパ節が急にはれてきて、熱を持ったり痛んだりする場合はまずたいていたちのよいもので心配はないといえます。こういう場合はその近所になにか炎症が起こっていないかどうか探すのが最初の手順です。

## からだの各部のリンパ節と病気

次に全身にあるリンパ節のうちで大事なものをあげてみましょう。

まず、頭部、頸部のリンパ節ですが、図1のようにたくさんあります。矢印のものは後頭リンパ節と呼ばれこれは風疹の時にはれてくるのが有名です。図1のリンパ節の場所について、あなたのお子さんで実際にふれてみてください。まずたいていどんなこどもでも、一つや二つはグリグリにふれるはずです。中には、かなり大きいグリグリを持っているこどももいるはずですから、お母さんもふれてみてびっくりするということがあるかもしれません。

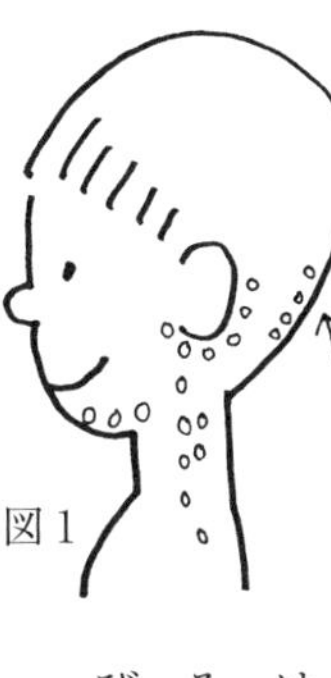

図1

からだのどの部分のリンパ節のグリグリについても

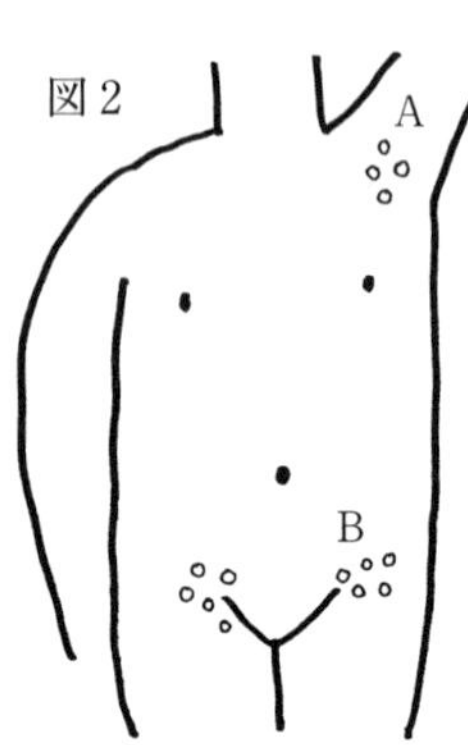

図2

その直径が三ミリぐらいまでは、正常の大きさといってよいのですが、頸部のリンパ節では直径が一センチもあるものもあって、それでもけっして異常な大きさとはいえません。ですから首にかなり大きなグリグリがあってもそれだけで異常とはいえません。

手でつまんで動かしてみて、よく動くものはまずたちのよいものです。一週間ごとにふれてみて、ちっとも大きくなりそうもないものもいちおうは安心してよろしい。ですから首にあるいくつかのグリグリにふれたからといってすぐ大騒ぎするのは早計なのです。

頭部、頸部のリンパ節の他に図2のＡ腋窩（えきか）リンパ節、Ｂ鼠径（そけい）リンパ節程度は覚えておいてください。

腋窩リンパ節はけっして乳がんの時だけはれるのではありません。指や腕のけがが化膿した時など、このリンパ節がはれてきますし、ＢＣＧをうった後などにもはれます。鼠径リンパ節もよくはれることがあります。足やもものおできやけがの時、足にみずむしができている時などここがはれてきます。おむつかぶれの時もはれてくることがあります。

**全身のリンパ節がはれていたら要注意**

さて、頸部のリンパ節も、腋窩や鼠径部のリンパ節も、みなはれているというような時、これは慎重に検査をしないといけません。

このように全身のリンパ節がはれている場合は重大な病気のことが多いからです。しかし、この場合でも軽い病気によって起こっているということはあります。

アトピー性皮膚炎がからだのあちこちに出てきていて、その結果あちこちのリンパ節がはれているということもあります。伝染性単核球症という病気であちこちのリンパ節がはれることについて四十頁でふれました。ですから一つの症状からすぐに重大な病気だと考えてはいけませんよ。

→40頁参照

## 貧血について

**貧血とは**

貧血についてお話ししましょう。

最初に定義をしてみます。

「貧血とは赤血球、血色素濃度が正常以下であることをいう」

また、むずかしい言葉が出てきましたね。これですぐめげてしまってはいけませんよ。ちゃんと説明しますからご安心を。

**血液の成分**

まず、赤血球とか血色素という言葉からきちんと理解しておく必要があります。

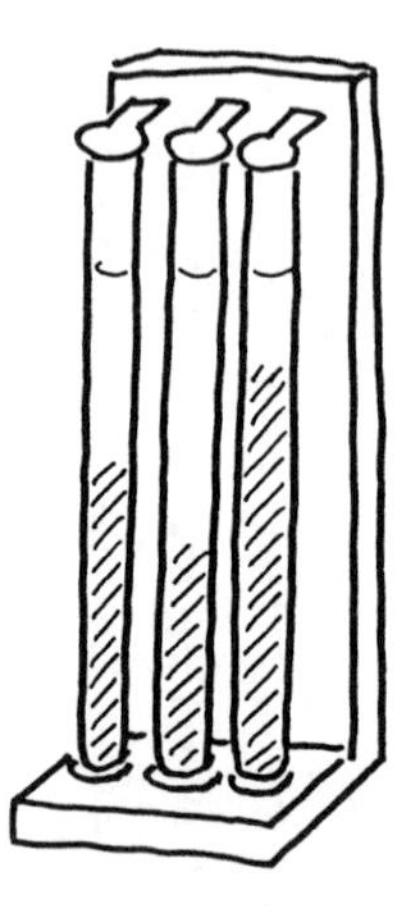

血液は血漿（けっしょう）と血球という二つの部分に分かれます。皆さんは病院などで、「血沈」の測定をしているところをみたことがありませんか。図のように台に何本か試験管を立ててあってその中に血液が入っています。血液は上の方は黄色い部分で下の方が赤い部分になっています。この黄色い部分は「うわずみ」といってもよいもので、これを血漿といいます。赤く沈んでいる部分が血球成分で、この血球成分は赤血球、白血球、血小板を含んでいます。

血液は、いってみれば、血漿という液体の中に血球という固体の成分がうかんでいるのであって、試験管に入れて立てておくと、この液体部分と固形の部分が分かれてくるというわけです。

### 赤血球、白血球、血小板の働き

さて赤血球、白血球、血小板の働きはなんでしょうか。白血球は細菌をやっつけることが主な仕事であり、血小板は血液がからだの外へ出た時これを固めてしまうというのが働きです。それでは赤血球の働きはなんでしょうか。赤血球の働きは酸素を運ぶことです。この酸素を運ぶという働きは、赤血球の中にある血色素の働きに負っています。

### 血色素とは

血色素はヘモグロビンと呼ばれます。これは鉄を含んでいて、色は橙赤色（とうせきしょく）、この色が赤血球の色、ひいては血液の色となっているわけです。この血色素は、わたしたちが呼吸によって吸いこんだ酸素を肺で受けとってしっかりとくっつき、からだのあちこちに運びます。これで赤血球、血色素についてはわかっていただけましたか。

## 赤血球、血色素の数と貧血

これら赤血球や血色素が正常以下にへってしまった場合を貧血と呼ぶことになっています。赤血球はだいたいの目安でいうと、一ミリ立方の血液中に男性で四百五十万個、女性では四百万個あります。この数が少なくなった場合は貧血ですが、この数が正常でもそこに含まれる血色素が少ないという場合もあってこれも貧血です。

## 貧血の原因

貧血はいろいろな原因で起こります。血液は骨の中にある骨髄というところで主に造られます。骨髄の働きが落ちて血液がじゅうぶんに造れなくなると貧血が起こります。血液は骨髄で造られていく一方、脾臓(ひぞう)や肝臓にある「網内系(もうないけい)」といわれるところでこわされていきます。古くなった血液はこわされ、そして新しく造られた血液がそれにかわっていくわけです。ところが、時々、このこわれる速度が速まってしまうことがあってこの時は造る方が追いつけなくなり、貧血になってしまいます。

そんなふうにいろいろな貧血がある中で、いちばんよくみるのが鉄欠乏性貧血というやつです。

## 鉄欠乏性貧血

先ほど説明したように、赤血球の中にある血色素は鉄を含んでいます。これは、血色素の材料として鉄が必要だということを意味しています。鉄が足りなくなると血色素が少なくなりこれを鉄欠乏性貧血といいます。

鉄欠乏性貧血は、わたしの診療所などでもしょっちゅうみます。でもたいていは若い女性で、男性は少なく、また、こどもでもそんなに多くはみません。

## 鉄分の欠乏の原因

鉄が欠乏してくる原因はいくつかあります。まず、偏食をして鉄分をじゅうぶんにとっていない場合、あるいはとっているのだけれど、胃腸からの吸収がうまくいかない場合、それから、からだのどこかから出血していてそれとともに鉄も失われるから欠乏してしまう場合、さらに妊娠していて赤ちゃんの方に鉄分をとられてしまう場合というふうに、いろいろあるわけです。

鼻血も大量にくり返し出れば貧血になることもありますが、これはめったにありません。

からだのどこかからか出血して貧血になるという場合は、例えば胃潰瘍（いかいよう）が破れて大吐血したなんて時は急速に起こりますし、また、胃がんなどがあって持続的に便の中に血液が混じって出ていてそのためにじわじわと貧血が起こってくるというような場合もあります。痔（じ）なんかでもひどい時は貧血になりますし、女性では月経過多なんていうのも貧血の原因になります。これらはみな鉄欠乏性貧血の形をとります。

## 乳児期の鉄欠乏性貧血

小児科の範囲では二つの時期が問題になります。

まず乳児期です。生まれたばかりの赤ちゃんはお母さんからじゅうぶんな鉄分をもらってきていますから大丈夫です。しかしそれから成長していくにしたがってたくさんの鉄分が必要になります。この時にじゅうぶんな鉄が入ってこないと貧血になってしまいます。特に未熟児は、生まれた時に持っている鉄の量が少ないので、貧血になりやすくなっています。

六ヵ月を過ぎてもミルクだけ与えているというようなことをすると鉄分が足りなくなる恐れがあります。牛乳も母乳も鉄分をけっして多くは含んでいないのです。母乳の場合、お母さんが貧血だと母乳の中の鉄分もへってきますからお母さんの方も気をつけておかねばなりません。でも、生まれて四、五ヵ月までは牛乳や母乳だけでも鉄の補給はじゅうぶん間に合います。だから離乳の失敗による貧血なんてものはそんなには起こらないはずなのです。

しかしとにかく生後六ヵ月から二歳までは、それ以後の時期に比べて貧血になりやすい時期だということを忘れないように。

## 思春期の鉄欠乏性貧血

乳児期の他にもう一つ、鉄欠乏性貧血になりやすいのは思春期です。この時期は、からだがどんどん成長していく時期で、鉄もたくさん必要です。女の子では生理も始まって、これで血液が失われますからそのことが重なってよけいに貧血になりやすいわけです。

これらの時期にはじゅうぶん注意しなければいけません。

## 貧血と顔色

貧血なんて顔色をみたらわかりそうですがなかなかそうはいきません。一見真っ青な顔で「これは貧血にちがいない」と思わずにはいられないような人が、調べてみると貧血でないことはたくさんありますし、逆に顔色がそんなに悪くないのに貧血という人もいます。

## 貧血を知る方法

貧血を知るためには下のまぶたをひっくり返してみるとか、爪の色をみるとかしなくてはいけません。下のまぶたや爪が青白い時は貧血かなと思ってもよろしい。

## 自覚症状

貧血の場合自覚症状は、そうとう進行するまではっきりしたものが出てきません。不機嫌、不活発、食欲不振など漠然とした症状しか出てこないことが多いのです。年令が高くなると、めまいや立ちくらみといった症状をいえるようになります。ひどくなると、ちょっと走るとドキドキするとか階段の昇り降りで息が切れるようなことも起こってきます。

## 治療の方法

さて治療ですが、鉄剤をのみます。やはりこれがいちばん安全で確実な方法といえるでしょう。鉄をたくさん含んでいる食物をねらい撃ちでせっせと食べても能率が悪いのです。鉄剤は人によっては、のむと胃腸の調子が悪くなるということがありますが、それ以外には副作用の心配がありません。昔は鉄のさびをけずってのんだなんていうものすごい時期もあって、これはとってもおなかを荒らしたようですが、最近は胃腸にこたえないような工夫をした製剤が出てきていますのでたいていの人が使えます。こども用にはシロップの形になったものもあります。鉄剤使用のこつは、少し長めにのむことです。検査をしてみたらよくなっているからといってすぐのむのをやめると、しばらくしてまたもとの貧血の状態にもどってしまうからです。

## お母さん方もぜひ貧血の検査を

小児科ではなくて、婦人科みたいになって申しわけないのですが、お母さん方にちょっと。家庭にいるお母さんや、定期健康診断の制度のない中小企業で働いているお母さん、あるいはパート労働のお母さんなど、健康診断なんてものはまるで縁がないという方が多いでしょう。

せめて貧血の検査ぐらいは時々しておいた方がよいですよ。子宮筋腫（きんしゅ）があると貧血になることがあるので、貧血の検査をして逆に筋腫がみつかるきっかけになることもあるのです。また貧血がなおったらそれまでなんとなく疲れやすかった状態がよくなって「ああ、本当の健康体ってこんなものなのね」と実感するなんてこともありますからね。

鉄欠乏性貧血以外について説明することにしましょう。

といっても、鉄欠乏性貧血以外の貧血というのはそうめったにお目にかかれるものではありません。

溶血性貧血とか再生不良性貧血とかいわれるものがありますが、まれな病気です。ですからここではくわしくはふれません。

## クロマイによる再生不良性貧血

しかし、クロロマイセチン、略称クロマイと呼ばれる抗生物質によってひき起こされた再生不良性貧血については忘れてはいけません。再生不良性貧血はクロマイで起こったもの以外に原因不明のものがあるのですが、クロマイによるものは薬害であったという点で重大なのです。

薬害の問題については後でお話ししますが、クロマイによる再生不良性貧血という薬害は、薬害の中でも最も悲惨なものの一つだったといってよいと思います。

└→425 頁参照

わたしが医者になったのは一九六八年ですが、そのころクロマイは確かにすばらしい薬でした。病気をひき起こす細菌のうちのかなりのものをやっつける力を持っていました。

扁桃炎（へんとうえん）だろうが気管支炎だろうが腸炎だろうがクロマイは本当によく効きました。わたしもよく使いました。

ただのかぜなのか軽い肺炎になっているのかわからないような時に、とにかくクロマイをのませておけば大丈夫、ただのかぜならクロマイは無駄になるけれど肺炎の時には後悔しないですむからと、そんな気分で使うこともありました。

よく効く薬も乱用するとすぐ効かなくなってしまうという実例の確かな一つがクロマイでした。本当に乱用されたのです。わたしも乱用する一人であったことを深く恥じます。

そしてクロマイは短期間に効きめの悪い薬になりました。それは、だんだんクロマイなんかに負けない強い細菌が出てくるようになったからです。細菌だって命がけなのです。いつまでも手をこまねいているわけではなく、からだを鍛えて薬に負けないようにしているのです。クロマイの時代は終わって、新しい抗生物質の時代が来ました。

## 骨髄に障害を与えるクロマイ

乱用の結果が単にクロマイを効かない薬にしてしまっただけなら、さほど問題はなかったといえるでしょう。しかしそれだけではなかったのです。クロマイは血液を造っている骨髄（こつずい）という組織に障害を与える薬だったのです。

薬害というものは、その薬を使った人のすべてに起こるということはまずないといえます。百人に使うと五十人に副作用が出る場合もあれば、一人に副作用が出る場合もあります。例えばアスピリンをのむとすぐ胃をやられる人もいるし、一方、ずっとのんでもなんともないという人もいるということはごぞんじの方も多いでしょう。

クロマイによって骨髄をやられた人は何万人かに一人というような割合だったと

いわれます。しかし問題はその何万人に一人というのがあなたであるのかわたしであるのか、薬を使ってみるまではわからないということで、これは予測のできないことなのです。一般に薬の副作用が、ある人に現われるかどうかは予知できないのが普通で、例えばペニシリンを使ってなんでもなくてもクロマイでは副作用が出るというようなことは別に不思議でもなんでもないのです。

それはちょうど、卵でも魚でも、なにを食べてもじんましんになるというような人は少ないけれど、卵を食べても大丈夫だから魚も大丈夫だということにはならないのと同じです。

## クロマイによる再生不良性貧血は不治の病

そしてさらに問題だったのはクロマイによって骨髄をやられた結果起こった再生不良性貧血という病気が不治といってよいほど重い病気だったということです。

クロマイを使わなければ助からなかったという例ももちろんたくさんあったのですが、クロマイなんか使う必要もない病気なのに使われて、その結果再生不良性貧血になってしまったという悲劇もあったのです。

## 血液系の病気をひき起こす薬

血液系の病気を起こすことのある薬はクロマイだけではなく、たくさんあります。抗生物質、鎮痛剤には血液系の副作用の多いものがたくさんあります。糖尿病の薬、血圧の薬、痛風の薬といったものの中にも血液に対する毒といえるものが含まれています。そうした副作用は、頻度からいってけっして多いものではありませんが、クロマイの悲しい教訓に学んで注意深く使うべきであろうと思います。

## 再生不良性貧血の症状

さて、再生不良性貧血という病気についてちょっとふれておきましょう。再生不良性貧血の初期の症状として特徴的なものはありません。顔色が悪い、皮膚に点々と針でついたような出血斑が出た、あるいは疲れやすい、熱が続くというような漠然とした症状です。血液検査をしてみるとかなり高度の貧血がみられることが多いのです。貧血だけでなく、白血球も血小板も、血液の全部の成分がへっていることが多いのも特徴といえるでしょう。

## 骨髄の働きが悪い

血液は骨髄というところで造られています。にわとりの骨なんかをよくみてみますと真ん中は赤っぽくなっていますね。あの部分が骨髄です。再生不良性貧血ではその骨髄の働きが悪くなっているのです。そのために血液がうまくできてこないということになります。

## 原因不明が七十％

再生不良性貧血には生れつきのもの、あるいは遺伝性のものもありますが、大部分はそういうものではなく、ある時、突然発病してくるものです。薬によるものが三十％、全く原因不明のものが七十％といわれます。

## 治療にはホルモン剤

治療には副腎皮質ホルモン、蛋白同化ホルモンといったホルモン剤が使われ、これらによってなおすことのできるケースがどんどんふえつつありますが、多くの場合は慢性化し、そうなりますと出血したり細菌感染を受けたりする機会が多くなり命にかかわることもあります。

骨髄の働きが悪いのですから、他人の骨髄を少しもらってきて移植したらという考えが出てきます。これを骨髄移植といい、成功すれば完治させることも可能です。しかしわたしたちのからだは他人のからだの組織に対しては拒否しようという働きが備わっており、特に骨髄の場合その拒否反応が強いためなかなか成功しません。

そんなわけで、再生不良性貧血は今でも扱いにくい病気ですが、輸血の方法がうんと進歩してきたこともあって、だんだん長生きできるようになってきました。ですから今後希望の持てる病気といってよいと思います。

## 白血病について

### 白血病に対する偏見

白血病は、よく映画やテレビドラマの材料にされます。かつて結核がそうであったように、なにか病気には劇的なものとそうでないものとがあるかのようです。こういうことが、病気に対する固定観念や偏見を一般の人に植えつけてしまいがちで、けっしてこれはよいことではありません。

### 治療法は進歩している

白血病に対する治療法はどんどん進歩しつつあります。特にこどもの白血病のある種のものは、悲惨な病気というイメージからとび出して、「なおる病気」になりつつあります。

このことはぜひ記憶しておいてください。

結核がちっとも怖い病気ではなくなった現在でも、少なからぬ人が昔ながらのイメージで恐ろしい病気と考えているという事実については前にもお話ししましたが、一度、強い先入観を持つとなかなか改まらず、それが病気と闘っている人たちにとって手ひどい打撃になることがあるのです。

## 白血病は血液のがん

さて白血病は血液のがんともいわれます。

簡単にいうと血液の中に異常な白血球がどんどんふえてきて、正常の白血球がへってくるという病気です。白血球の仕事といえば、感染を防ぐということですから、異常な白血球がふえてくると、感染に対する抵抗力が弱められてしまいます。

異常な白血球がふえてくると、その影響で血小板もへってくるので出血しやすくなります。白血病の問題はこの「感染に弱くなること」、「出血しやすくなること」にあり、これが死をまねく原因となります。

## 白血病の原因

白血病の原因についてはまだよくわかりません。がんの原因がわからないのと同じです。

しかし、タバコによって肺がんが起きることがまず確実であるように、白血病が放射線によって起こることもわかりました。

これは、あの広島や長崎への原爆投下という恐るべき大規模な「実験」によって証明されたのです。

わたしたち日本人が、多くの同胞を放射線によって失うという体験を持ちながら、例えばレントゲン検査をしょっちゅう受けたりすることにあまり抵抗がないように思われるのはとても残念なことです。だってレントゲン検査をすることは小さな原爆を落とされているようなものですから。

## レントゲンの乱用は危険

健康診断というとすぐに胸のレントゲン写真というふうに決まってしまっていて、他にもっとするべき検査があるのにそっちはしないで、レントゲンだけは一年に二回もとったりするなんていうのはとってもおかしいことです。健康のためにレントゲンのとり過ぎに注意しましょう。少しばかり咳(せき)が続くからといって、血液の検査やツベルクリン検査を省略してレントゲンだけとって安心しているというようなことはするべきではありません。

胃のレントゲン検査についても、がんの早期発見ということばかりが騒がれて、放射線がからだに与える害についてあまり問題にされていず、これは危険です。原発の問題などを考えるのと同時にレントゲン検査のことも考えるべきで、これはもっとひろく論議されてよいと思います。

また、脇道にそれてしまいました。もとへもどしましょう。白血病はこどもに多

## 白血病はこどもに多い

い病気です。特に幼いこどもに多いといえます。三、四歳ころにもっとも多いのです。

　といっても頻度からいえばやはりまれな病気といってよいのです。白血病を心配するお母さんの多くは、リンパ節のはれと、鼻血を気にして来院するものです。

## 鼻血と血液の病気

まず鼻血のお話から始めます。

　鼻血なんていうちょっとした症状をどうしてわざわざとりあげるのだろうとお思いになりませんか。

「この子はよく鼻血を出すんですが、血液の病気ではないでしょうか」と質問するお母さんが少なくないからというのが、わざわざとりあげる理由です。

　鼻血って、なんとなく感じが悪いのでしょうか。耳の場合と比較して考えてみましょう。こどもの耳から血が出ているとします。この場合は耳をほじり過ぎたんではないかとか、おできみたいなものができているのではないかとか、まあそんなふうに考えるのが普通でしょう。

　そこでいちおう耳をのぞいてみて、原因がわからなければ耳鼻科のお医者さんへこどもを連れていくことになるはずです。

　ところが鼻血の場合はかならずしも「まず耳鼻科へ」、というふうにはならなくて小児科の方を訪問することが多くなるようです。

でも普通は鼻血の原因なんて単純なものです。よく鼻血を出すからという理由で診察に連れてこられたこどもが重い病気を持っていた、という例をわたしは一度もみたことがありません。

重い血液の病気というものはとってもまれなものです。そしてそうしたまれな病気が鼻血をきっかけにみつかるというようなことは、もっとずっとまれというわけです。

## 短時間でとまるものは大丈夫

まず鼻血が簡単にとまるかどうかということが問題になります。たいていの鼻血は適切な処置をすれば短時間にとまるものです。そして、短時間にとまるものなら、まず大丈夫といってよいのです。

しかしここで問題になるのは、適切な処置ってどんなやり方をいうのかということ、それから短時間というのはどのくらいの時間をさすのかということでしょう。

### 鼻血の救急処置

まず処置の方を考えましょう。

救急処置に際してなにより大切なことは、あわてないことです。まず気を落ちつけて、それから処置の正しい方法をゆっくり思い出すことです。これは鼻血の場合にもあてはまります。

とにかく気を落ちつかせるのが第一、そして鼻血を出しているこどもにどんな姿勢をさせたらいいか、これが次に思い出さなければいけないことです。

**首を後ろにまげない**

まず、首を後ろにまげる姿勢はいけません。首を後ろにまげてはいけないというふうにお話しすると、これだけでショックを受けるお母さんがいることでしょう。「あら、わたしは首を後ろにまげて顔をあお向けにさせてたわ」って。

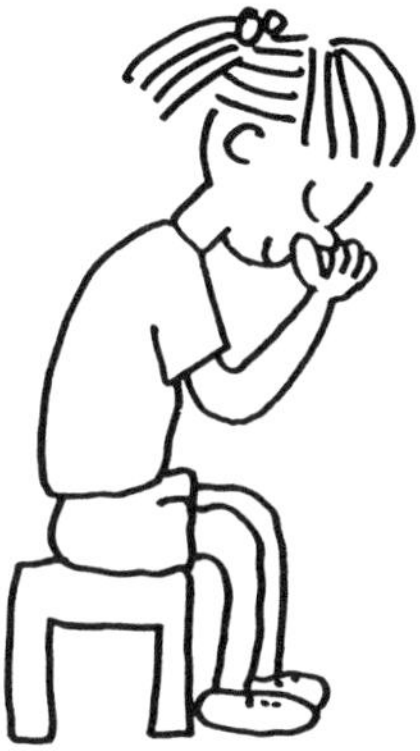

でも本当は図のような姿勢がよいのです。もっと小さいこどもだったら抱いて頭の方を高くして首を前にまげるのです。

なぜこういうかっこうをさせるのかというと、鼻血がのどの奥の方に流れていくのはよくないからです。

鼻血がのどの奥でかたまってつまってしまうと、これは一大事で窒息の危険があるし、そうでなくてものみこんでしまうのもよくないのです。血をのみこんでしまうと、そのために吐き気がひき起こされ、大量の固まった血を吐いてそれがまた窒息のもとになったり、ショックにおちいったりすることがあるのです。

**あお向けに寝かせない**
**首筋をたたかない**

だから、鼻血に際していちばんよくないのはあお向けに寝かせることである、というちょっと意外な結論が出てくるのです。その次によくないことは首筋をたたいて余計な刺激を与えることであるともいわれます。これもまた、びっくりされる方が多いのではありませんか。

さて座って頭を少し前にまげ、それから鼻の中になにか栓をつめます。普通は、脱脂綿が使われるのではないでしょうか。さて、今回ちょっといろいろな参考書を調べてみましたら、「脱脂綿はいけない。ガーゼを使いなさい」と書いてあるものもありました。確かに綿はほぐれてしまうので取っても後に残りやすく、それを無理にはがそうとすると再出血するというようなことも考えられるようです。

### ガーゼまたは脱脂綿で栓をする

でも多くの本にはガーゼまたは脱脂綿というふうに書いてあって、特に脱脂綿がいけないとはいっていません。脱脂綿の場合、少しぬらしてしぼり、それをつめればほぐれないと思われますがどうでしょうか。わたしたちプロは、脱脂綿に止血薬の液体をしみこませてそれをつめたりするのです。さて、栓をつめたら鼻をつまみましょう。普通に親指と人差指でつまむか、小鼻のところを押さえます。

### 鼻をつまむ

こうしてしばらく待っていると鼻血はやんでくるものです。時々、口の中へ流れこんだ血をはき出させることも必要です。

鼻につめた栓は十二時間ぐらいはそのままにしておいてもかまいません。

### 二十分たってとまらなければ耳鼻科へ

二十分ぐらいたってもとまる様子がみえなかったら、耳鼻科へ行ってください。耳鼻科のお医者さんにみてもらえば、どこから出血しているかもわかります。たいていは鼻の入口に近いところから出血しているもので、これは大した原因があるわけではないのです。

さてそれでは鼻血の原因として多いものはといえば鼻のほじり過ぎ、そしてかぜです。

## 鼻血の原因

夜、寝ている間に出た鼻血というのは、まずほじり過ぎたせいといってもよいようです。

鼻アレルギー（アレルギー性鼻炎）なんかがあるとしょっちゅう鼻が気になってこすったりほじったりしますから傷つけることが多いわけです。

こどもに「ほじったか」と聞いても「ほじってないよ」とこたえることが多いのですが、そうだからといってこの供述はあまり信用できません。こども自身無意識のうちにほじっていることが多いのですから。こういう場合は、お母さんの観察眼がものをいうことになります。

かぜをひいて鼻をかみ過ぎたりするとこれも鼻血の原因となります。

他に原因不明の鼻血ってやつもかなりあるようです。いずれにしても鼻血ですぐ特殊な病気かと疑ってかかるのは考え過ぎだということを覚えておいてください。鼻血がなかなかとまりにくい、二十分も三十分も出続ける、そういった場合は、病院へ行ってみるのがよいでしょう。回数は多くても簡単にとまる鼻血は心配がないのです。

さて、白血病にもどってその病気の形や経過などをお話しておきましょう。

### 白血病の種類

白血病とひとくちにいってもいろいろな種類があります。急性白血病、慢性白血病といった分け方があり、また、リンパ性白血病、骨髄性白血病といった分け方もあります。急性、慢性という呼び方をしても急性だとすぐ死んでしまい、慢性だとじわじわと長年月かかるというようなことを意味しているのではありません。急性と慢性はどこがちがうのかといわれると、この説明はたいへんなので今はそこまではふみこみません。ただこどもの場合は急性と呼ばれる形が多いのだということを覚えておいてください。

### こどもは急性白血病が多い

### 白血病の治療

こどもの急性白血病の治療はとても進歩してきました。年齢が小さい方が期待が持てるといってよく、十三歳を境にして、この年齢以上でかかるとそれ以下でかかった時よりも経過が悪いといわれています。

### 最近は長期生存に持ちこめる

白血病は最初にみつかった段階で薬を使って強力に治療をすると、いったん危険な時期を切りぬけることができます。この状態を寛解(かんかい)といいます。この寛解という状態まで持ちこまれて、それがそのままなおってしまうという経路をたどってくれれば理想的ですね。以前は寛解という状態が一定期間続いた後に再発してくることが多かったのですが、最近はそのまま長期生存に持ちこめることが多くなってきました。

**治療法は進歩していく**

現在、急性リンパ性白血病のこどもは八十%、急性骨髄性白血病のこどもは六十%が長期に生きられるようになってきました。

今のところ、いろいろな薬をくみ合わせる治療がふつうで、難治の場合には同種造血幹細胞移植が行われますがこれからも治療法がどんどん進歩していくと思われます。

## 紫斑病について

**血が出やすい状態とは**

さて、血液の病気のおしまいに、「出血傾向」をとりあげてみましょう。出血傾向なんてむずかしい言葉は敬遠してわかりやすくいいますと「血が出やすい状態」ということになりましょうか。

ほんのちょっとぶつけたり軽く転んだりしただけなのに、皮下に出血の「あおじみ」がみられる、あるいはぶつけたりした記憶がないのにあおじみやら、針でつついたような出血のあとがみられる。また、ちょっとしたけがなのに出血するとなかなかとまらない、歯ぐきから血が出たり鼻から血が出たりする。こんな状態をひとまとめにして「血が出やすい状態」といいます。

**原因はいろいろある**

ではどうしてこういう状態が起こるのでしょうか。この原因はいろいろあります。

まず一つは、わたしたちのからだに備わっている「血をとめる機構」に異常が起きた場合があげられます。この血をとめる機構というのがたいへん厄介なのです。血小板といった言葉は、どこかで習った記憶のある方が多いと思います。そしてこの血小板が、血をとめるのに役だっているということを覚えていらっしゃる方も多いでしょう。確かに血小板は血をとめるのに役だちます。しかし、血小板以外に多くの物質が血をとめるのに一役買っているのです。皮膚が切れて血がにじみ出したという時など、それらの物質が次々と活躍して血をとめていきます。わりによく知られていると思われるものをあげておきますと、フィブリノーゲン、プロトロンビンなどの物質があり、またビタミンKなども止血のために働きます。

こうした物質がたりなくなったり、あるいはそれらの働きがじゅうぶんでなかったりすると、容易に出血するようになってくるのです。

例えば血友病というのは、これらの物質のうちのあるものが欠けているために起こる遺伝性の病気です。

こうした血液を固める物質の不足によって起こるものの他、血管が変化して血液を血管の外へしみ出させてしまったり、血管が弱くなって出血しやすくなったりしている場合もあります。

こんなふうにいろいろな原因で血が出やすくなるのですが、ここでは紫斑病につ

└→180頁参照

紫斑病とは

いてだけ少しくわしくお話ししておきましょう。

**溢血斑と点状出血**

紫斑といいますと皮下に出血が生じている状態で、直径一センチから五センチの溢血斑と呼ばれるものと、点状出血といって、直径一ミリから五ミリの点々とした出血がみられる場合とがあります。浅いところに出血している時は真っ赤で、深いものは赤紫色をしています。

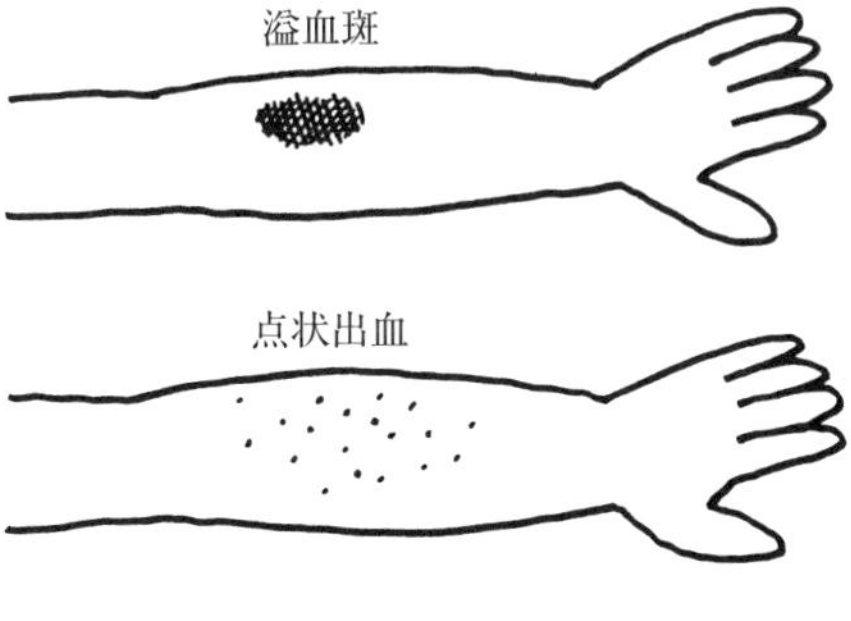

溢血斑

点状出血

**血管性紫斑病は幼児や学童に多くみられる**

紫斑が起こるもっともポピュラーな病気は血管性紫斑病といわれるもので、これはアレルギー性紫斑病ともいわれます。

幼児や学童に多くみられる病気で、手足やおしりに点状出血や、それより大きい、米粒の半分位の大きさの紫斑がたくさんできます。関節痛や腹痛が起こることもあり、腹痛はかなり強い場合もあります。腹痛が紫斑が出るまえに起こったりすると診断がつきにくく、虫垂炎と間違えられて手術されるといった悲劇もあるようです。血便が出ることもあります。

**原因は不明**

かぜをひいて、一、二週間後に起こることが多く、また薬や注射（例えばインフルエンザの予防接種）などによって起こることもありますが、一般に原因は不明です。普通、二、三週間で自然によくなりますが、血便がひどい時などは副腎皮質ホルモンで治療することもあります。

### 特発性血小板減少性紫斑病とは

もう一つ、特発性血小板減少性紫斑病という、舌をかみそうな紫斑病を紹介しておきましょう。二歳から八歳ぐらいに多い原因不明の紫斑病で、血小板が減少します。（先ほどの血管性紫斑病では血小板は減らず、血管の変化で血液がしみ出してしまうのが原因と思われています。）ある日突然、足やおしりなどに点状出血や溢血斑やらいろいろな紫斑ができます。これ以外にはほとんど症状がありません。血液を調べてみると、血小板がへっているので診断がつきます。この病気にかかったこどものうち四分の三は、数日から数ヵ月の間に自然になおりますが、残り四分の一は慢性化します。慢性になっても特に治療がいらないケースもありますが、副腎皮質ホルモンなどによる治療が必要な場合もあり、こういう場合はかなり厄介な病気といってよいかもしれません。

### 大部分は数日から数ヵ月の間に自然になおる

この他にも出血しやすくなる病気はいくつかありますが、どれも珍しいものなので、特にふれないことにします。

# 神経の病気

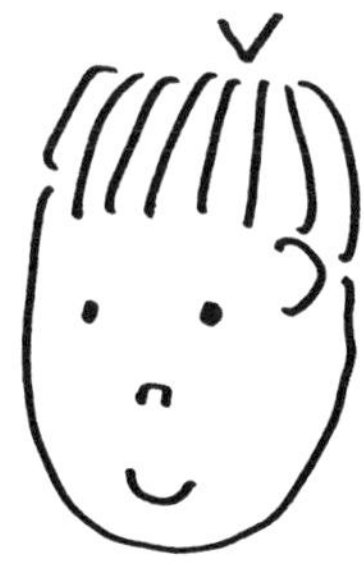

## ひきつけ



神経の病気の説明のはじめに「ひきつけ」についてお話しすることにしましょう。まず、ひきつけを定義することから始めなければいけないでしょうか。『広辞苑』をひいてみるとひきつけとは、「発作性の痙攣（けいれん）。小児の場合にいうことが多い」というふうに説明されています。

こどもでみられるけいれんの発作をひきつけというのだということがわかりました。

こどもでは大人よりもずっとけいれん発作をみる機会が多いのですが、けいれんの原因となるものはいろいろあります。

しかし、いろいろある中でもきわだって多いのが熱を出した時に起こすけいれんで、これが一般にはひきつけと呼ばれているのではないでしょうか。

いろいろな統計によれば、こどもを百人集めてみると、そのうち五人までは熱を出した時けいれんを起こした（ひきつけた）経験があるということです。

これで熱を出してけいれんを起こす、ということはとてもありふれたことなんだとおわかりいただけますね。

熱を出してひきつけることを医学的には「熱性けいれん」といっています。このありふれた病気である「熱性けいれん」についてこのところずっと議論されています。

## 熱性けいれん

なにが問題になっているかというと、だいたい次のようなことです。

熱性けいれんは本当に「たちのよい」病気なのだろうか。てんかんとは別のものなのか、それともてんかんの一種なのだろうか。

これが中心的な問題で、ここからいろいろ実際的な問題が派生してくるわけですが、そのあたりのむずかしいところは後回しにしてもっとわかりやすいことから始めましょう。

「赤ちゃんが大変です！」といってお母さんが赤ちゃんをしっかりと抱きしめて病院へ走りこんできます。「ひきつけたんです！」と叫びながらかけこんでくるお母さんもいて、このお母さんは今起こっている事が「ひきつけ」と呼ばれるものであることを知っているわけです。

なにしろ赤ちゃんが突然、白目をむいてがくがくするのですから、これはびっくりするわけです。はじめてひきつけをみたお母さんは、たとえ事前に育児書を読んでいても気が動転してしまうようです。白目をむいている赤ちゃんをゆすってみても声をかけても反応をしないわけですから、このまま死んでしまうのではないか、というすごい恐怖におそわれるのも当然と思われます。息はちゃんとしているし、もちろん心臓も動いているのですが、そんなことを確かめるいとまもあらばこそ、電話口へかけていって死にものぐるいで一一九番を回すか、そのまま赤ちゃんを抱いておもてへ走り出すかになるようです。

こういう事態を前にして小児科医はいかにあるべきか、ということをわたしたちは医者になりたてのころ教育されました。わたしの場合は次のように教えられました。

「ひきつけた赤ちゃんがとびこんできたら、まずおもむろにタバコに火をつけ一服せよ。一服している間にひきつけはおさまってしまうものだから」と……。

なにしろお母さんは動転しているわけだから、医者の方がいっしょに動転してしまうとどうしようもないわけで、そういうひどい状態にならないよういましめられたわけです。(しかし、診察室でタバコをすうのは感心したことではありませんし、またわたしを含めてタバコをすわないお医者さんにとってはこの方法は通用しませんから、もっと別の方法を考えなければいけませんね。まあ、お茶を一杯、というところでしょうか。）

## 普通のひきつけは五分以内で終わる

ともかく、普通のひきつけは五分以内で終わってしまうものです。

だから、診察室へ連れてこられた時は、もう赤ちゃんのひきつけは終わっていて、すやすや眠っていることが多いのです。眠っている赤ちゃんの体温を測ってみるとかなり高いのが普通です。

## 原因はウイルス性のかぜが多い

熱性けいれんは、ウイルスを原因とするかぜのために起こることがもっとも多いのです。突発性発疹の時もよくみられます。

熱のあがり方に関係があるようで、急に熱があがる時にけいれんを起こすようです。だからひきつけているさいちゅうは額に手をあててもたいしてあつくはなくて、けいれんがやんでから手を当ててみるとすごい熱を感じるというようなことがあります。

## 熱性けいれんはたちがよい

熱性けいれんは一般にはたちのよいものです。熱性けいれん以外のけいれんでも、けいれん自体は十分や二十分続いたところで命にかかわることはなく、三時間を超えるとはじめて命をおびやかすことがあるといわれます。ただ、二十分以上もけいれんが続くと、知能に障害を残すことがあり、なるべく早くとめるにこしたことはありません。

しかし先ほどもふれましたように、普通五分ぐらいの間におさまってしまうので、まず心配はいらないのです。

だからひきつけが始まったらすぐ時計をみて、五分間は静かに見守っていることです。

五分たったら救急車を呼ぶか自分で病院へ行くか、とにかく行動を始めるべきです。こういうことを今読んでおいても、いざという時にはそんなふうにいかないかもしれませんが、いちおう記憶しておいてください。

## 熱性けいれんとてんかん

さて、熱性けいれんは一般にたちのよいものといいました。しかし、ひきつけたこどものお母さんが心配するのはやはり、「これはてんかんではないか」ということです。将来どういうコースをたどるかが気になるのです。

熱性けいれんがてんかんの一種なのか、ちがうものかについてはいろいろ議論のあるところだということもすでにお話ししました。

しかし、てんかんの一種だとしたところで、それはたいしたことではありません。大半の熱性けいれんは大きくなってひどいてんかんになったりすることはなく、六歳ぐらいまでの間に何回か、高熱とともに短いけいれんを起こすだけで、それ以外はなにごともなく終わってしまうのです。

## たちのよいことの条件

ですから、先のことを心配しなくてもよい「たちのよい熱性けいれん」というのはどんな条件をみたすものか紹介しておきましょう。

次のような形のものがたちのよいものといわれています。

1　けいれんの続いた時間が十五分以下。

2　最初のけいれんが起きた年齢が生後六ヵ月から四歳までの間。

3　同じ日に二度以上けいれん発作をくり返さない。

4　からだの右半分だけがけいれんしたとか、逆に左半分だけがけいれんしたとかという形でなく、左右対称にけいれんが起こった。

5　発熱は三十八度五分以上。

これらの基準は、脳波をとった方がよいかどうかという時の判断基準にもなります。

## 脳波の検査

「脳波の検査は必要でしょうか」と質問するお母さんはたくさんいます。その返事が、わたしたち、臨床医の間でさえきちんと統一されているともいえないので、ここであえて基準を紹介しておいたのです。

これら五つの基準をみたさないものは要注意で、脳波を含む精密検査を考えた方がよいでしょう。ただ、一日に三度も四度もけいれんを起こしたという場合でも、脳波は正常であることが多いのであまり心配しないでくださいね。こうした基準の他に、家族にてんかんの人がいる場合とか、熱性けいれんを起こしたこどもが、生まれた時（分娩時）になにか事故があったというような場合なども脳波をとっておくのがよいでしょう。

年に四回以上ひきつけるというのは、かなり頻繁ということで、この場合も脳波検査の必要がありますし、七歳を過ぎても熱性けいれんがあるという時も、脳波検査の対象ということになっています。

### 脳波の異常

さて、脳波に異常が出た場合にどうするかということです。「わたしのこどもは脳波がおかしいのでずっと薬をのんでいるんですが大丈夫でしょうか」といった質問もたいへん多いものです。このことについては次の「てんかん」のところでまとめてお話しすることにしましょう。

### ひきつけた時の処置

最後に、ひきつけた時に皆さんがすべきことをお話ししておきます。静かにねかせ、衣服はゆるめ、顔は横に向けて口の中の唾液はガーゼでふきとって、後はじっとみています。わりばしなどをかませるのはよくないようです。舌をかむことはほとんどないといってよいし、まれにかむ場合も発作のはじめにすでにかんでしまうので後からなにか口に入れても無駄というわけなのです。

### ひきつけ予防のための薬

次に「ひきつけの予防」についてお話しします。

ひきつけというものは再発しやすいのが特徴といえます。一度ひきつけを起こしたこどもの三割くらいは再発する可能性があります。

どういう場合再発しやすいのでしょうか。

まずはじめてひきつけた年齢が小さいほど再発の率が高いといわれます。生後九ヵ月から十三ヵ月までに初発した場合は五十％が再発し、十四～三十五ヵ月では三十％、三歳以後に初発した場合はぐっと低くなって十五％が再発するといわれます。また男の子より女の子の方が再発する率が高く、父、母、祖父母などにひきつけの経験を持つ人がいる場合、再発の率が高くなります。

中には一度だけでなく何度も再発するこどももいます。再発したこども全体のうち一回だけ起こしたのは十八％、二～三回起こしたのが四十％、四～九回が二十九％、十回以上が十二％だったという調査もあります。

十回以上もひきつけるこどももかなりいるわけで、いくらひきつけを見なれたといってもお母さんやお父さんはやっぱりそのたびに不安になるでしょう。

そこで、ひきつけを予防する方法が考えられ、次のようなやり方をすることになりました。「熱の出はじめにけいれん予防薬をのませたりお尻から入れたりする」という方法です。

## 抗けいれん薬

ひきつけは熱が上がり切ってから起こることは少なく、急に上がる時に起こることが多いので、熱の出はじめに予防策をこうじなくてはいけません。

そこで体温を測って三十七・五度以上あったらすぐ抗けいれん薬を使うのです。

抗けいれん薬はシロップ、座薬などがありますが座薬が使われることが多くなっています。

そして八時間後に体温を測ってまだ三十八度以上だったらもう一度薬を使います。このように二回薬を使うことで、発熱後四十八時間くらいの間、ひきつけを予防できます。ひきつけは発熱後四十八時間以内に起こるものがほとんどなので、その間予防できればひきつけを予防できたということになるのです。

ただ、三十七・五度ぐらいの熱をこどもはしょっちゅう出しますね。そのたびに予防薬を使うのは面倒なことです。ひんぱんに予防薬を使っても特に心配な副作用が起こることもないのですが、でもあまり何回も使うのはいやだというお母さんもいます。また予防薬は鎮静作用があるので、夜使ったら翌日も一日ボーッとしていたというようなことも起こり得ます。また鎮静作用以外に興奮させるという逆の作用を起こすこともあって「こどもがはしゃいで気味悪かった」と話すお母さんもいます。

前にもいいましたように熱性けいれんはなんの後遺症を残すわけでもなく、何回起ころうと心配ないことはたしかです。「けいれん予防薬を使う意味は親の気休めのためであって医学的に見れば使う必要はない」という意見もあってわたしも同意します。

わたし自身は、二度ひきつけをくり返したこどもについて、お母さんやお父さんが「予防薬を使いたい」と希望すればお薬を出すことにしています。

予防薬を使う場合、なん歳ぐらいになるまで使うのかと聞かれることもありますが、わたしは六歳になるまで使うということにしています。六歳をすぎるとひきつけを起こすことがぐーんと少なくなるからです。

## てんかん

### 脳波が診断の決め手

次に「てんかん」についてお話しします。てんかんという病気は脳波が診断の決め手になるので、わたしの診療所のように脳波検査の設備がないところでは扱うことができません。てんかんの疑いのあるこどもは、しかるべき専門の医療機関に診察を依頼することになります。

ですから、わたしなども、てんかんについてはしろうとに近いわけで、皆さんに教えるというより、皆さんといっしょに勉強するという形になります。（これこそ、この本の本来の姿なのですが。）

てんかんはかなりありふれた病気ですし、治療のための薬などもどんどんふえてきてよくなる率も多くなっているのですが、小児科医なら誰でも扱えるというほど簡単な病気でもないのです。

まず、「てんかんってどういう病気？」という疑問に答えてみましょう。

国際的に認められている定義というのは次のようにむずかしいものとなります。

「てんかんはさまざまな原因で起きる慢性脳疾患で、その特徴は、脳内ニューロンの過度な放電に由来する反復性の発作であり、多種多様な臨床および検査所見を随伴する」

どうです、すごいでしょう。もうこんなのみたらいやになったから、先を読むのはやめるなんていわないでください。

なんでもいいからこの定義をじっくり眺めてみてください。なにかわかってきませんか。

てんかんが「慢性の脳の病気」であること、「発作がくり返し起こる」ということが特徴であること、「発作の症状はいろいろある」ことなどがわかってきませんか。

これだけわかればじゅうぶんといってよいでしょう。

## からだの中で発生する電気

「脳内ニューロンの過度な放電」というのがちょっとすごいんですよね。

わたしたちのからだの中で電気が発生しているのはごぞんじですか。電気が発生しているのは別に電気ナマズや電気ウナギにかぎったことではありません。

脳波をとっているところをみたことがある方は多くはないでしょうが、心電図の方はみたことのある方が多いと思います。胸や手足にコードをいっぱいくっつけられ、はじめてみる人には恐ろしい光景だろうと思います。以前にこども同伴で来院したお母さんが心電図をとることになったケースがありました。横でコードにつながれるお母さんをみていたこどもがわたしに向かって「お母さん、殺しちゃうの」と憤然としていったものです。わたしはびっくりした後笑ってしまいましたが、このチビちゃんの疑問は正しいもので笑ったりしてはいけないでしょう。大人だってはじめて心電図をとることになると「これは、感電してしまうのではないか」と怖い思いをするのがあたりまえのはずで、ただ「感電しないかなどと質問すると笑われるのではないか」と考えて黙っているということが多いのではないかと思うのです。

## 脳波とは

心電図や脳波は外からからだの中へ電気を流すのではなく、人間のからだの中に発生している電気を記録しているのです。

脳には神経細胞という細胞がたくさんつまっています。その数は、百四十億なんていう天文学的な数字といわれます。そしてこれらの細胞はそれぞれが常に活動を続けているわけです。神経細胞が活動することによって発生する電気を記録しているのが脳波です。前にあげた定義の中に出てきたニューロンというのは、この神経細胞のことです。

脳波をとってみると、眠っている時も神経細胞は活動していることがわかりますが、目ざめている時とは活動のしかたがちがうことも確かめられます。それは記録する紙の上に描かれた波の形がちがうことでわかるのです。

### こどもと大人では脳波の形がちがう

赤ちゃんと大人では波の形がちがいます。

だから、大人の脳波ばかりみているお医者さんが、こどもの脳波を読んだりすると読み誤ることもあるのです。わたしなどは心電図はなんとか読めますが、脳波の方はむずかしくてとても読めません。がんばって勉強すれば読めるようになるはずですが、心電図よりずっと時間がかかりそうなので敬遠してしまうのです。だから、脳波を読んでもらう場合には、こどもの脳波の場合なら、こどもの脳波をたくさんみなれているお医者さんに読んでもらう方がいいと思います。念のため。

### 原因と症状

さて、もう一度定義にもどりましょう。てんかんというのは、この神経細胞からの電気の発生のしかたに異常が起こり、急に強い電気が発生するというようなことをくり返し起こす状態といえるわけです。なんというか、脳の中で時々ショートするなんていってもよいでしょうか。こういう現象はいろいろな原因で起こります。また、そうした異常な電気の発生によって起こる症状というのがまたいろいろあるのです。

てんかんというといきなりバタンとひっくり返って、からだをがたがたさせ口から泡をふくものと決めてかかっている人が多いようですが、これはてんかんのうちでも「大発作」といわれる種類のもので、この他にいろいろな形のものがあります。ある病気がいつでも同じ形の症状を起こすということはほとんどないといってよいでしょう。それなのに一つのパターンしかないように決めてかかると、これが偏見を生むもとになりますのでご用心、ご用心！

それではてんかんにはどんな種類のものがあるかということから始めます。

## てんかんの種類

ひとくちにてんかんといってもいろいろな種類のものがあります。いろいろな形をとるけれども、それらに共通なのは、脳の神経細胞での異常放電によって起こっているということ、そのへんについてはお話ししたところです。

さて、いろいろな種類がある中で、ここではそのうちの代表的なもの、大発作、小発作、精神運動発作、点頭てんかんなどをとりあげてみましょう。

### 大発作

まず大発作、これがふつう皆さんが「てんかんとはこういうもの」と思われているものに当たります。いきなりからだ全体がつっぱったかと思うとバタンと倒れ意識を失います。そして全身がつっぱっている状態がしばらく続いた後、今度はがくがくとからだを動かす形のけいれんが起こるのです。その経過は一分から三分ぐらいです。こういう形のものを大発作と呼びます。

### 小発作

さて次は小発作です。これはからだがつっぱるのではありません。ほんの数秒の間意識を失うという形の発作です。

　わたしは学生のころ、めちゃくちゃに麻雀をやっていた時期がありました。麻雀をやっているとクラスメート以外に雀荘（これは麻雀屋さんのことです）でだけおつき合いをする友だちができます。そんな麻雀友だちの一人に、麻雀をやっているさいちゅう、しばらく手をとめてなにもしなくなってしまう人がいました。どうしたのかなと思い、「早くやれよ」と催促しようかなと思っていると、はっと気がついたように次の動作にうつるのです。変だなと思っていましたが、これが小発作というてんかんであることを後で知りました。

　ほんの五秒か十秒、意識を失ってしまうのです。立っていて発作が起こっても倒れることはなく、立ったままで意識を失っています。しゃべっている途中で発作が起こりますと、しばらくおしゃべりは中断し、数秒してから前の続きをしゃべります。これが小発作です。

## 精神運動発作

　次は精神運動発作です。これはまた変わった発作です。この発作は、意識が低下してなんとなくぼうっとしたまま、口をぴちゃぴちゃいわせたり、ものをのみこんでいるような仕草をするというのがもっともよくみられる形です。他に服を脱いだり顔をかいたりするとか、急に走り出したりするなんていうのもあります。こういうふうに動作にあらわれるものでなくて、急にあたりのものがみんな大きくみえるようになってしまうとか、反対にみんな小さくみえてしまう、あるいは雲の中を歩いているような気分になるというような発作もあります。

急にあたりのものが全部小さくみえてそれが一、二分続くとまたちゃんともとにもどるなんていう、そんな形の発作です。

## 点頭てんかん

さて、その次が点頭てんかんです。これは今あげた大発作、小発作、精神運動発作といった、薬で治療しやすいものとちがって、ちょっとたいへんな発作です。

この発作は、生後四ヵ月から七ヵ月の間ぐらいに始まることが多く、二歳以後に起こることはきわめてまれです。

点頭というのは、『広辞苑』では「うなずくこと」と書かれています。頭をかくんと前のめりにする、うなずくような形をします。両腕は振りあげたような形をとります。一回の発作の時間は、ほんの数秒です。しかしこの場合は、一日に何十回もくり返し起こるというような形をとります。

これは専門的には「シリーズを形成する」といわれます。

## 「ウエスト症候群」と「レンノクス症候群」

点頭てんかんはウエスト症候群ともいわれますが、このウエスト症候群ともう一つレンノクス症候群と呼ばれる形があって、これらはもっともなおりにくい形なのです。レンノクス症候群について説明し始めるとたいへんなので（というのはいろいろな発作の形があるものですから）、ここでは省略しますが、これは点頭てんかん＝ウエスト症候群が乳児期におこるのとちがって一歳から六歳ぐらいの間に発病するのがほとんどです。

さて、なおりにくいものについてちょっとくわしくふれたので、なにか、てんかん全体が悲劇的にみられてしまいそうで心配です。

「てんかん」という病名は、漢方医学に語源があるのですが、なにかいやなひびきを持つようになってしまっているようです。

「てんかん」という病名自体が一人歩きして、不吉なイメージを作ってしまうのではないでしょうか。「あなたのお子さんはてんかんです」といわれると、たいていのお父さんお母さんはびっくり仰天してしまうようです。

それで一時期、「てんかん」という病名をやめて「けいれん体質」と呼ぼうじゃないかなんていわれたこともありました。しかし言葉をかえればすむというようなものではないのです。つまり、病気の本当の姿をみんながよく理解することが必要なんですよね。

## 病気への正しい理解を

とにかく、てんかん一般についていえば、よくなるものが多いのです。治療をする期間や経過をみる期間は長いけれど、そんなに心配しなくてよいのが普通です。

ついでに、てんかんについて一般に持たれていると思われる偏見のうちいくつかにふれておきましょう。

## てんかんと遺伝

てんかんはすべて遺伝すると思っている人がいます。確かに一部、遺伝性が強いと考えられている種類もありますが、多くは遺伝性が認められません。

## てんかんと運動

てんかんのこどもは運動はいっさいしてはいけないのだというふうに考えている人もいるようです。てんかんのこどもの水泳を禁じている学校がまだ多いようです。しかし水泳についていえば、水泳中に発作を起こすことはきわめてまれといわれています。だから、ひんぱんに発作を起こしているようなこどもを除けば泳がせてやりたいものです。

成人してからの問題としては、例えば就職の時などに自分がてんかんであることを告げると会社側がびっくりして採用をとりけすなどということがあるようです。もっとも、一般に入社試験の時の身体検査というのはひどいのが多くて、それも大企業ほどちょっとした所見が出ると採用しない、というような無茶をすることがあるようです。

わたしの知っている娘さんは尿に蛋白が出たということだけで、一流銀行をはねられてしまいました。彼女の蛋白尿は病気ではなくてむしろ体質的なものといってよいものなのに、とにかく蛋白が出るということで、その先をくわしく確かめないで切りすてるのです。蛋白が出るだけでさえこうですから、「いわんや、てんかんにおいてをや」というわけです。

こういうのは今すぐ改められるべき悪しき習慣です。てんかんの人でもたいていの職業につくことができるのです。

## 治　療

### 発作をとめる治療

さて、最後は治療の問題です。大発作や小発作では、発作の回数がうんと少なければ知能障害などを起こすことはありません。いや、小発作などですと、かなり発作の回数が多くてもそうした障害は起きてきません。

発作をとめるための治療は、発作がたびたび起こることが本人にとって不愉快であったり、あるいはそれによって事故が起こる危険性があったりする場合に、そのための処置として行なわれます。また、大発作や精神運動発作では発作の回数が多いと知能障害などを起こしてくる危険もあるのでこの防止のためにも行なわれます。

それから、発作が短い間隔でくり返し何度も起こって、その発作と発作の間もじゅうぶん正常な意識状態にもどらない場合や、一回の発作がなかなかとまらなくなって、一時間以上にもなってしまうような場合を「けいれん重積(じゅうせき)」と呼びますが、こういうことになると生命にも危険が及びます。また、この重積の後遺症として知能障害や手足の麻痺などを残すこともあります。

ですからこの重積状態はなんとしても防がねばならず、そのためにも治療をします。

### 治療薬

治療薬は最近はたくさんあります。副作用に対する配慮もだんだんきちんとされるようになってきています。なにしろ長期に薬をのむことになるのでいやがるお父さんお母さんが多いのですが、正確にてんかんの診断がついたらきちんと薬をのむべきでしょう。点頭てんかんのように、いろいろな薬を使ってもそれに抵抗し知能障害を残すことが多いといった、現代医学の手のじゅうぶん及ばないものもありますが、多くのものは薬でコントロールできます。

## 薬をのむ期間

いつまで薬をのむかということですが、三年間一度も発作が起きないという状況が得られたらやめてもよいだろうといわれます。つまり、最後の発作から三年間のんでおけば、再発が少ないということで、これは日本の文献でもアメリカの文献でも一致しているところです。

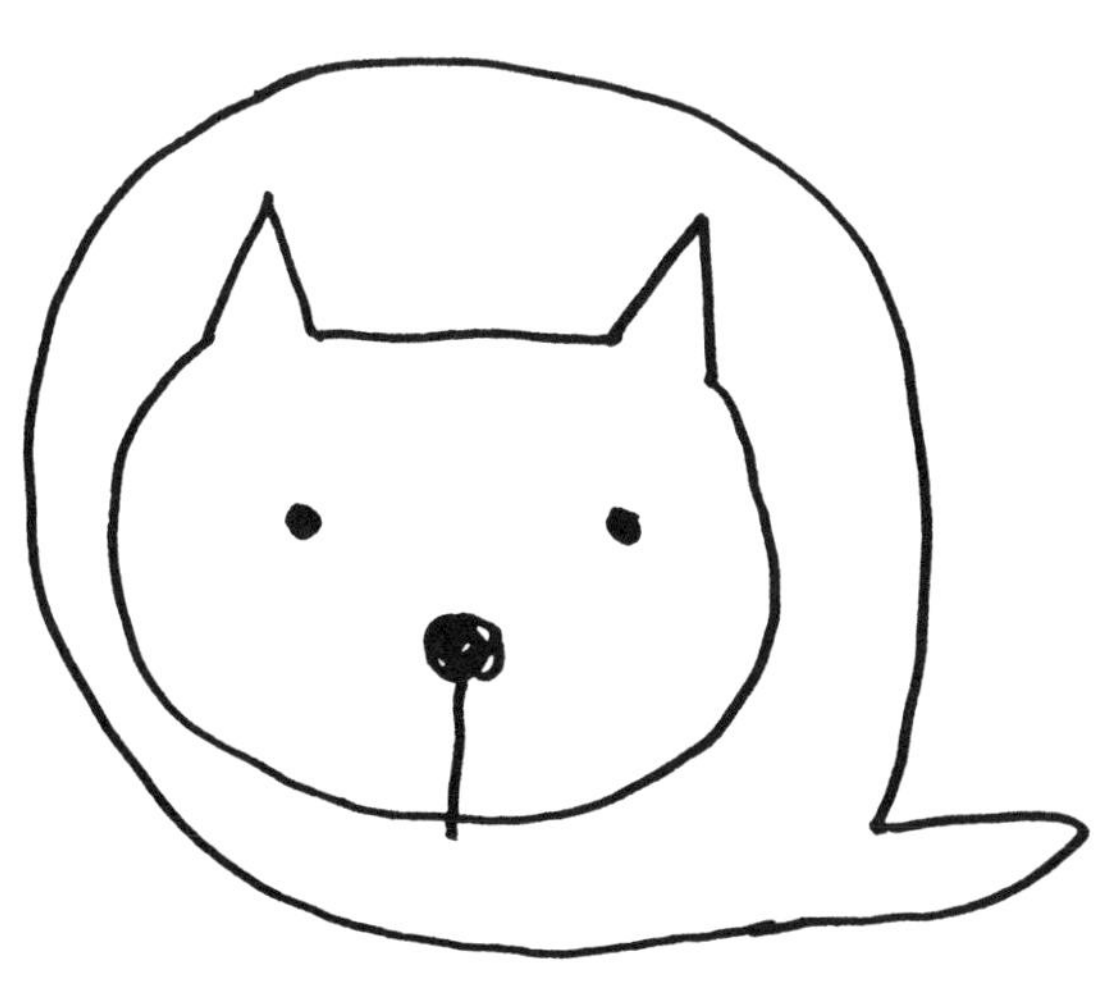

# 耳の病気

## 中耳炎

中耳炎はこどもにとても多い病気です。そこで、特にとりあげてお話ししておくことにしました。

耳の病気についてわかるにはある程度の解剖学の知識があった方がよいでしょう。

### 耳の構造と機能

次頁の図を見てください。耳といいますと、ほっぺの後ろにある貝がらのような形をしたものだけを想像しますが、実は奥の方まで耳はあって、外耳、中耳、内耳からできあがっているわけです。まず外耳道があります。耳あかをとる時のぞいてみますと、外耳道がまっすぐでかなり奥までみえる人もいます。でもつき当たりにある鼓膜(こまく)まで見通せるということは、まずありません。耳鏡(じきょう)という道具を使えば鼓膜をみることができます。鼓膜が外耳と中耳の境界でこの後ろには鼓室という空間があります。この鼓室の中には耳小骨(じしょうこつ)という三つの小さな骨がありますが、図に書

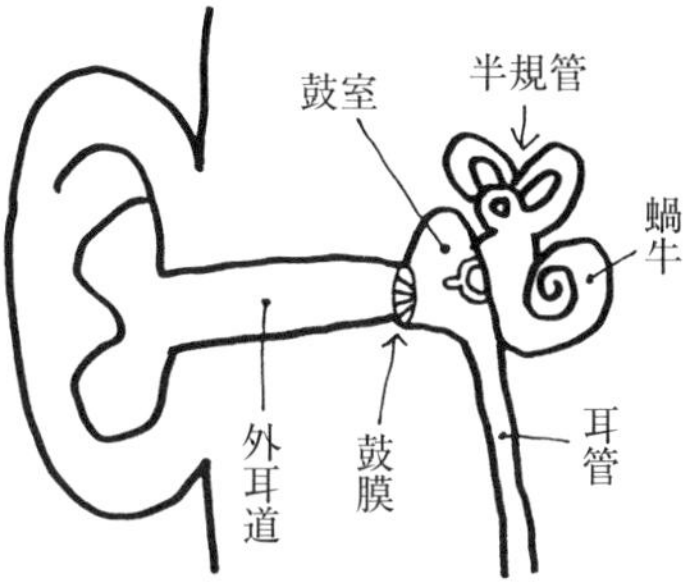

き入れるとごちゃごちゃしますので図では省略しました。鼓室はのどとつながっています。鼓室とのどをつなぐものが耳管で、この存在は、例えば口を閉じてつばをのみこむようにしてみると鼓膜が動くのを感じとることができるといったことでわかります。この耳管が中耳炎が起こる原因を理解する決め手となりますが後に回しましょう。鼓室、耳小骨、耳管などが中耳を構成します。中耳の奥に内耳があり、ここにはカタツムリに似た蝸牛（かぎゅう）、管楽器をおもわせる半規管などがあります。

音が聞こえるには、まず音によって鼓膜が振動しこの振動が鼓室の中の耳小骨に伝えられ、さらにその蝸牛の中にある液体を動かし、そしてその振動が神経を伝わって脳へ伝えられるということになります。一方、半規管などはからだの平衡感覚などをつかさどっていて、これらの器官の調子がおかしくなるとめまいなどの現象が起きてきます。

## 中耳炎が起こる原因

さて、中耳炎がどうして起こるかです。

図でみますと、ちょうどのどと鼻との合流する部分の外側の壁に当たるところに耳管が開いています。この図は断面図ですから、耳管咽頭口（じかんいんとうこう）は向こう側のつき当たりにあるわけで宙に浮いているのではないことをご理解ください。

## 細菌やウイルスが繁殖する場所

さて、この部分は口と鼻から吸いこまれた細菌やウイルスが繁殖する場所です。ここでウイルスや細菌が繁殖し、人間の抵抗力にうち勝ちますと、のどがかぜになるわけです。

ウイルスや細菌が耳管へ入りこみ中耳まで行ってそこで繁殖すれば中耳炎となります。中耳へウイルスや細菌

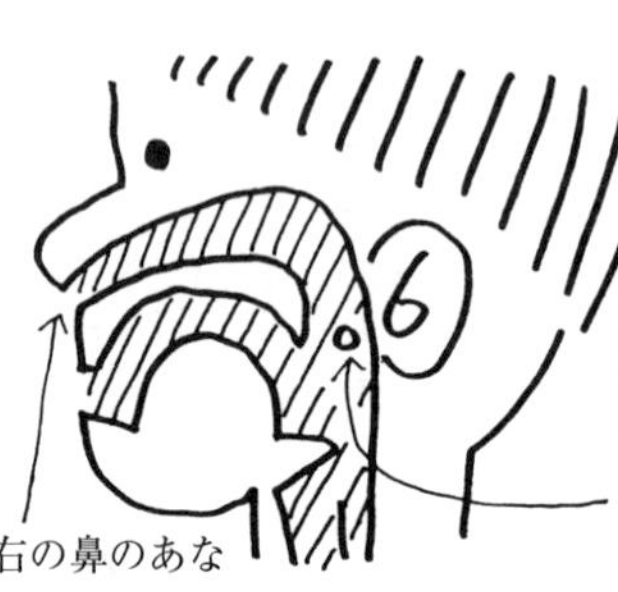


が入りこむ道筋としては外耳からという経路もあるわけですが、しかしこれはきわめて少なく、たいていは耳管からであるといわれます。

## 化膿性中耳炎と滲出性中耳炎

また、ウイルスでも中耳炎は起こりますが、たいていは細菌によるもののようです。細菌で起こった中耳炎では中耳に細菌を含んだ液体（うみ）がたまりますが、この他に、細菌を含まない液体がたまることもあります。これが滲出（しんしゅつ）性中耳炎と呼ばれるもので、最近ふえてきたといわれているのです。

ここでちょっとまとめておきますと、中耳炎には細菌による中耳炎（化膿（かのう）性中耳炎）と細菌が原因ではない滲出性中耳炎の二種類あるということです。しかし、最新の情報では、細菌がないと思われる場合でもよく調べると細菌はあって、だから

細菌性中耳炎と滲出性中耳炎というふうにはっきり分けられないという説もあります。むずかしいですね。

## 中耳炎にかかりやすい年齢

中耳炎は圧倒的にこどもに多い病気です。何歳ぐらいに多いかといいますと、一、二歳がもっとも多いという報告や、五歳ごろが最多で学校に入るころからしだいにへってくるという報告などがあります。

外国の医学書をみますと、百人のこどものうち少なくとも五人が十歳までに一度は中耳炎にかかり、その五人のうちの一人は二度以上かかると書かれています。また一歳以前に中耳炎にかかったこどもは、その後何度かくり返し中耳炎にかかる率が高いとも書かれています。

## 中耳炎の症状

中耳炎の症状としては、耳の痛み、耳のはれあがった感じ、発熱、耳鳴りなどがありますが、乳幼児の場合は痛みを訴えることは少ないのです。特に一歳以下の赤ちゃんなど、自分で「耳が痛い」なんていうわけありません。

なにかやたらにぐずっている、よく泣くといった場合には中耳炎ではないかと疑っておくことが必要になります。

こんな時、しきりに手を耳にやったり、頭を振ったりしているというようなことがあれば、それは中耳炎ではないかと疑うよいヒントになります。

しかし、熱が出ていて機嫌が悪く、吐いたり下痢したりしていて、かぜだろうか消化不良だろうかなどと思っていると、二、三日して急に熱が下がり機嫌がよくなった、これでなおったのかと安心していたら耳からうみが出てきたといった経過をとることがしばしばあります。

鼓膜の内側にうみがたまっている間は鼓膜が圧迫されて痛いのですが、それがすすんでついに鼓膜が破れると痛みはなくなり気分もよくなるのです。破れた鼓膜から流れ出したうみが耳から出てくるというわけです。これは皮膚にできたおできのことを考えるとよくわかります。おできは、自然につぶれてうみが出てしまえばすっかり楽になりますね。

うまく鼓膜が破れてくれればそれですっきりするのですが、いつまでも鼓膜の奥にうみがたまり続けていることがあり、こういう場合は炎症はまわりにひろがっていくこともあります。ですから鼓室内の炎症は治療しなければなりません。

細菌性の中耳炎に対しては抗生物質が有力な武器となります。抗生物質を使い、時には鼓膜を切開するという方法を使うことで、細菌性の中耳炎の治療はうんと楽になってきています。

### 滲出性中耳炎の原因

一方、滲出性中耳炎の方はやっかいです。この中耳炎の原因はよくわかっていません。アレルギーがかかわっているという説は有力です。湿疹のできやすいこどもなどに多いという実感はわたしにもあります。そして、のどのゼロゼロや湿疹と同じように年齢がすすむにつれてよくなり、学校へ行くころになるとかからなくなるこどもが多いということも確かです。しかし、アレルギー説にも賛否がありけっして確定したものではないようです。プールに使用される塩素が原因でふえているのではないかという説が新聞にのったこともありましたが、その時、友人の耳鼻科の女医さんに問い合わせたところ、「それはどうかな。わたしは関係ないと思うけど」という答えが返ってきました。喘息やアトピー性皮膚炎やら鼻アレルギーやら、アレルギーの関与する病気がふえているのも、わたしはけっして単一なものによるものではなく、環境の様々な悪化が重なって原因になっているように思いますが、滲出性中耳炎もまたそうなのではないでしょうか。

## こどもに多い理由

中耳炎はこどもに圧倒的に多い病気だと先ほどお話ししました。どうしてこどもに多いかといいますと、それにはいくつかの理由があるようです。

一つは耳管の構造です。耳管については前に図を使って説明しましたが、鼻、のどと耳とを連絡している管です。この管が、こどもの場合、太くて短く、おまけに水平に走っているものですから、鼻やのどにくっついたウイルスや細菌は簡単に耳の方まで行ってしまうのです。

## ミルクののませ方と中耳炎

耳管の構造にふれたついでに、赤ちゃんのミルクののませ方と中耳炎の関係についてちょっとお話ししておきましょう。母乳の赤ちゃんと人工栄養の赤ちゃんとでは、人工栄養の赤ちゃんの方が中耳炎にかかりやすいという報告があります。これは、ミルクよりも母乳の方が免疫（からだの抵抗力）に役だつ物質が含まれているということもあるでしょうが、もう一つ、のませる時の姿勢に差があるからだというのです。母乳の場合は赤ちゃんは抱かれてお乳をのみますから頭は垂直になっています。ところが人工栄養の場合はしばしば横になった位置でのまされることがあります。この場合、頭は水平になっているわけで、こういう位置だと短く水平な耳管を通ってミルクが口から耳の方へ入ってしまうということなのです。

ミルクが耳の中へ入れば、それは腐敗することもあります。腐敗するというのは、古いミルクの中に細菌が繁殖するということで、それが中耳炎をひき起こすことがあるというのは当然考えられます。ですから人工栄養の場合も、ミルクをあげる時はなるべく抱いてのませたいものです。

さて、耳管の構造のちがいの他、こどもではまだ大人ほどじゅうぶんに免疫の力がついていず、感染に弱いということがあります。免疫の力も成長するにしたがってしだいに強くなっていきます。

さらに、こどもでは扁桃が大きくて、ここに細菌やウイルスがつきやすいのです。扁桃（へんとう）（以前は扁桃腺と呼ばれましたが、今、わたしたち医者は腺の字をとって扁桃とよんでいます。でも一般にはまだ扁桃腺と呼ばれることが多いですね）といいますと、普通、口を開けた時にみえる左右一対のくるみのような形をしたものだけに思いがちですが、その他にもいろいろあります。鼻とのどの間にあるものはアデノイドと呼ばれますがこれも扁桃の一つです。これらの扁桃は、鼻や口を通して入ってくる細菌やウイルスなどをここにとりこんで、やっつけてしまうことが役目なのですが、こどもの場合は、抵抗力がじゅうぶんできていないために、ウイルスや細菌を完全に抑えこむことができず、ウイルスや細菌がそのまま いついてしまうことになりがちです。こどもが大人よりも扁桃炎にかかりやすいのもそうしたためです。

さてこのように、こどもでは中耳炎を起こしやすい条件がそろっているものですから、一年のうちに五回も中耳炎を起こしたとか、極端な場合は十回もかかったなどということも起こりうるのです。

そしていったん中耳炎にかかればそのたびに治療しなければいけないということになります。

## 治療の方法

治療は鼓膜を切開してたまっている液体を出したり、抗生物質をのんだりするという方法が普通です。

中耳炎の場合、ほうっておいて自然になおることもあるのですが、その間耐えがたい痛みが起きたり、耳の聞こえが悪くなったりしてこどもがつらい思いをすることもありますし、なおらないで慢性化してしまうこともあるので、「自然治癒の可能性にかけて治療しない」というのは正しい方法ではないでしょう。

抗生物質の登場で、これをのんでいればなおるというケースも多いのですが、その乱用のために滲出性中耳炎がふえているという説もあり、やたらに薬を使わず鼓膜切開などの方法をじょうずにとり入れるべきともいわれます。

鼓膜を切開したり、あるいは自然に鼓膜が破れてうみが出たりというようなことで、鼓膜に穴があいても大丈夫かという心配が起こるのは当然でしょうが、こうしたケースでの鼓膜の穴というものは数日でふさがってしまいますから心配ありません。例えば足におできができて、それが破れてうみが出たり、あるいはメスを入れてうみを出したりした場合、その傷口が開きっぱなしで閉じなくなってしまったといったことがないのと同じです。

### 慢性中耳炎の場合

ただ慢性中耳炎などの場合、鼓膜に大きな穴が開きっぱなしになってとてもふさがる見込みのないような時には、手術をして鼓膜のはりかえをしなければならないこともあります。

しかし鼓膜切開のように小さな切り口をつけるといったことをくり返しても後に障害を残すというようなことはありません。

### 中耳炎による難聴の場合

難聴についても、急性中耳炎をくり返してそのたびに難聴になるといった場合は、そのつど治療によって回復しますから心配はいらないでしょう。しかし、慢性の中耳炎になって、大量のうみがたまり続け治療によって除去できないとか、真珠腫と呼ばれる白い固まりができてしまっていますと、周囲の骨が破壊されるというようなことさえ起こり、こういう場合は手術によって完全になおさないと難聴も続くということになります。

耳鼻科のお医者さんにも、聴力検査をきちんとやってくださる方と、聴力検査をあまりなさらない方があるようですが、検査をしてその結果によって治療法を考えるというやり方をされるお医者さんを選んだ方がよいと思います。

中耳炎になりやすいこどもは鼻アレルギーや、扁桃肥大を伴っているケースが多く、こういう場合、成長していくことによって中耳炎にはかかりにくくなると思います。

## 扁桃をとることは賛否両論

皮膚の鍛練といったことでかかりにくくなることもあるかもしれませんが、それほど期待できません。扁桃（ここでもアデノイドを含みます）をとってしまうといった手術で、かかりにくくなる場合もあるようですが、この方法には賛否両論がありますので、主治医とじゅうぶん話し合ってから慎重に、ということにして軽々しく手術にふみ切らない方がよいように思われます。

# くり返し病

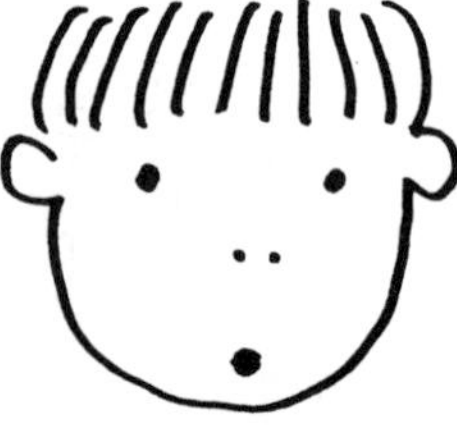

こどもたちの間に「こころの病気」がふえているとよくいわれるこのごろです。

なんだか世の中すべての人が生まれた時から死ぬまで競争し続けているような社会になって、エリートとして生きていくには生まれてすぐから早期教育をしなければ、なんていわれる状態ではこどもとして生きていくのだってたいへんです。

受験教育の余波が幼児教育にまで及んでいるのですから。

こどもたちの健康づくりも体力づくりも、受験競争に勝ちぬくための手段として考えられるようではこどもたちのこころが病んでいくのも当然のことでしょう。

幼稚園や保育園、学校などが管理的になって、こどもにとって住み心地のよくないところになりますと、こどもたちは敏感に反応します。

ストレスを発散させるのにお酒をあおるとか、かけ事でうさを忘れるなんてことはこどもにはできません。こどもたちにはストレスを発散させる方法がないのです。めちゃくちゃにいたずらをしたりしてストレスを解消しているこどももいますが、そういうふうにふるまえないこどももたくさんいます。

そうしたこどもたちが、おなかが痛いとか足が痛いとか訴えるのです。おしっこがやたら近くなるこどももいれば、熱を出し続けるこどももいます。

自分の悩みをうまくいい表わせないこどもたちがこういう症状を起こすことが少なくないのです。

そして確かにこうした症状を表わすこどもはふえています。それはやはり今の社会がこどもたちに住みにくい社会であり、そしてその程度は日に日に増しているのだと考えねばならないでしょう。

そこでここでは、おなかが痛い、足が痛い、頭が痛いとくり返し訴えるこどものことをとりあげて、こどもたちのこころの病気を考える手がかりにしていこうと思います。

この「くり返し病」は、わたしがたいへん関心を持っているものなので、そのお話をするということになると、ついはりきってしまうのです。

そもそも……なんていうとちょっと大げさですが「くり返し病」という命名はわたしがしたもので、まだ世間では全然使われていませんが、いずれ陽(ひ)の目をみることもあるのではないかとひそかに期待しているんです。

ところで、とにかく多いのです。しょっちゅうおなかが痛いという子、よく吐く子、足が痛いとくり返しいう子、こういうこどもがわたしの診察室を訪れることが。その数は年々ふえてきているように思いますが、どうもわたしは都会のこどもしかみていないのでひょっとすると都会でだけの現象かもしれず、そうだとしたらまだちょっと安心できるのですがね。

## 心理的原因が多い

わたしのみるところ、こういうこどもがふえつつあるのは、こどもが遊び場を奪われたり、小さいうちからおけいこごとだの塾だのと追いまくられて、それこそストレスだらけの中で生活させられるようになってきている、そんなせいではないかと思うのです。だから、田舎ではまだたくましいこどもが圧倒的に多いという状態が残っていて、こんな傾向はないのかもしれないと、期待をかけもするのですが、しかしもはや田舎と都会の差がなくなりつつあるこのごろ、そう楽観もできないような気もするのです。

ずばりといいましょう。頭だの、腹だの、手足だのが痛いとくり返しいうこどもの大半は、心理的な原因によるのです。

## 「臍疝痛」とは

こういうこどもに対して、古来、いろいろな病名がつけられました。くり返しおなかを痛がるこどもには「臍疝痛(さいせんつう)」なんていう病名がつけられました。これは、健康そうにみえるこどもが突然おなかを痛がり、時にはころげまわるほど痛がったりもするけれども、二、三十分もすればけろっとなおってしまってまた遊び出すなんていう形をとり、どこが痛いかと聞くとおへそのまわりをさすというものです。こういうことは、くり返し起こることが多く、時には毎晩夜中に痛いと騒いでまわりの者を不眠におとしいれるというようなこともあります。家族が驚いて救急車を呼んで病院へ連れていったりすると、翌日の晩からはよけいにひどくなるなんていうこともあります。

おなかを痛がるのは腸重積ではないかしら、いや胃潰瘍かもなんて心配してドキドキしながらこどもを連れてきたお母さんに、「これはなんでもありません。へそ疝痛です」なんていうと、お母さんはびっくりしたようなだまされたような顔をして、「そんなばかげた病名、うそでしょう」といいたそうにします。臍疝痛という名前はドイツ製で、アメリカなんかでは使わないようです。日本でもだんだんすたれていくのかもしれません。

### おなかを痛がる年齢

くり返しおなかを痛がるといったことの起こりやすい年齢は五歳から十三歳ぐらいまでで、特に九歳、十歳あたりがピークといわれます。アプリーというイギリスのお医者さんは千人の小・中学生を調べて十・八％に反復性腹痛があることを知りました。アプリーの他にも学童、生徒、学生を対象にして十％前後の反復性腹痛がみられたという報告がありますので、こども全体の一割といったところが妥当な数字ということになるでしょう。

一割というと、これはかなり多いといえます。こどもにとって反復性腹痛は、もはやありふれた症状ということになるでしょう。

腹痛の回数はほとんど毎日、あるいは週一、二回が多いという統計があります。ほとんど毎日という状態が何年も続いたりすることがあって、親の方もくたびれてしまうということもあります。

## 痛くなるのは朝と夜

おなかが痛くなるのは一日のうちでいつかというと、これも様々で、朝あるいは夜が多いようです。『日本小児科学大系』という本の中で反復性腹痛について書いている中村孝氏は、「自分のみている範囲では朝が多い」と記しています。わたし自身の経験では夜の方がいくらか多いような気がしています。痛みの続く時間は三十分ぐらいまでが多いようですが、中には一時間も二時間も痛がっている場合があって、それも転げまわるぐらい痛がるなんていうこともあるので、救急車のお世話になるといったこともしばしば起こります。

痛みが過ぎ去った後は、本当に台風一過の晴れやかな朝のごとく、まったくけろっとしてしまって、平気でごはんを食べ始めたりします。こういう様子をみていると、それまではらはらしてみていた家族はいやになってしまい、「ふざけているのではないか」とか「仮病(けびょう)ではないか」などと思ってしまうのですが、本人は本当に痛いのです。

## 反復性腹痛の原因

この反復性腹痛の原因についていろいろな説が出ました。大人で過敏性腸症候群といわれる病気があって、これは下痢と便秘をくり返したり、ときどき下腹部や左のわき腹が痛くなったりおなかがはったり、ゴロゴロいったりといろいろな症状を持っていて、「症状が多いのに別に病気がすすむ様子もなく長いこと同じような状態をくり返す」といった病気ですが、反復性腹痛はそのこども版であるという人もいます。

食物アレルギーによるといった説もありました。また、反復性腹痛のこどもの脳波をとってみると異常がみられることもあるということから「おなかのてんかん」といった説も出てきました。この脳波異常については一般にたいへんな誤解があって、脳波がおかしいといえばすぐ「てんかんあるいは脳の病気」というふうに思われがちです。しかし自律神経が敏感といわれる人では脳波に異常が出ることがあって、反復性腹痛でも脳波の異常は自律神経のせいだと考えた方がよいようです。

## 自律神経と脳波

自律神経という言葉もさかんに使われ「自律神経失調症」といった病名はかなり多くの人に知られています。これについては〝アレルギーの病気〟のところですでにお話ししましたので、そちらを読んでください。

→96頁参照

自律神経の過敏な人はナイーブな人といってよいと思いますが（わたしなんかもその一人で、とってもナイーブなんです）いろいろな症状を起こすことがあります。

学校や保育園で、ちょっと変わった行動をしたり変わった病気を持っているこどもがいると、「お母さん、脳波をとってきてください」とすすめる先生や保育士さんもおられるようですが、脳波というものはそんなにいろいろのことがわかる検査ではないし、また、他人にやたらにすすめたりするものでもないということをわかっておいていただきたいと思います。

だいいち、「脳波をとるように」といわれた側はかなりショックを受けるもので、相手の気持ちを考えずに脳波といった言葉を口にすると、それが後々たいへんな影響を残すこともあるものなのです。

というわけで、「おなかのてんかん」という言葉はわたしも使わない方がよいように思います。では、反復性の腹痛の原因はなにか、ということになるとむずかしいのですが、心理的なものが背景の一つになっていることは確かなのだろうと思われます。それから、反復性の腹痛や反復性の足の痛みについては、そういった病状を起こしやすいこどものタイプというものがあります。

## やっぱり心理的なものが要因

あるはっきりしたきっかけで腹痛が起こってくることがあります。幼稚園へ登園し始めて、しばらくして起こることもあります。おそらく、環境が変わったことでの緊張の反映でしょう。

登園がいやなのかもしれません。

赤ちゃんが生まれたということで、おにいちゃんやおねえちゃんの方がおなかが痛くなることもあります。やっぱり、赤ちゃんがうらやましかったり、軽いしっと心の気持ちが生まれたりするのでしょうね。おにいちゃんやおねえちゃんの方だけ集中的に遊んでやったり、ときどき膝に抱いてやったりすることで腹痛がなおってしまったりします。

## 複合して起こる症状

さて反復性の腹痛は、反復性の頭痛、反復性の足の痛みといったものとセットにして考えた方がよいとお話ししました。こころこまやかなこどもは、ストレスに弱いところがあって、いろいろな刺激によっていろいろな症状を現わします。恐ろしいこと、悲しいこと、気にかかること、不満、そうしたいろいろな心の動き、また様々な環境の変化などが、ナイーブなこどもに影響を及ぼし、おなかを痛くさせたり、足を痛くさせたりします。

先ほど登場したアプリーというお医者さんは、おなかをたびたび痛くするこどもを、大人になるまで追跡しました。そうするとこういうこどもたちは大きくなって胃潰瘍（いかいよう）にかかる率や頭痛持ちになる率が高いことがわかりました。

胃潰瘍という病気はごぞんじのことと思いますが、ストレスによって起こることの多いものです。潰瘍ができてはなおり、できてはなおりというふうにくり返す人もけっこういるのですが、これは反復性腹痛の大人版といってもよいでしょう。ナイーブな人だとちょっと心配事や悩み事があると胃の調子が変になり、ひどい場合は潰瘍になってしまったりするのです。

## 親に似るこどもの病気

小児科医はよく「こどもは大人を単に小型にしたものではない」といいます。こどもの病気と大人の病気はちがうのだから、大人を診察する時の要領をそのままこどもの場合に持ちこんではならないという戒めの言葉なのですが、しかし、こどもは大人に至る一つの過程であって、生まれ持った個性というものはそう変わるものでもありませんから、こどもは大人のひな型と考えることも必要になることがあります。

「こどもをみるには親をみろ」という言葉もありますが、反復性腹痛のこどものお父さんが胃潰瘍になった経験があったり、お母さんが頭痛持ちであったりすることはかなりみられ、面白いものです。

## 腹痛以外の「くり返し病」

腹痛以外にも、くり返し病と考えてよい症状はたくさんあります。

乗り物酔いをくり返すとか、めまいがするとよく訴えるとか、そんな症状です。また、こうしたくり返し起こる症状の間に、チックとかどもりとかいう症状がはさまって起こってくることもあります。

## めまい

「目がまわる」なんてことを小さなこどもがいうと、大人の方がびっくりしてしまって、ただならぬものを感じてしまいます。めまいなんてものは、大人だけが感じるはずのもので、こどもにこんな高級な症状が起こるはずがないと思ってしまうからです。でも、こどもにだってめまいはあります。めまいといっても、いろいろな感じがあって、まわりがくるくる回るという「ほんもののめまい」の他に、立ちくらみのようなふわっとする感じもめまいと表現されます。

くるくる回るという感じのめまいは耳に関係があることが多く、耳鼻科でみてもらう必要がありますが、ふわっとする感じは貧血や低血圧、その他内臓の疾患で起こることもあり、注意しなければなりません。しかし多くは「くり返し病」の一つの要素としてみられるような自律神経のバランスに由来すると考えられるものなのです。

## チックとどもり

チックというのは、やたらにまばたきをするというような症状としてみられることが多いものです。目をぱちぱちさせる、緊張するとぱちぱちがひどくなるといった症状です。首をふるとか鼻をならす、口をゆがめる、やたらに咳(せき)払いをするというような症状になることもあります。「みっともないからそんなことをするな」としかったりすると逆効果でひどくなります。まわりがうるさくいわず黙ってみていれば、いつのまにかなおってしまうことが多いものです。どもりの場合はある時突然どもり始めたりします。わが家の坊主もわたしに似てナイーブで、おなかが痛くなったり足が痛くなったり、いろいろな症状をみせてくれますが、ある時急にどもり始め、そのうちなんとなくなおってしまいました。

## 吐く

くり返し病と考えてよいものの中に、一般に自家中毒とか周期性嘔吐症とか呼ばれている状態があります。

これは、元気だったこどもがある日突然吐き始め、いったん吐き始めるとくり返しくり返し吐いてぐったりしてしまうという状態です。こういうことが一人のこどもに何度もくり返し起こるようになりますと、それが自家中毒とか周期性嘔吐症、あるいはアセトン血性嘔吐症など、いろいろな、ちょっと恐ろしげな名前で呼ばれるのです。

神経のこまかい、おやせの二歳から十歳ぐらいのこどもに起こりやすいといわれます。

わたしのようなプロになりますと（エヘン）、診察室に入ってきたこどもの姿形やものごしで、「あっ、これは周期性嘔吐症のこどもだな」、なんてわかったりするのですよ。真っ黒にひやけした筋骨りゅうりゅうたるこどもが周期性嘔吐症にかかるなんてことは、まずないのです。

さて、吐き続けているこどもにおしっこをさせてそのおしっこに魔法の紙（便利な試験紙ができているのです）を浸すと、おしっこの中に出てきているケトンという物質と反応して紙は紫色になりますから、それで診断を確認します。こういう場合は点滴という形でたくさんの水分を与えてやればたいていよくなります。

足の痛みについてはわざと後回しにしたのですが、これは少しくわしい説明が必要だからです。

## 足の痛みは夜出る

### じゅうぶん点検して原因不明の時は病院へ

「くり返し病」でみられる足の痛みは、夜に起こることが多いようです。腹痛と同じで、泣くほど痛がったりすることもあります。ももの痛みを訴えることが多いのです。足が痛いといったら、足をよくみてやってください。どこかにはれているところがないか、赤くなっているところがないかとじゅうぶん点検してほしいのです。赤くなっていたり、はれていたりしてそれが虫刺されみたいに、みればすぐ原因がわかるといったものでなければ、翌日すぐに病院へ連れていってください。関節がはれている場合は関節リウマチや関節の中に細菌が入って起こる関節炎といった骨に関係のある病気の他に、血友病や血管性紫斑病（しはんびょう）といった血液系の病気のこともあるからです。皮膚がはれている時は、なにか細菌が入りこんでいる可能性があります。

### さすってなおれば…

目でみてなんともなかったら、こどもが痛いといっている場所をさすってやりましょう。さすってやったら痛みがひどくなり、こどもがさすられることを拒否するといった場合はリウマチなどの可能性があり、病院へ連れていくことが必要です。さすられているうちになおって遊び始めたり、すやすやと眠ってしまう場合、「くり返し病」であることが多いのです。

でも、くり返し足を痛がるというのは親としても気になります。いちおう病院へ連れていくことにはなるでしょう。お医者さんは、血液の検査とレントゲン検査くらいはするでしょう。

そしてその結果異常がないと「これは成長痛です」と宣言されることが多いはずです。

## 「成長痛」とは

この成長痛という言葉、次第に過去のものになりつつある言葉ですが、今もよく使われています。「骨が成長していくさいに筋肉の発達がついていけなくなって痛むのだ」といったわかったようなわからないような説明は、なにかちゃんとした病名をもらわないと安心できない親に対しては、奇妙な説得力を持っているからです。でも、よく考えてみれば、骨が成長する時に痛むのなら、どのこどもだって成長するんだから、みんなが痛みを訴えるはずですが、全然そういうことはないわけで、そうするとこの説明は変だということになります。

先ほどのアプリーは「骨が成長することで足が痛むのではない。心が成長していく過程で足が痛むのだ」といっていますが、わたしにはこの意見が正しいように思われます。

「目は口ほどにものをいい」なんてことわざもありますが、目だけでなくて、おなかも足も口ほどにものをいうものなのです。痛むという形で訴えているこどもの本当にいいたいことはなになのか、なにか不満やストレスはないのか、それをとらえてやる努力をすることが必要だと思います。

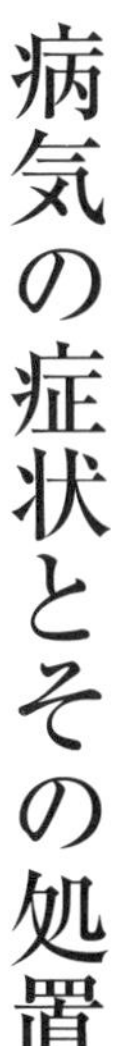

# 第二部　病気の症状とその処置

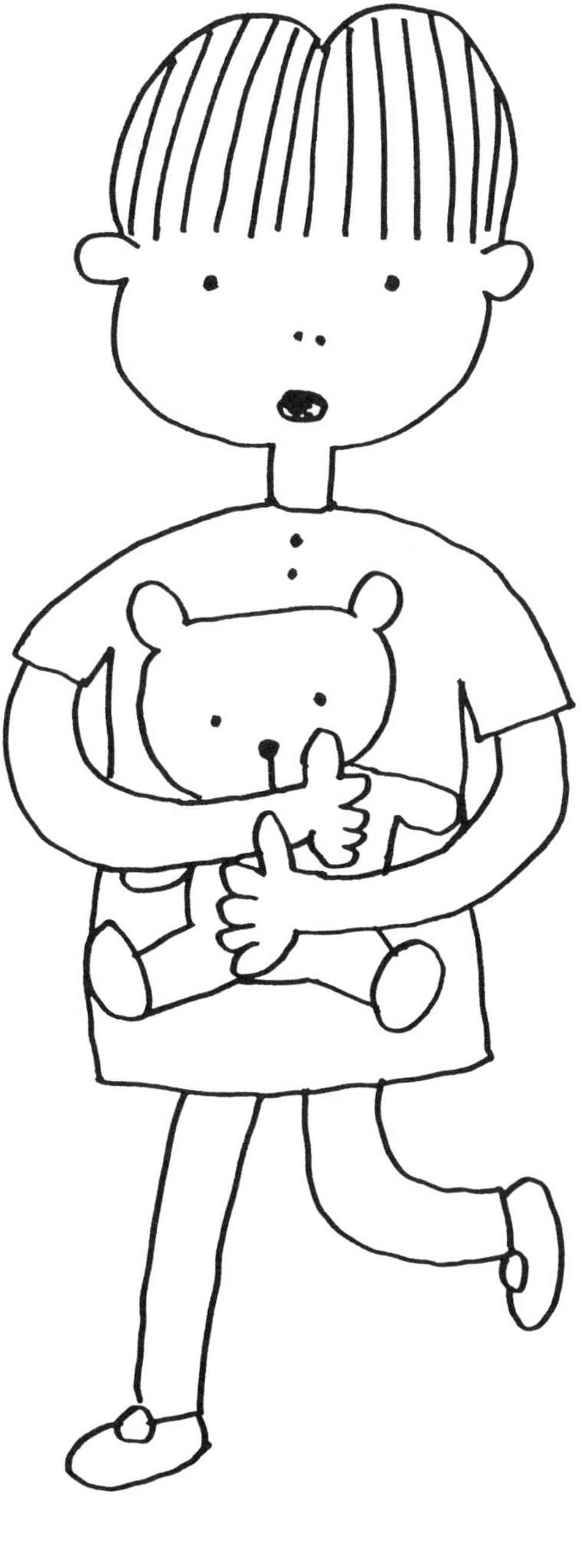

# 発熱

## 熱の高さと病気の重さは関係ない

発熱、つまり熱が出ることですが、これはとてもポピュラーな症状です。

熱についてお話しする時、いつもふれておかねばならないのは、第一に熱の高さと病気の重さは全然関係がないということ、それに高熱が出続けていても、それで頭がおかされるというようなことはまずないといってよい、この二点なのです。

こどもが高い熱を出すことはけっして珍しいことではありません。そして、二、三日高い熱が続くといった場合、たいていは軽い病気です。

高い熱を出して真っ赤な顔をしてふうふういっているけど、他に特別な症状がないという時などは、まずだいたい大した病気じゃありません。

## 高熱を伴う病気

では、高熱を出している場合、どんな病気の可能性があるのでしょうか。

ここで高熱というには、やはり三十八度以上ぐらいはないとちょっとその資格がありません。

さて、「こどもといってもひろうござんす」で、生まれたばかりの赤ちゃんから小学生ぐらいまでいろいろです。そこで、年齢によって考えてみることにしましょう。

三ヵ月以前の赤ちゃんでの高熱は、これは珍しいことといってよいでしょう。この場合は、しろうと判断はやめて、プロに任せましょう。医療機関へ連れていくことです。

生後三ヵ月から二歳ぐらいまでですと、高熱の出る代表選手として突発性発疹があります。突発性発疹については二五頁をみてください。熱以外にはほとんど症状がなく、赤ちゃんは機嫌もよいことが多いのが特徴です。

熱は高くても赤ちゃんの状態がいいのだから、ぐっと落ちついて三、四日待っていると熱は自然に下がって、その後半日ぐらいで発疹が出ます。そこで「ああ、突発性発疹だったんだな、これで赤ちゃんのしておくべき病気を一つ卒業したんだ」と思えばよいわけです。

さて、突発性発疹以外に、この時期にどんな病気で熱が出るでしょうか。

→25頁参照

多いのはやはりウイルス性のかぜです。突発性発疹もウイルスが原因と考えられていますが、その他に多くのウイルスがかぜ症状を起こしてきます。特に命名するほどでもない「ただのかぜ」、熱が出て多少鼻水や咳が出て、のどが赤いといったそんなかぜに赤ちゃんはよくかかります。この場合も赤ちゃんは機嫌がよく、食欲などもあまり落ちてきません。

よく笑うし、よく飲むし、よく遊ぶしといった状態ならそのまま様子をみていますと、二、三日で熱は自然に下がってきます。

乳児期の熱で注意しておかなければならないのは中耳炎です。熱が出て、しきりにぐずっているけれど他に症状がないという時、中耳炎を疑ってみる必要があります。よく注意すれば、赤ちゃんがしきりに頭をふっているとか、耳に手をやるとかいうことに気づくかもしれません。こういう症状があったら耳鼻科へ行ってみることです。

→224頁参照

麻疹（はしか）はワクチンが普及して、このところずいぶんへってきましたが、忘れてはいけない病気です。

はしかの場合、高熱とともに、咳、鼻水、目やにといった症状がかなり激しく起こってきますから、注意していればわかります。くわしくは四六頁をみておいてください。

→46頁参照

では心配しなければいけない熱とはどんなものでしょうか。

高熱に吐くことを伴う時、咳が激しく苦しそうにしている時、けいれんを起こした時、意識がはっきりしなくなった時、泣いたり笑ったりせずにうつろな顔をしている時、高熱があるのに顔色が青い時などは、心配な熱です。

肺炎や髄膜炎になっていることがありますから、急いで病院へ行くべきです。

二歳を超して幼児期ともなると、高熱の原因として扁桃炎が多くなってきています。

扁桃炎という場合は、扁桃に細菌がくっついた場合をさします。扁桃炎については七二頁をみてください。のどをのぞいてみて扁桃が真っ赤にはれあがり、白いものがベタベタくっついているようだったらまず扁桃炎と考え、ひとまず安心しましょう。扁桃炎は怖くない病気だからです。扁桃炎の場合、こどもはわりあい元気なはずです。扁桃炎の熱は夕方から夜にかけて出ますが、一晩ゆっくり寝かせて、翌日病院へ行けばよいのです。

→72頁参照

扁桃炎の他に、熱があってもわりあい元気な病気として、ウイルス性の病気がたくさんあります。流行性耳下腺炎（おたふくかぜ）、水痘（水ぼうそう）、夏ならヘルパンギーナ、咽頭結膜熱（プール熱）、冬だったらインフルエンザなどいろいろあります。

おたふくかぜならほっぺたがはれますし、水ぼうそうならからだにブツブツが出る、ヘルパンギーナならのどの奥にブツブツができる。咽頭結膜熱の場合は目が真っ赤になる、というふうにそれぞれ特徴を持っているので、その特徴に目をつければ診断がつきます。

インフルエンザの場合はだいたい冬に流行しますので、その流行の状態からわかります。

突然熱が出て、頭痛やふしぶしの痛みがあり、鼻水や咳が出るなどというのがインフルエンザの所見で、流行している時期にはまわりに同じような症状のこどもや大人がいっぱいいるのでよくわかるのです。

熱が五日以上も続いている時、抗生物質をのんでいるのにちっとも熱がひかない時などは、ちょっと重大な病気を考えておかねばなりません。

マイコプラズマ肺炎や川崎病といったものがあります。

こどもが五日も高熱が続いているのに、がんばって病院に連れていかないという人は少ないでしょうから、病院での診断を待ちましょう。でも、いちおうの知識を持つために、それぞれの頁を参照しておいてください。

## 発熱した時どうするか

ここで発熱について具体的な例で考えてみましょう。

日曜の朝、三歳の男の子であるA君が起きてきたと思ったら、ごはんも食べないでまた寝床に入りこんでしまいました。これは普通ではありません。ひたいに手を当ててみると、あつい！　熱を測ってみると三十九度もあります。さてどうしましょうか。

A君は真っ赤な顔をして目はうるんでいます。そういえばこの二、三日少し咳をしていたようです。

他に症状はありません。

この段階ですぐに、日曜でもやっているお医者さんのところへかけこもうとするのは早計です。まずしばらく寝かせておいてやりましょう。これはたいてい、普通のかぜなのです。たとえ他の病気であろうとも、熱が出たらすぐに病院へかけこまないと手遅れになるというようなことはたいへん珍しいのです。（そういう珍しいケースについては三六一頁をごらんください。）

→361頁参照

**解熱剤を使うことの問題**

解熱剤はどうしましょうか。こどもの熱が高くなったら解熱剤を使って下げ、楽にしてやるのが当然と思っている人は多いでしょう。しかしそれは間違いです。解熱剤は、できれば使わないですませるのが最良なのです。

発熱という現象はからだを守るためのものであるということがわかってきています。わたしたちのからだの中にウイルスや細菌が入ってくると、かぜなどの感染症になるのですが、それらのウイルスや細菌をやっつけるために熱が上がるのです。ウイルスや細菌は体温が上がると増殖しにくくなるといわれ、たとえば肺炎球菌という細菌は体温が四十一度くらいになると死滅するといわれています。

ですからせっかく上がった体温を解熱剤で下げようとするのはからだにとってマイナスということになるのです。実際、かぜの時に解熱剤を使った場合と使わない場合とをくらべると、使った場合の方がなおるまでの日数が長くなるという報告もあります。

しかし「熱があって頭が痛かったり節々が痛かったりした時に解熱剤を使うと、痛みがとれて楽になるではないか」という反論も出てきそうです。実はこれは「熱が下がったから楽になった」というわけではないのです。解熱剤として使われる薬はほとんどが鎮痛効果を持っていてその効果で痛みがとれるのです。

そこで「熱が高くても頭痛などが強くなければ解熱剤は使わない方がよい」ということになります。こどもの場合大人よりも熱に強く高い熱でも平気で遊んでいたりしますが、そんな場合は解熱剤を使うべきではありません。

### 解熱剤はアセトアミノフェンに限る

熱が高くてぐったりしているとか頭を痛がって泣いている時などは解熱剤を使ってみることもやむを得ないかもしれませんが、そんな場合、アセトアミノフェンに限るべきです。

かつて解熱剤の代表として使われたのはアスピリンでしたが、アスピリンは水痘（水ぼうそう）やインフルエンザといった病気のこどもに使うとライ症候群という脳症になることがあるので、今ではこどもに使われなくなりました。

日本ではアスピリン以外にもいろいろな解熱剤が使われてきましたがアスピリンよりもっと危険なものが多く、今のところアセトアミノフェンが最も安全といわれているのです。

さて、A君の話にもどります。解熱剤は一回使ってみましたが下がる気配がありません。

### 口の中は小児科の情報源

次はなにをしようかということです。プロはなにをするでしょうか。プロたる小児科医は口の中をみます。口の中は小児科医にとって最大の情報源です。まずのどの両側にみえる扁桃の観察です。白いものがべったり扁桃についている時は、まず扁桃炎で、これは抗生物質を使うことになるでしょう。白いものがたくさんついている時は、熱はびっくりするほど高くなっていることが多いのですが、ペニシリンなどを使うと二日ほどでちゃんと熱は下がってきます。次に口内炎というものがみられることがあります。ほっぺたの裏側や舌、唇などに小さな噴水口みたいなのや白いボツボツ、赤いボツボツなどができている状態です。この場合はたいていウイルスによるもので、熱もうんと高いのがけっこう長い期間、五日から一週間も出続けることがあります。水ぼうそうも口の中にできますが、この場合はからだや頭、顔にもブツブツが出ますからそちらで診断がつきます。

扁桃だけでなく、のどが全体に赤くなっている時はウイルスによるかぜの可能性が強くなります。この場合にはゆっくり休んで自然になおるのを待っていればよいのです。

次にあごの下をさわってみます。あごの下にも、両側にかなり大きなグリグリにふれることができるでしょう。これはリンパ節（昔はリンパ腺と呼ばれました）で、これがはれていると細菌による扁桃炎の疑いが強くなりますが、このリンパ節がはれているかどうかを調べるためには、病気でない時にあごの下をさわっておく必要があります。

### 耳にも注意

耳にも注意します。言葉がいえない赤ちゃんでは耳にやたら手がいく時は外耳炎や中耳炎を考えて耳鼻科へ行かなければいけません。ちゃんとお話ができるようになったこどもで「耳が痛い」という時は外耳炎、中耳炎、おたふくかぜなどを考えます。おたふくかぜでは耳のすぐ下が固くなります。これは左右の耳の下を比べてみるのです。ほっぺたのはれ方もおたふくかぜでは特徴があります。図1を見てください。×印はほっぺたと首の境界線です。普通の時はこの境界線がどこなのかはすぐわかります。おたふくかぜになると図2のように境界がわからなくなってしまうのです。図2のようなはれ方が典

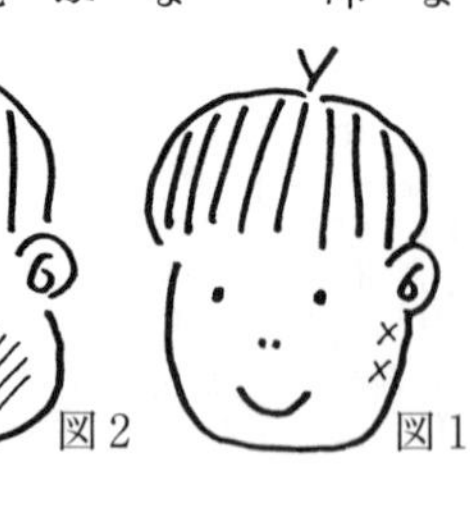
図1
図2

型的なおたふくかぜです。

胸の音を聞くのは皆さんにはちょっと無理でしょう。また、実際のところわたしたち医師が胸の音、すなわち呼吸の音を聞いてそれで診断がつくということも珍しいことなのです。だから胸は省略してよろしい。

発疹が熱に伴う時、発疹の見方で診断の役にたつことはたくさんあるのですが、それについては後で説明することにします。

→258頁参照

## 微熱が続く病気

最後に微熱です。その子の平熱が三十七度以下の場合に、三十七度以上三十七度五分以下の熱が一週間以上続き、他に軽い鼻かぜ程度の症状しかない時、わたしは一度は耳鼻科のお医者さんにみてもらうことにしています。鼻の問題であることが多いのです。

その他この程度の微熱は、薬のために出ていることもありますから、薬はいったん全部やめてみる必要があります。わりあい派手な感染症にかかった時などは、なおってからもしばらくこのぐらいの熱が出ていることはあります。

三十七度五分以上の熱が一週間以上も続く時、あるいは三日続けて出て二日下がっていてまた出るというような時、膀胱炎のような尿路感染症を考えてみなければなりません。尿がにごっていれば決定的です。コップの底にマジックで丸を書いてそのコップに尿をとります。尿を入れて丸がよく見えなくなったら尿はにごっているわけで、これは尿の中に細菌がいる証拠と考えてよいでしょう。

他にウイルス性の肺炎ということもあります。この病気についてはすでに説明しました。

→88頁参照

# 発疹

発疹のお話をします。

まず「発疹」ってなんだっていう、基礎的なところから入りましょう。漢字の読み方からはっきりさせておこうというわけで、『広辞苑』で「ほっしん」をひいたら、「はっしん」をみよと書いてあります。わたしなどはもっぱら「ほっしん」といっていますので、「はっしん」の方がピンとこないのですが、どっちでもいいようですね。さて、『広辞苑』の説明では「皮膚に現われる肉眼的な限局的病変」となっています。そうすると、これはいろいろあるわけです。

皮膚からもりあがっているものもあれば、扁平なものもあります。色も赤いものやら黄色っぽいもの、黒っぽいなどいろいろあります。大きさもあわ粒ぐらいのものや米粒ぐらいのもの、中にはじんましんの時などのようにすごくでかくなるのもあります。

## 発疹と熱を伴う病気の見分け方

さて、ここで説明するのはそれらの発疹のうち、感染性の病気によって起こる発疹の見分け方で、大ざっぱにいうと発疹と熱を伴う病気の見分け方とでもいいましょうか。

さて、発疹と熱を伴う病気はたくさんあります。最初にひととおり代表的なものをあげてみますと、麻疹（はしか）、水痘（水ぼうそう）、突発性発疹、風疹、伝染性紅斑（リンゴ病）、手足口病、溶連菌感染症（猩紅熱）といった病気があります。これはあくまで代表的なもので、他にもたくさんあります。この、「他にもたくさんある」という事実は大事です。お母さんの中には、診察室でわたしたち医者に対してなにがなんでも病名をつけてほしいと迫る方がいますが、これには困ってしまうことがあるのです。発疹をみるだけですぐわかってしまうような病気もあるのですが、一方、何十年医者をしていてもどうにも診断がはっきりつけられないものもたくさんあるのです。しかしこういう場合でも「なにかウイルスによる発疹で、病気としては大したことないだろう」という程度までの診断はできることが多いのです。この場合はこれ以上追及しないでください。どうしても診断をつけたいのなら血液をとって調べたり、のどの奥を綿棒でぬぐってそこにいる菌の種類を調べたり、いろいろなことをすればわからないでもないのですが、これは経費が相当かかります。また、検査結果もすぐには出てこず、病気がなおってしまった後で診断結果が出るというようなことが多く、したがって無駄が多いのです。大した病気でないことがわかればそれでいいではありませんか。

さて、それでは代表的な病気における発疹の特徴といったところの説明にうつりましょうか。発疹を見分けるためには、発疹がからだのどの部分から始まってどこにひろがっているか、発疹の形はどうか、発疹と熱との関係はどうなっているかというようなことを確かめていくことが必要です。

## 発疹のできる場所

発疹のできる場所ということから説明していきましょう。からだをいろいろな部分に分けてみましょう。頭、顔、胴体、手足というふうに分けることができますね。

発疹と熱の出る病気の多くは、顔と胴体に発疹がみられます。これがポピュラーな形といってよいでしょう。そこへいくと伝染性紅斑、手足口病といった病気はユニークです。

伝染性紅斑はリンゴ病というすてきなあだ名で呼ばれている病気です。リンゴ病の名のとおり両方のほっぺたが真っ赤になって少しもりあがり、さわってみると少し熱を持っているという状態になっています。「リンゴ病というのだからこのほっぺたの発疹だけで他のところには出ないはずなのに、腕やももにも変な発疹ができている。ちがう病気ではないか」と疑うお母さんもいます。しかし実は、ほっぺたの他に腕やももにも発疹ができるというのがリンゴ病の特徴なのです。腕やももの方はレース状とか網の目状とか表現されます。図で示すとこんなふうになります。

手足口病の方は、手のひら、足の裏、ももといったところに少しもりあがったブツブツができ、口の中にも口内炎ができるという、他にはみられない特徴を持っています。手足口病ではおしりにも発疹が出ることがありますが、顔や胴体にはなにも出ず、これもユニークな点です。

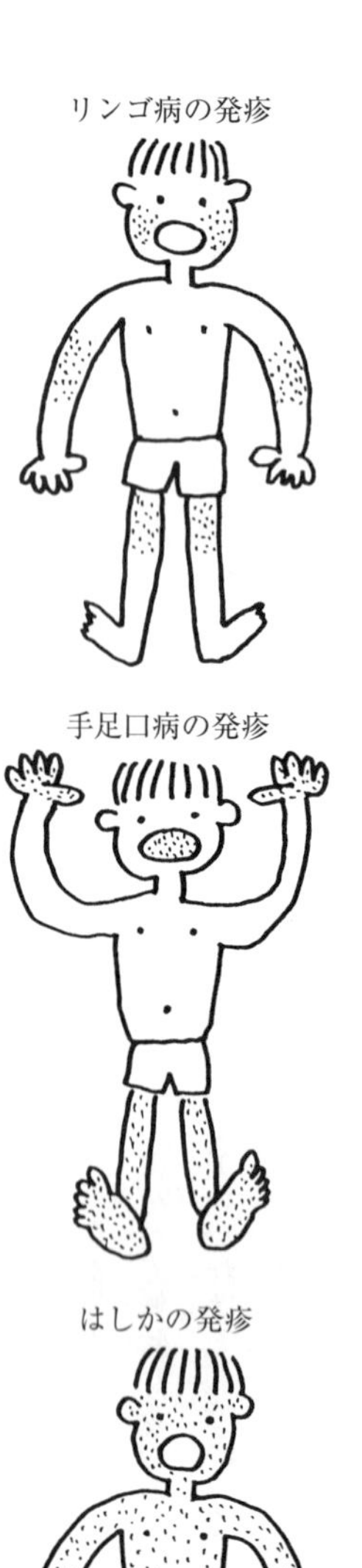

はしか、風疹、突発性発疹などは、顔、胴体に発疹が集中します。はしかは腕やももなどにもびっしり発疹が出ることが多く、風疹では顔、胴体に比べて腕やももは少ないのが普通です。突発性発疹では胴体に比べて顔は少なく、腕やももにはほとんど認められません。

水ぼうそうは顔、胴体、腕、もも、手足と、ところかまわず水疱ができ、おまけに口の中、さらには頭の髪の毛の中にまで出ます。この口や頭にできるというのが水ぼうそうのきわだった特徴で、特に頭にできるというのは他に例をみません。

溶連菌感染症では胴体にびっしりと発疹が出て顔や手足にはあまり出ません。しかしほっぺたは真っ赤になります。からだのうち、わきの下や鼠径部（パンツの当たるところ）に強く発疹が出るのが特徴です。

## 発疹の形や色

次に発疹の形や色について考えてみましょう。はしか、風疹、突発性発疹などでは赤いこまかいブツブツがいっぱいできるという形で、例えばはしかの場合は最初一つ一つ独立していたこまかいブツブツが、やがて融合して斑状になっていきます。

溶連菌感染症ではやはり赤いこまかいブツブツですが、胴体にはびっしりという感じに出て、ちょっと離れてみると全体が一面に真っ赤にみえます。伝染性紅斑や手足口病の発疹の形は、すでに説明しました。

水ぼうそうでは最初は赤いブツブツで、ちょっと虫さされみたいな感じのものですが、これは急速に大きくなって直径二ミリから四ミリのもりあがった水疱になります。水疱ははじめは透明ですがやがて不透明になり、そのまわりは赤くなっています。さらにこの水疱は乾いて黒っぽいかさぶたとなっていきます。形や色についてはこの程度でよいでしょうか。

## 発疹と熱との関係

次は、発疹と熱との関係です。

ここにあげた病気はいずれも熱が出ることがありますが、このうち手足口病がもっとも熱の出にくい病気といってよいでしょう。手足口病では特徴的な発疹以外はほとんど症状がないのが普通です。熱が出たとしても三十八度ぐらいまでです。ただ口の中にできた口内炎はかなり痛くて、食べることがつらく、これがもっとも大きな苦痛です。はしか、突発性発疹、溶連菌感染症は高熱のことが多く、水ぼうそう、リンゴ病は熱が高いことも低いこともあり、風疹は中ぐらいの熱が出ることが多いというふうにいってもよいでしょう。

突発性発疹についてはすでに説明しましたから、熱が下がってから発疹が出るというきわだった特徴などについてもう一度参照しておいてください。

↳25 頁参照

はしかは発疹が出ている間は熱がずっと続いていることが多く、咳（せき）、鼻水、目やになどの症状もかなり派手に併発します。

溶連菌感染症についてもくわしくはすでに説明しました。これももう一度みておいてください。

↳72 頁参照

さて最後に風疹について説明しておきましょう。

風疹では発疹が出る前はほとんど症状がありません。突然、顔から発疹が出てほぼ二十四時間以内に全身にひろがり同時に熱が出てきます。発疹と熱以外は、だるいとか多少鼻水が出るとかいった症状があるぐらいであまり特徴がないのです。ただ後頭部とか耳の後ろといった場所のリンパ節がかなり大きくはれるのがよくみられます。これは風疹の特徴といってよいでしょう。

熱も発疹も三日ほど続いて消えることが多く、風疹が「三日ばしか」といわれるゆえんです。こどもがかかってもどうということはない病気ですが、妊娠三ヵ月以内の女性がかかったりすると赤ちゃんに影響が出ることがあり、幼稚園、保育園などでは保育士さんがかからないように対策をたてることが必要だといえます。

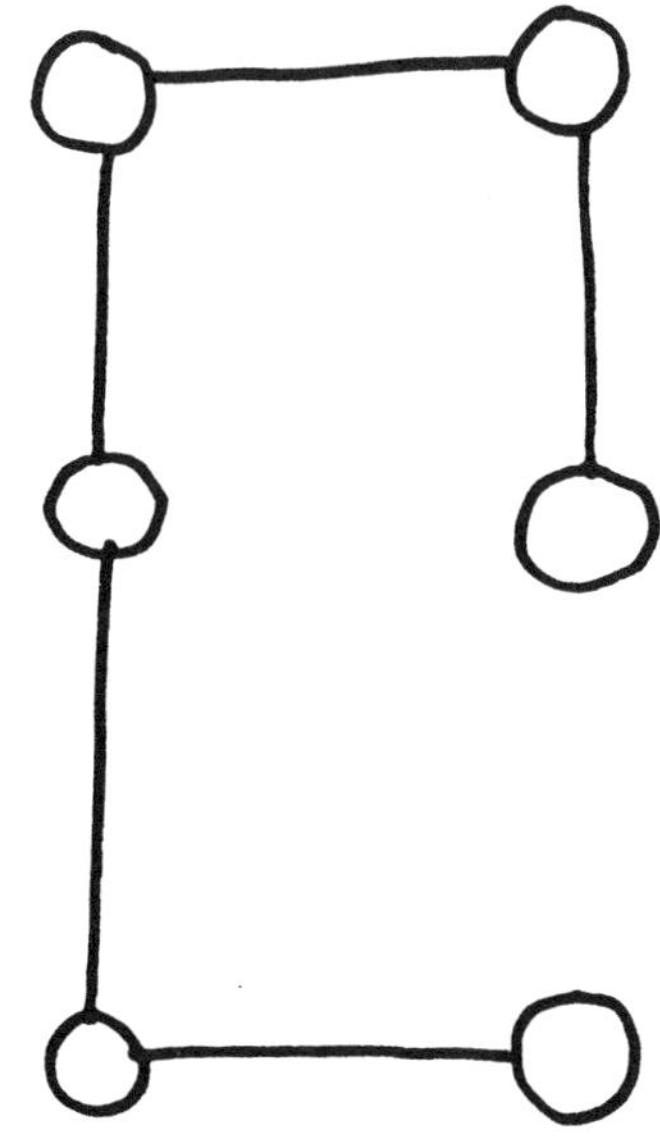

# 吐く

## 吐いても驚かないように

「こどもが吐く時、どう判断したらよいか」ということを考えてみましょう。

小さいこどもの場合、吐くということはけっして珍しいことではありません。でも、こどもに吐かれてみると、親の方はたいていびっくりしてしまいます。

なぜだかわからないけれど急に一回だけ吐いて、その後ケロッとして遊んでいるというようなこどもがお母さんに連れられて診察室にやってくるというようなこともよくあります。こういう場合まず病気がみつかることはないものですが、とにかくお母さんの方は不安いっぱいという顔で見守っていることが多いのです。吐くということに驚いてはいけません、とまずいっておきましょう。

生まれて間もない赤ちゃんがお乳を吐く時（これは本当に多いことなのですが）、まず心配はありません。赤ちゃんというものはよく吐くものなのです。

赤ちゃんでも、それより大きいこどもでも咳といっしょに吐く時、これも心配ありません。小さいうちは、大人のように、吐きそうになったら息をつめてこらえるなんていう高等な技術を持ち合わせていないので、咳こんだりなんかすると、いとも簡単に吐いてしまうのです。咳をして吐く時、おなかの方には病気はないものです。咳だけの問題として考えてよいのです。

さて、そうはいっても吐くことが重大な病気の徴候であるということがないわけでもありません。まれな病気、珍しい病気といっても、あなたのお子さんがそういう病気に絶対かからないという保証はないのですから。皆さんのうちのどなたかは、そういうまれなケースに当たるかもわからないわけです。

しかしまれな病気はあくまでまれな病気なのです。そうめったにかかるものではありません。だから、あなたのこどもが吐いても、「まずたいてい大丈夫なはずだ。しかし念のため、万一のチェックだけはしておこう」というようなゆったりした態度で臨むことが第一です。

## 幽門狭窄とは

そこで次に、そういった珍しい病気の見分け方にうつっていきましょう。

吐くという事実からその背景にある病気を考えていく時、こどもの年齢を考えておかなければなりません。

生後二、三週という時期、保育園でいうなら産休明けといった時期に、くり返し吐くという赤ちゃんをみたら気をつけておかなければならないのは、「幽門狭窄」という病気でしょう。この幽門狭窄という病名は、聞いたことがあるというお母さんも多いでしょう。いろいろな育児書にも書かれていますから、「恐ろしい病気」として記憶している方がかなりいるはずと思うのです。これはやはり珍しい病気です。わたしが八王子で診療を始めて五十年近くたちましたが、その間に五人しかこの病気の赤ちゃんをみていません。松田道雄さんは『育児の百科』の中で「日本人にはひじょうに少ない」「日本人はこんな病気は考えなくてよい」と書かれています。

でも、考えなくてよい、とまでいうのはちょっと極端ではないかとも思います。珍しいとはいえ、極端に珍しいというほどでもないというふうに考えておきましょうか。

　普通よく吐く赤ちゃんというのは生後数日から吐き始めるものですが、幽門狭窄の場合は生後二、三週から吐き始めるというふうに、ちょっと遅れて始まるのが特徴といえます。お乳をのんでいる途中、あるいはのんだ直後に一回だけ、ぴゅっと噴水のように吐くというのが典型的な形です。

　幽門狭窄なんてむずかしい言葉は口で説明してもわかりにくいでしょう。

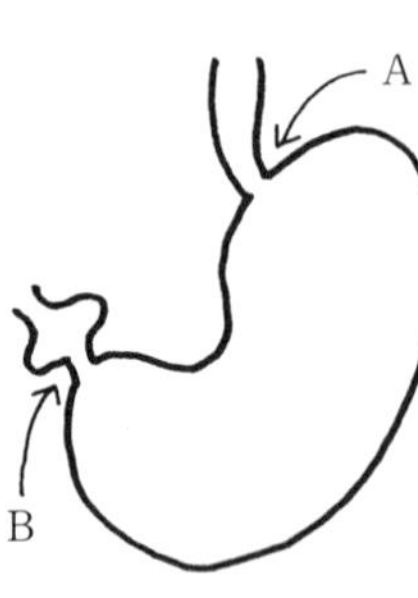


図を見てください。図に書かれているのが、胃であることはおわかりになるでしょう。胃は食道から続きそして胃の後には十二指腸が続きます。図のA地点は胃と食道の境界といったところで、ここは噴門（ふんもん）と呼ばれています。B地点の方は胃と十二指腸の境界で、ここが幽門と呼ばれるのです。この幽門の部分がせまくなっていると、そこをミルクがうまく通過できずそれで吐いてしまうということになるわけです。

　幽門狭窄の場合、吐き始めると、数日もすれば体重がへり始めます。この体重の減少というのが大事な目安になります。よく吐く赤ちゃんでは、体重を測ることを続けてみるべきです。体重が順調にふえているなら、それは単なる吐きぐせと考えてよいでしょう。吐きぐせは三ヵ月とか四ヵ月とか、かなり長いこと続くこともありますが、吐く回数がだんだんへっていきますから安心してみていましょう。哺乳びんでのんでいる赤ちゃんでは、乳首の穴が小さ過ぎてのむのに苦労し、その時空気をのみこんでしまってそれが吐く原因になっていることもあるので、乳首の穴を大きくすることを考えてみた方がよいかもしれません。

ここでちょっと寄り道して幽門狭窄の治療についてふれておきます。北欧などでは、薬による治療が優先されているようですが、これは効果が出るまでに時間もかかり、重症例では無効ともいわれ、日本ではほとんど手術的治療が行なわれています。幽門狭窄の手術は安全で確実といってよいと思います。

さて乳児期に吐く時、注意した方がよい他の徴候としては吐いたものが緑色である時（緑色のものを食べてそれがそのまま出てきたといったケースはもちろん除外します）、吐いたものに血が混ざっている時で、これは病院に行くのが正しい判断です。

### 吐く原因の多くは胃腸炎

次に乳児期にかぎらず、乳児期、幼児期を通して吐くことからどんな病気を考えるかというふうに、追跡してみましょう。

腸重積（ちょうじゅうせき）とか虫垂炎（ちゅうすいえん）とかいう重大な病気で吐くことは、もちろんあります。しかしこういう病気では、腹痛の方が主な症状になるので、腹痛について考える時にまわしてしまいましょう。吐くという症状ではやはり胃腸炎が多いことは確かです。典型的な胃腸炎では最初に数回吐いて吐くことはとまり、その後下痢が起こるという形をとります。それほど激しくない腹痛を伴うことが多いようです。こどもの場合の胃腸炎は食べ過ぎが原因なんてことは少なくて、だいたいウイルスとか細菌とかによるものです。

吐いた後下痢してくるものの他、吐きながら下痢するという、もうちょっと悲惨なものもあり、下痢はしないで、吐くことと腹痛だけがあるもの、吐かずに下痢だけのものと形はいろいろあります。今あげたいろいろな形のうち、後の方の二つは伝染性嘔（おう）

306頁、308頁参照

吐症（としょう）とか伝染性下痢症とか呼ばれ、かなりの頻度でみられるものです。

胃腸炎はだいたい自然になおってしまいます。食事をとることをやめ、炭酸飲料だとか番茶、湯ざまし、紅茶などをしょっちゅうすすらせるというやり方で水分をじゅうぶん補給することに気をつかっていれば、吐き気はやがてとまってしまうことが多いのです。水分をあげる時に、がぶがぶのませるのはだめで、がぶのみすれば、まずたいてい、すぐ吐いてしまいます。すすらせるというところが肝腎なのです。すするだけでも吐いてしまう時は、思い切って絶飲食にします。三時間ほど、なにも与えない、もちろん水分も与えないようにするのです。「そんなことをしたら脱水になるのでは」と思う人もいるかもしれませんが、そんなことはありません。吐き続ける方が脱水になる可能性が強いのです。

赤ちゃんの場合は泣いてもなにも与えなければばいいのですが、幼児だとがまんしてくれないかもしれません。そんな時は氷をなめさせてください。きちんと絶飲食すれば、吐くのは止まることが多いのです。

## その他の病気

さて、吐く原因になっているのが胃腸の病気ではなく、もっと他の種類の病気であるということがしばしばあり、これは覚えておく価値があります。のど、耳などに原因があることもけっして少なくありません。熱があって吐く時、扁桃炎や中耳炎のことがあるのです。

長いこと熱が続いていて、鼻とか、咳とか普通のかぜの症状がなく、時々軽い腹痛を訴えたり吐いたりするなんていう時には、尿路感染症というのを考えておく必要があります。腎臓（じんぞう）から尿道まで、おしっこの出てくる通路のどこかに細菌がいる時、これを尿路感染症といいます。こどもの尿路感染症では、尿が近いとか排尿の時痛いとかそんなあたりまえの症状がなくて、微熱、嘔吐、腹痛なんていう形になることが多いということを知っておいてください。

## 嘔吐をくり返す病気

さて終わりに、ある日ある時突如として吐き始め、何度も吐き続け、顔色真っ青、腹痛を伴ったりという劇的な病気のことを書いておかねばなりません。

色白でスタイルがよく、神経が細かくて感受性の強いやさしい子が、こういう状態にくり返しなることが多いのです。昔は自家中毒と呼ばれました。このごろは、周期性嘔吐症とかアセトン血性嘔吐症とか呼ばれます。原因ははっきりしませんが、怖いものではありません。長くても二、三日で終わりますし、なり始めに点滴などしてやればすぐよくなるのが普通です。この周期性嘔吐症を含め、くり返し起こる腹痛、くり返し起こる頭痛、足の痛みなどは〝くり返し病〟の章でくわしく説明しましたのでそちらを参照してください。

# 下痢

下痢はこどもにたいへんよくみられる症状です。病院の統計では外来でみる患児の九％が下痢だといっていますし、実際わたしのような開業医のところでは大学病院などよりもっとその頻度は高いようです。

ところで便がゆるいからということで病院に連れてこられるこどもの大半は、なんの心配もないものです。「ほっといていいんですよ。薬もなんにもいりません」というと、わざわざこどもを連れてきたお母さんはうれしいようながっかりしたような複雑な顔で帰っていきます。こういう無駄を省くためには、下痢のなかでどういう種類のものが注意を要するもので、またどういう場合に病院へ連れていったらよいのかを正しく知っておくことが必要だと思います。さて、そのためにあらかじめ知っておくべき予備知識というものがあります。例えば下痢はどういう原因で起こるかというようなことは、知っていなければなりません。それから、そうした原因によって腸がどう変化して下痢が生じるのかというようなことも。

## 下痢の原因

そこで、じっくりと腰を落ちつかせて考えてみることにしましょう。まずあなたはどうして便が固くなったりやわらかくなったりするのかごぞんじですか。こんな簡単そうなことでも、普段はつい深く考えないで通り過ぎているものでしょう。

便というのが食物のかすであることは、誰でも知っています。わたしたちが口から入れた食物は胃でこねあわされたり一部消化されたりした後、小腸で消化され、さらに栄養分が吸収されます。

そして次に大腸へ入っていき、ここを通過する間に水分が吸収されます。大腸は蠕動（ぜんどう）という、ちょうど毛虫がはっていく時みたいな動きをしながら、送りこまれてきた食物のかすを次々にからだの外へ押し出していこうとするのです。蠕動が激しくなると、この食物のかすはじゅうぶんに水分を吸収されないまますみやかに大腸を通過してしまい、したがって下痢便が作り出されます。逆に大腸の動きがにぶくなると、食物のかすは大腸内にいる時間が長くなってその間水分は徹底的に吸収されますから、コチコチの便が作られるわけです。

このような下痢は大腸の動きが高まることによって起こることがあるわけですが、その他に、腸粘膜からの水分の分泌が多すぎる時にも起こります。

そこで次は、どういったことが原因で大腸の動きが高まったり、腸粘膜からの水分の分泌が過剰になるのかを調べてみることになります。

胃とか腸とかいうものは、自律神経の影響をとても受けやすいので、ちょっとしたストレスなどで動きが高まったりにぶったりしてしまうものです。こうした精神的な影響についてはいつも念頭においておかなければいけません。学校へ行くのがいやで、登校の時間になると、おなかが痛くなって下痢をするというようなこどもがけっこういるのです。しかし幼児では、こういうケースはそれほど多くないといえるでしょう。

では乳幼児ではどんな原因が多いかというと、やはりウイルスや細菌による感染ではないかと思います。コクサッキーウイルス、エコーウイルス、アデノウイルス等のウイルスが下痢を起こすウイルスとして知られていますが、中でも多いのはロタウイルスで、特に冬の下痢の原因は圧倒的にロタウイルスです。その他、最近は小形球形ウイルスによる下痢もふえています。細菌ではサルモネラ、シゲラ、病原性大腸菌、エルシニア、キャンピロバクターというようなものがあります。

　このような感染性下痢以外に食物に対するアレルギーによる下痢、よく熟してない果物を食べた時に起こる下痢のような、食物に対する不注意によって起こる下痢、そして前にあげたような心理的な原因によって起こる下痢などがありますが、まれには消化器の異常によって起こる下痢などもあります。

　それからさらに、下痢は中耳炎、麻疹（はしか）、突発性発疹、腎盂腎炎というような病気の時にも起こってきます。こういう時に起こってくる下痢はその原因があまりよくわかりませんが、これらの病気によって抵抗力が落ちているところへ、前にあげたような下痢を起こすウイルスや細菌が重なって感染するためではないかという説もあります。

## 軽い下痢と重い下痢の見分け方

　さてここまで基礎事項を学んだうえで、いよいよ、軽い下痢と問題のある下痢の見分け方に入るわけですが、その前にもう一つだけふれておかなければならないことがあります。

　それは「消化不良」という言葉についてです。この言葉、日常よく使われていますが、面白いことにアメリカの教科書には出てきません。小児科医の間でもっともひろく読まれているといわれている、ネルソンという人の書いた教科書にも見当たらないのです。そこでわたしもよく調べなおしてみたら、ある本に、「二歳未満の小児の全身症状を伴う下痢症を、ドイツ学派的にいえば消化不良症という。これに反し、米国流は軽症下痢症、重症下痢症と分類する」と書いてあって、へえ、そうかと思いました。

わたしは一九六三年に医学部へ入学しましたが、このころ、ちょうどドイツ流医学からアメリカ流医学への切りかえが小児科の方では行なわれていたようです。そのころまで、小児科を勉強する者はドイツのファンコニという人の書いた教科書を読むことになっていたのですが、これが捨てられて今度はネルソンの教科書を読んで勉強するように指導されるようになったのです。戦前日本の医学のお手本はドイツ医学でしたが、戦後はだんだんアメリカ医学をお手本にするようになっていったわけです。だから「消化不良」という言葉は、かつてのドイツ医学のなごりといったようなもので、言葉としてはだんだんすたれていくのかもしれません。ちょっとわきにそれましたが、こんなことも知っておいて多少役にたつことがあるかもしれないと思って書いておきました。

話をもとにもどします。下痢の見分け方の話です。乳児で便がやわらかくなることは、きわめてよくある現象です。大人だっていつも同じような便が出るということはないので、たまにはやわらかくもなり、また固くもなるのですが、その程度がよほどひどかったり何日も続いたりでもしないかぎり、気にもとめないのが普通です。それなのに、赤ちゃんのうんこがいつでも同じような固さのものでないと気が済まないお母さんがいるのです。「うんこを育てるのではない。赤ちゃんを育てなさい」というのは、小児科医がお母さんたちにいうお説教の一つになっているようですが、本当にそうです。赤ちゃんがすくすく育っていきさえすれば、うんこなんぞ多少やわらかかろうが固かろうがかまいはしないのです。もっともわたしの外来に「ずっと固いコロコロのうんこが出ていたのに、ゆるい、形のない便が出たので」と訴えるお母さんがやってきて、例によって別にどうということはないでしょうと話していると、「コロコロの便の方がおむつの洗濯が楽なので」という返事。これにはまいりました。わたしもおむつの洗濯の経験があるのでその気持ちはよくわかります。確かにいつも固い便だったら洗濯は助かりますが、そこまで赤ちゃんが気を使ってうんこをしてくれるはずもないのです。

とにかく、元気で機嫌がよくて、うんこさえみなければどこが悪いのかわからないといった赤ちゃんでは、下痢はまったく問題ないことがほとんどです。

## 軽い下痢

あるアメリカの教科書であげている「軽い下痢」の基準は、次のようなものです。

「熱がなく、食欲に変わりがなく、吐くことがなく、体重減少のないもの」

こういう下痢は一日数回で、日を追って回数がふえていったり便の量がふえていったりすることがなく、数日でおさまるのが普通です。

これらの基準は、乳児でも幼児でも当てはまるものです。そして乳児ほど、このいわゆる「軽い下痢」をしょっちゅう起こすものです。

軽い下痢の基準に当てはまる場合は病院へ連れていく必要はありません。「緑色の便は母乳のものはなんでもないが、人工栄養では消化不良の証拠」などと書いた本もありますが、人工栄養の赤ちゃんの緑便もまずたいていは心配いりません。便が緑でもその他の条件が「軽い下痢」の基準に合っていたら、ほうっておいていいのです。

例えば、次のようなものが「軽い下痢」の基準に当てはまります。

乳児にみられるもので、下痢以外にこれといった症状もなく、しかも下痢の回数が一日数回であるといったもの。こういうタイプの下痢は母乳栄養の場合、わりによくみられますが、単一症候性下痢などと呼ばれ、特に治療を要しません。

鼻水とか咳(せき)とか軽いかぜの症状があって軽い下痢を伴うもの。これは感冒様消化不良症などと呼ばれますが、これもたいていウイルスによるものと思われ、だいたいは治療の必要もないものです。

## 重い下痢

ではどんな下痢が心配かということです。

先ほどの教科書に、医者が診察しないといけない下痢は「どんどんひどくなる下痢、体重減少がある時、便に血が混じる時、だるそうな感じが強くなった時、息づかいが荒くなってきた時、尿の回数がいちじるしくへってきた時である」と書いてあります。

まとめた形でいえば、脱水の心配がある時と、腸チフスや赤痢といった重い伝染病が疑われる時の二つといえます。

「体重減少がある時、だるそうな感じが強くなった時、息づかいが荒くなってきた時」といった条件は脱水を疑うべきしるしですし、「便に血が混じる時」というのはやはり赤痢や腸チフスといった病気を疑わねばならぬしるしなのです。

## 脱水を起こす病気

とにかく怖いのは脱水です。大人の場合はからだじゅうの水分の量が多いので、ちょっとやそっとのことでは脱水というような状態にはなりませんが、乳幼児、特に乳児ではたやすく脱水におちいることがあり、それはわずか一晩のうちに起こって、そのために命を失うことさえあります。

ですから、脱水ということについてはよく知っておいてほしいと思います。わたしの仕事場のような、病院ではないただの診療所にでも、すでに重い脱水状態になってしまっている赤ちゃんが連れてこられたりすることがあって驚かされます。最近みた赤ちゃんは、診察室へ入ってきた時、うつろな眼がぎょろぎょろした感じになっていました。これはもう重症で緊急に処置を必要とします。こうなってしまってから脱水とわかるのでは遅過ぎるので、もっと早く気がつかなければいけません。

脱水は、下痢だけの場合はそう急には起こりません。下痢と吐くのと同時にある時は急速に起こることがあるので注意が必要なのです。

しかし、例えば夏によくみられるウイルス性の下痢などでは、発病初期に二、三回吐いてそのまま嘔吐はとまり、続いて下痢が起こってくるというようなことが起こりますが、こういうふうに嘔吐と下痢が別々にくればたいてい大丈夫なのです。下痢があっても口から水分をとることができさえすれば脱水にはなりにくいわけで、これが水分を与えようとしてもみな吐いてしまって受けつけないとなると困るのです。

### 消化不良性中毒症

激しい下痢と嘔吐があって急速に脱水におちいるものは、消化不良性中毒症と呼ばれます。六ヵ月から八ヵ月以後の乳児に多く、一歳前後がピークで二歳以後はなくなります。

消化不良性中毒症の原因はいろいろあり、細菌によるもの、ウイルスによるもの、あるいは、はしかや肺炎に併発してくるものと様々です。昔は夏に多かったのですが最近は夏でも冬でもほとんど見なくなりました。

**白色便性下痢症**

「冬の下痢」として有名なものに、かつて白色便性下痢症というのがあり、これは昔、白痢（はくり）とか小児仮性コレラとかなんとも恐ろしげな名前でも呼ばれていました。ロタウイルスによって起こります。

発病初期に数回激しく吐き、それに続いてこれも激しい下痢が起こってきます。便は大量でおむつをはみ出し、背中まで水浸しといった感じになり、その色は淡黄色ないし白色に近くなります。この後、嘔吐と下痢とが並行して続くので、脱水になりやすいのです。

脱水になった場合の治療法はこの後お話ししますが、ロタウイルスによる下痢もこのように激しいものは最近きわめて少なくなり、軽いものが多くなっていますのであまり心配しないでくださいね。

## 脱水状態の見つけ方

さてそれでは脱水状態を早くみつける方法をお話ししておきましょう。わたしたちプロの医者が、脱水が疑われる赤ちゃんをみる時の手順を公開してみます。

まず顔つきをみます。顔色が悪く不機嫌というのが一つの目印です。

手足にさわってみると冷たいというのも、目印になります。

それからわたしたちは皮膚をつまんでみたり、頭のてっぺんにある大泉門といわれるくぼみ（おどりこともいわれるのですが一歳から一歳六ヵ月ごろには手でふれてみてもわからなくなってしまいます）にさわってみたりします。皮膚は、健康な時は、つまんで指をはなすとすぐ元にもどり、いかにも弾力があるという感じですが、脱水になるとつまんでもぶよっとした感じで指をはなしてもすぐにもどらないような感じになります。大泉門はふだんよりもへこみが深くなります。

皮膚や大泉門で判断するためには、普段なんでもない時の皮膚の感じや大泉門のへこみぐあいを知っていないと無理ですから、時々調べておいてみてください。ついでながら高熱の時に大泉門にふれてみてふくらんでいる時は髄膜炎を疑う目印で、病院へ急いで連れていく必要があり、そんなところからも大泉門にはふれる習慣をつけておいてよいものです。目が落ちくぼんでいるとか、息づかいが深くため息のようであるとか、尿の回数が少なくなったとかいうのも目印になります。

体重の減少というのも一つのよい指標になります。下痢や嘔吐が始まる以前に比べて体重が二・五％から五％ぐらい減少したら軽い脱水、五％から十％で中程度の脱水、十％以上減少していれば重い脱水と考えてよいのです。体重の減少の程度をみるには、もとの体重がわかっていないといけないわけですから、嘔吐や下痢が始まったらすぐ体重を測っておくことはたいへんよいことかと思われます。

見た目にすくすく健康に育っているのに、毎月ごていねいに体重を測って一喜一憂しているなんてのは、かつて流行した赤ちゃんコンクールなどという肥満児作りの奨励会のなごりみたいなもので無意味ですからやめた方がいいと思いますが、下痢や嘔吐の時測っておくのは意味があります。体重計などはぜひ生かして使いたいものだと思います。ほんとに。

## 点滴が脱水に対する最良の処置

脱水を救うのは当然水分の補給です。下痢だからといって、水分も与えないでおなかをからにするのは間違いです。湯ざましや番茶などを与えてみます。みな吐いてしまうようなら与えようとする努力は無駄です。脱水の症状が出てきたら、すぐに、点滴のできる医療機関へ連れていかねばなりません。

点滴をしなければならないような状態の時は入院が適当なことが多いので、なるべく大きな病院へ連れていく方がよいでしょう。しかし入院しなくても、外来で点滴だけしてもらってそのまま帰宅できる場合もあります。こういったいわゆる「外来点滴」ができる病院や開業医、診療所は最近ふえてきています。わたしの診療所などでもしています。この「外来点滴」は便利なので、これができる医療機関が近所にあるかどうか調べておくと、いざという時役にたつと思います。

点滴以外にかつては大量皮下注射という方法がありました。これは百ミリリットルも入ってしまう大きな注射器を太ももにぶすりとさして、医者の方は汗をかきながら渾身(こんしん)の力をこめて、大量のブドウ糖液などを皮下に注入する方法でした。点滴の場合、注射液は血管の中に入っていきますからどんどん吸収されますが、大量皮下注射は皮下に注射液がたまって、かちんかちんのぱんぱんになってしまいます。やられる方のこどもは痛くて泣きわめくし、これはまさしく修羅場でした。この方法はむしろからだにとって危険であることがわかって、今はすたれてしまいました。そんなわけで点滴が脱水に対する最良の処置なのです。

しかし点滴はどの医療機関でもできるわけではなく、ちょっと面倒な方法です。そこで最近は点滴の他に、「経口輸液」という方法が見直されています。

点滴では水分を血管を通してからだの中にいれてやろうとするわけですが、点滴に用いる液体を口からのませることができれば、その方が能率はよいのです。

点滴に用いられる液体の中には、水分の他にナトリウム、カリウム、クロールなどといった成分が含まれています。下痢になると水分と同時にこうしたナトリウム、カリウム、クロールなども失われてしまうのですが、これら電解質といわれるものは、わたしたちのからだの細胞が活動していくうえで、なくてはならぬものです。

ですから脱水状態になった時、ただ水分だけ与えていたのではだめでナトリウムやカリウムなども同時に補給しなければなりません。

ナトリウムやクロールは塩分として補給すればよく、それは野菜スープや味噌汁の上ずみといったもので補給することができます。カリウムはキャベツ、にんじんなどにたくさん含まれていますから、こういうものでスープをとればじゅうぶん補給できます。

軽い脱水の場合には、湯ざましや水道水を十五分から二十分おきぐらいに三十ミリリットルぐらいずつ与え、二時間おきに、野菜スープか味噌汁の上ずみを薄めたものを与えてやるようにすれば、水分の補給もナトリウム、カリウム、クロールの補給などもできます。

下痢がどんどんひどくなりつつあり、水様便が頻繁に出るようになったら、六時間ぐらいは固形の食物や乳製品を与えるのをストップして水分、塩分、カリウムの補給だけをしていくようにすると脱水も予防でき、下痢もおさまることが多いのです。このような方法をとってもなお下痢がどんどんひどくなり脱水が進行するようなら、点滴ということになります。

水分、塩分の補給を湯ざましやスープを使って行なうほかに、点滴用の液体を顆粒状にし、これを水にとかせば点滴用の液体と同じものができあがるという製剤も使われています。しかし最近は小児用の経口補水液というものが市販されているので、これを上手に使えば点滴しないでもすむことが多くなっています。

## 血液を伴う下痢

さてこのへんで脱水の話はおしまいにして次に血液を伴う下痢について少しふれておきましょう。

血便というと昔はすぐ赤痢という病気を思いうかべましたが、赤痢はこのところ、たいへん少なくなってしまいました。幼児では腹痛やいわゆるしぶり腹を訴え、水様下痢便を回数多くします。乳児の場合は特有の症状といったものはなく、水様下痢を回数多く多量にするといった程度で、病原性大腸菌によるものなどと区別がつきません。

血液を伴う下痢も結局、病原性大腸菌やエンテロウイルスといったものによる腸炎であることが多く、あまり心配はいらないのです。

## 長く続く下痢

次に「長く続く下痢」について説明しておきましょう。

「長く続く」という時、どのくらいの日数を指すかということ、これはむずかしい話です。下痢以外に症状がなくても、一週間も続けばお母さんはこどもを外来へ連れてくることになるでしょうね。下痢といっても、ただべちゃっとしてやわらかいというものから水みたいなものまで種々あるわけで、べちゃっとしている程度なら一週間以上続いてもお母さんはほうっておくことがあるでしょうし、水様ならもっと早く相談に来るかもしれません。

実際のところ、べちゃっとしているようなものは、ほうっておいてもよいのです。離乳をすすめている時期などにはしょっちゅうべちゃっとすることがあるのですが、だからといって離乳をすすめる作業をストップしたりする必要はありません。

やはり問題になるのは水みたいな便が一週間近くも続いたりして体重の増加がとまってしまったりへってきたりするような、そんな場合だろうと思います。

こういう状態を起こす病気はたくさんあります。まれな、むずかしい病気もたくさんあります。でも、そんなまれな病気を覚えていても大して役にはたたないので、ここではわりあい頻度の多い「乳糖不耐症」と「ミルクアレルギー」とについて説明しようと思います。

## 乳糖不耐症

まず乳糖不耐症の方です。さてこれは「二糖類不耐症」と総称されているものの一つなのですが、何回もいうとおり、医学用語っていやですね。二糖類不耐症なんて言葉も、みただけで勉学の意欲をそいでしまうようなつらがまえです。でもちょっとがまんしてください。なんとかわかりやすく説明してみますから。

まず「二糖類」について調べておかねばなりません。

二糖類というのは、単糖類とか多糖類とかいわれるものと兄弟みたいな関係にあり、単糖類、二糖類、多糖類は総称して糖質といわれます。糖質といいますと、耳なれない方もあるでしょう。

『医学大辞典』をみますと糖質の項に「古くは含水炭素、炭水化物と呼ばれた」とそっけなく書いてあります。わたしなどはもっぱら炭水化物という呼び方になじみが深く、含水炭素なんて言葉を使う人のことを「古いな」と思っていたものですが、もはや炭水化物という呼び名も古くなってしまったようで、がっかりしてしまいました。

とにかく糖質とは炭水化物のことと思ってください。わたしたちが食物として摂取する炭水化物は成人の場合は半分以上がでんぷんという多糖類で、残りが蔗糖（しょとう）、乳糖という二糖類ですが、母乳やミルクだけを栄養源としている赤ちゃんでは、そのエネルギーの半分ぐらいが糖質の形で入り、それはすべて乳糖ということになっています。

さて蔗糖と乳糖といったものがわたしたちの体内に入ってきて、これが吸収されるためには、さらに単糖類という単位にまで分解されなければならないのです。この分解は、小腸の粘膜上皮の中で、二糖類分解酵素といわれる物質によって行なわれます。でんぷんの方は、まず唾液（だえき）の中のアミラーゼという酵素の働きで麦芽糖という二糖類になったうえで、やはり小腸で分解酵素によって単糖類に分解され吸収されます。

ずいぶん面倒な話になってきましたね。今までのところを簡単にまとめて図式化してみると次のようになります。

この図の中でマルターゼ、サッカラーゼ、ラクターゼと記されているのがいずれも二糖類分解酵素です。

糖質を体内に吸収して利用するために必要なこう

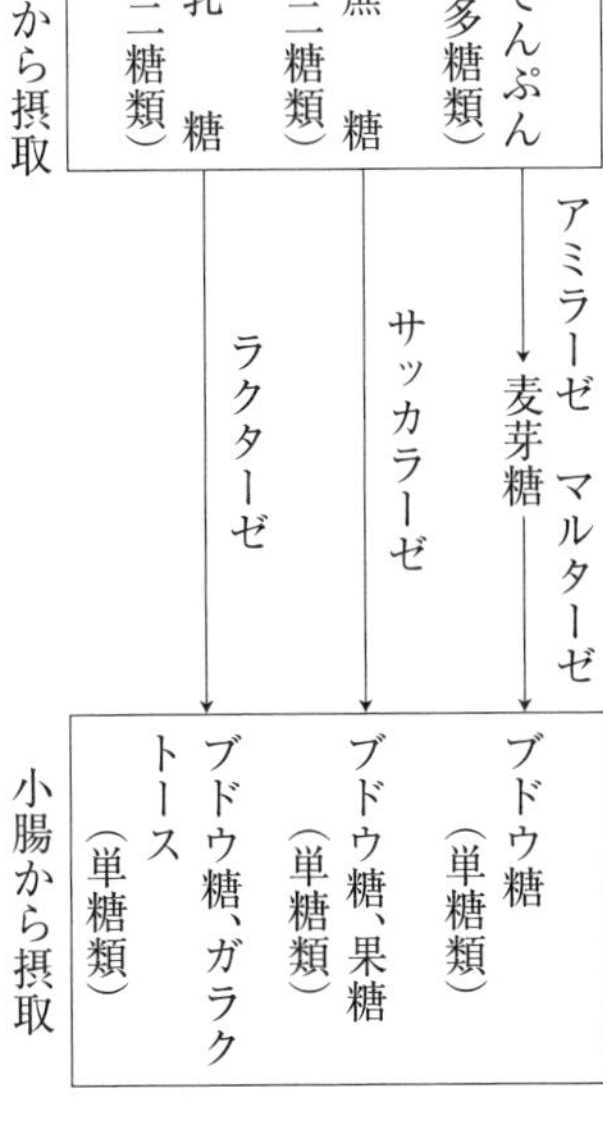

した酵素が欠乏してしまうことがあり、こういう状態を「二糖類不耐症」といいます。やっと「二糖類不耐症」という言葉までたどりつきましたね。ここまでくればもうひと息。二糖類不耐症のうちの一つに乳糖不耐症があるというわけです。

乳糖不耐症はすなわち、ラクターゼの欠乏症というわけですが、これには生まれつきラクターゼを持っていない先天性欠乏症と、いろいろな病気に続発して起こす二次性欠乏症とがあります。先天性の方は、生まれてすぐから症状が現われます。お乳を与え始めると下痢や嘔吐などを起こし、やせてくるわけで、これは乳糖を除いたミルクや豆乳を与えることでよくなります。乳糖を含むミルクは消化できないから栄養にならないのです。

記憶しておいてほしいのは、二次性欠乏症の方です。原因はいろいろありますが、二つ覚えておいてください。一つは、ウイルスか細菌で起こった胃腸炎の後で生じてくる乳糖不耐症です。下痢をして吐いて熱が出てと、こんなはっきりした胃腸炎があって、それはひとまずおさまったんだけれども下痢だけなかなかおさまらない、こんな時乳糖不耐症を考えてみましょう。ミルクを少なくしたり、思い切って豆乳でできたミルク（豆乳でできたミルクは市販されていますので、薬局やスーパーで求められます）に変えたりするとよくなることがあります。

もう一つ、抗生物質を使っていると乳糖不耐症が起こることがあるということも覚えておいてください。抗生物質を使っていると、乳糖不耐症を起こすだけでなく腸炎を起こすこともあります。このような抗生物質によって起こる下痢は様々ありますが、どれでも抗生物質をやめてみるとなおってしまうわけです。

合成ペニシリンは現在とてもよく使われている抗生物質ですが、これは確かに便をやわらかくすることが多いようです。ま、このへんを記憶にとどめておいてください。

## ミルクアレルギー

乳糖不耐症、わかっていただけたでしょうか。わかっていただけたものとして、次にミルクアレルギーの説明にうつります。

アレルギーという言葉、やたらに使われ過ぎているということがよくいわれます。それに似た「特異体質」なんて言葉もあって、医療事故などの際に「患者が特異体質であったのが身の不運」てなぐあいにごまかしてしまうために使われたりしますが、これも乱用の傾向があります。

わたしたちは言葉を正しく使いましょう。

アレルギーとは「変わってしまった反応」という意味だそうで、「ある生体が、本来もっていた反応とは別の変わった反応を示す現象がアレルギー」だということはすでにお話ししてきました。

そこで、ミルクアレルギーとは、ミルクをのんでいるうちにミルクに対して変わった反応をするようになることをいうわけで、これはミルクの持つ蛋白質に対する反応です。

ミルクアレルギーが下痢の形で起こってくるものは二種類あって、一つは六ヵ月までの赤ちゃんに起こってきます。発熱、嘔吐、時に血を混じえた水様便、体重増加不良などの多彩な症状があります。それからもう一つは乳幼児でかなり頑固な下痢のみが症状として現われてきます。

湿疹がひどくて下痢が長いこと続いているような赤ちゃんに、わたしはミルクをやめて豆乳でできたミルクを使うように指導することがよくあります。これはかなり高い確率で有効なのでミルクアレルギーのこどもはたくさんいるように思っていました。でもアメリカの教科書など当たってみましたら「下痢の原因がアレルギーであることはまれだ。たまたま豆乳でできたミルクに変えて下痢がなおったからといって軽々しくミルクアレルギーといってはならない。もう一度ミルクを与えて再び下痢が起こったらアレルギーと呼んでもよい」と注意がしてありました。

そうしたことをふまえたうえで結論はこうです。

「長びく下痢の原因として乳糖不耐症やミルクアレルギーがある。だからミルクをやめて豆乳でできたミルクに変えてみると劇的な効果をみることがある」。

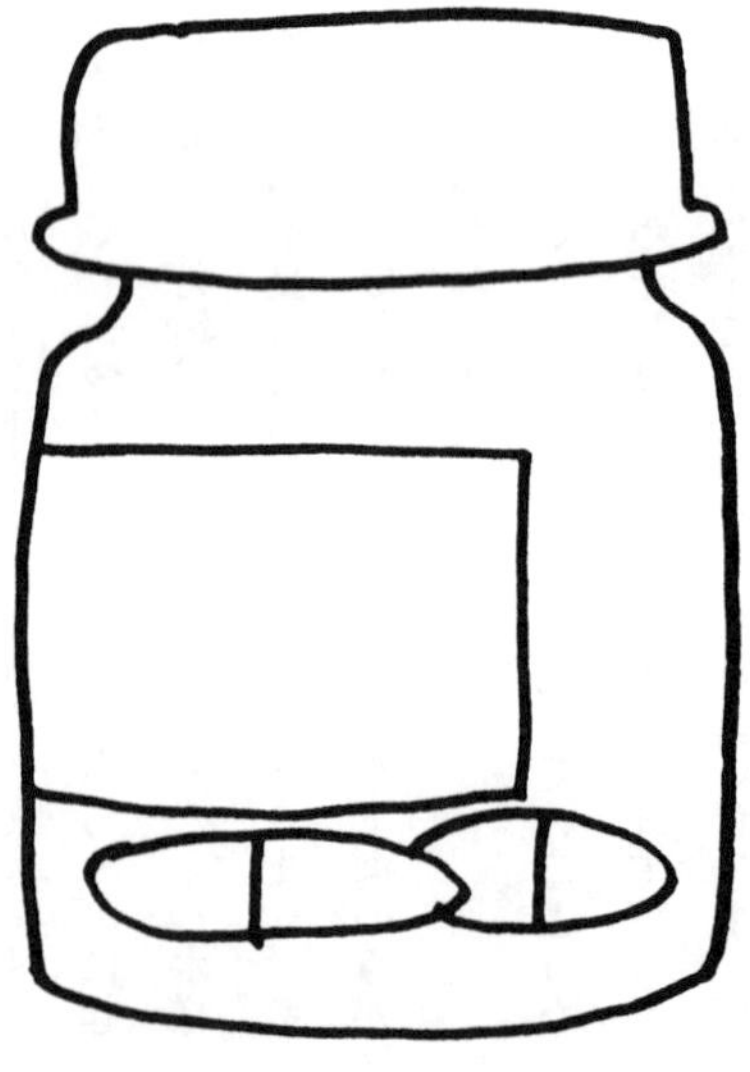

# 便　秘

## 個人差があるわたしたちのからだ

かつて学校などで便秘が目の敵（かたき）にされるようになった時期がありました。朝、早起きしてちゃんと朝食をとればかならずうんこが出るはず、朝一回ちゃんとうんこが出るのが健康のもとというわけで、朝うんこが出れば○、出なければ×をつける生活表といったものがわたされたりしたのです。

確かに朝早起きして、ゆっくり朝食をとるといった習慣はよいことと思われます。しかし朝すっきりと起きられる人と起きられない人とがあります。例えば血圧の低い人はなかなか起きられません。高齢になると今度はうんと早く目がさめるようになってしまって、若い人たちと生活のパターンが合わなくなったりしますが、これは生理的なものでやむを得ないことと思われます。

低血圧の娘さんがお嫁に行って、早起きできないために家族から怠け者と思われ実家へ帰されたという悲劇を聞いたことがありますが、これは人間の個人差というものを認めないことから生まれる悲劇です。

わたしたちのからだは、一人一人ちがっています。朝型もあれば夜型もあります。こういう個人差はある程度認め合わなければいけないでしょう。社会生活というものはやはり一定のルールがありますから、いくら夜型人間といっても毎朝九時にしか起きないようでは、学校や会社に間に合いません。けれど六時半に起きれば○で七時に起きたら×というふうに○×で判定したりするのが酷な話で、これでは低血圧だと×だらけということになってしまいます。

みんながそれぞれ健康的な生活をめざして努力するのはよいことですが、なにか一つの基準を作ってそれが「正常」だとし、その基準に合う合わないで○や×をつけることは問題があるのではないでしょうか。

「健康」ってどういうことかと改めて聞かれると、これはかなりむずかしい問題です。毎日診療をしていると「どこの病院へ行ってもあんたはどこも悪くないといわれる。しかしわたしはとても健康とは思えない」と訴えてくる人はたくさんいますし、一方、血圧はうんと高いし、耳は遠いし、目は白内障だし、いろいろあるけれど、はつらつとしていて毎日快適な生活を送っているお年寄りなどにもしょっちゅうお目にかかります。

最近の医療はやたらに検査をするようになったので、検査上、「正常値の固まり」みたいな人を健康な人と呼ぶようになってきています。しかし本当に検査の結果がすべて正常である人が健康といえるのでしょうか。三日もかけて入念にやる人間ドックを受けて「まったく健康です」と太鼓判をおされた人が、そこから帰る途中、心筋梗塞で死んだという実話がありますが、これは現在の医学レベルでは予知できない部分がたくさんあるということを教えてくれるとともに「健康」というものを考えなおさせてくれるエピソードでもあるのです。

## 排便の回数と便秘

便秘のお話をするはずなのに、なんかちがう方向へ話がいってしまったのではないかとお思いかもしれませんが、そうでもありません。「便秘」は「健康ってなんだろう」ということを考えるのによい素材の一つなのです。

便秘が学校などで目の敵にされた時期があったことは、先ほどふれました。例えばある教育雑誌でくり返し「こどもの生活のたて直し」ということが叫ばれ、その「たて直し」の一環として「正しい排便の習慣の確立」ということがいわれたのです。

その雑誌の一九八二年二月号では、「排便は少なくとも一日に一回以上ないと便秘である。（本来なら毎食後あるのが正常であるともいわれる。）したがって、二日に一回や三日に一回では、便秘の影響を大なり小なり受ける」という文章がのりました。

それを読んで、わたしは「ええっ」と思ってしまいました。というのは、わたしがこれまで受けてきた医学教育の中では、一日一回以上排便がないと便秘であるというような定義は聞いたことがなかったからです。

赤ちゃんのうんこがちょっとやわらかいと心配して病院にとんでくるお母さん、三日に一回しかうんこが出ないと深刻な顔で赤ちゃんを連れてくるお母さんに、「赤ちゃんが元気で機嫌がよければ、うんこなどどうでもいいんですよ。赤ちゃんを育てていればいいので、うんこを育てているのではないのですからね」と答えるように教えられ、また実際そういってきました。ところが、二日に一回や三日に一回のうんこではからだになんらかの影響があるという説があるのです。これはたいへんです。

名尾良憲さんという、この道の大家がいて『便秘』という本を出しておられますのでさっそくこれを読んでみました。

まず最初に「便秘とは排便が順調に行なわれない状態を指すのであるが、便秘の定義となるとかなり難しい問題が残されている」と書いてあります。うん、うん、そうだろうと同感です。「ジョーンズらの健康な成人四百名における便通の状態の調査では、一週間に五回から七回の排便のあるものが、七五%から七六%を占めており、一週間に二回以下の排便のものは一%以下で、これはすべて女性」とのことです。そして「毎日便通がなくても、二、三日に一回の排便でじゅうぶんに満足できるならば便秘とはいえない。また毎日便通があってもその量がきわめて少ないときには便秘といってよい。そこで一般に三、四日以上便通がないものをいちおう便秘と呼ぶことが多い」。これもよくわかります。続いて「便秘がすべて治療を要するものではない。治療の対象になる場合に、はじめて病気としての便秘、すなわち便秘症が成立する。このためには便通がないことに基づく愁訴の存在が必要な条件になる。排便は一日一回あるべきだという考え方が幼児期から母親によって習慣づけられていることも、心理的に不安を抱き、多くの愁訴が発現する原因ともなる」

この最後のところに注目してください。

わたしはここでほっとひと安心して、ついでに他の本も調べることにしました。引用だらけになりますが、わたしは最近「便秘目の敵説」に対し、かちんとなっていることもあり、この際援軍を動員してでも「うんこが一日一回出なくてもどうということはない」という認識を確立させたいゆえのことですので、お許しください。

ネルソンの『小児科学』という教科書は小児科医のバイブルともいうべきものだと前にも紹介しましたが、そこでは「多くの家庭で排便の性質、時期および回数などの調節や習慣づけは異常に強い関心の的となっている。医師を除けば排便回数が一日三、四回から少ない場合で、五、六日に一回であっても正常であることを知っているものは少ない」と書いてあります。五、六日に一回でも正常と小児科医のバイブルに書いてあるのです。

グリボスキーという人の『小児の胃腸病』という本では「便秘とは便の回数ではなく、便の固さでいうものである。小児が一週に一度しか排便しなくても、その便が普通の固さなら便秘とはいわない」と書かれています。

最後にチアイという人の『小児科学』という本です。「便秘の治療は第一に親に気にしないようにさせること。便秘はある程度遺伝的なものであり、けっしてこどもが故意にしている〝悪行〟ではないこと、便秘のからだへの影響は大したことはなく、将来の見通しは明るい（特に男の子の場合は大きくなればなおることが多い）ということをよく説明し、毎日便が出なくてもよいことをわからせること」。

どの本でも、便秘をせまい枠の中に定義してはいません。また便秘のからだへの影響をそんなに強調してはいません。便の回数や内容によって症状が現われた時だけ治療をするようにしていますし、心理的には「便がきちんと出なければいけないなどとは思いこまないように」と安心させることを強調しています。

## 便秘は心理的な影響が大きい

旅行した時などに便秘になることはよくあります。それが心理的な影響であることは誰にでもわかります。

腸という器官は心理的な影響を受けやすいところですから、ストレスによって便秘や下痢は起こります。

大人で自分のうんこをみている人もいるようで

す。水に浮くうんこの時は体調が悪く、沈む時は好調というふうに判断している人もいるそうです。これは個人の趣味だからストレスにはならないでしょう。また、中年以降になってそれまできちんと便が出ていた人が急に便秘になった時、重大な病気の徴候であることもあり、そういうことに注意をするのもよいでしょう。しかしこどもの時から毎日うんこが出た出ないで○や×をつけ、それによってほめられたり叱咤（しった）されたりすることが心理的にどういう影響をあたえるでしょうか。

## 赤ちゃんの排便

赤ちゃんの時期、おむつをとりかえるたびに、みまいとしても自然に目に入ってしまううんこの姿。それがちょっとでも変わっている場合は、親の心に動揺を与えずにはおかないでしょう。こうした動揺を起こさないための対策は、やはり親たるもの、赤ちゃんの排便の普通の姿はどういったものかをじゅうぶん知っておくことしかないと思うからです。

そこで、まずグリーンとリッチモンドの『小児科診断学』という本などを参考にしながら赤ちゃんの排便について考えていくことにします。

生まれたばかりの赤ちゃんが最初にするうんこは胎便（たいべん）と呼ばれます。緑黒色でにおいがないうんこです。生まれて三日目あるいは四日目まで毎日四、五回出ます。これは食べたものが出てくるというのではなく、おなかの中にいた時にのみこんだ羊水とか、腸から分泌された粘液とかの混じったものです。

この胎便はほとんどの赤ちゃんが生まれて二十四時間後には出します。遅くても三十六時間以内には出るもので、これが出ない場合は「排便には個性があるものだ」などとのんびりしているわけにはいきません。腸がふさがっている可能性があるからです。

しかしこういうことはめったにありません。

さて、この胎便の時期が終わると「移行便の時代」がきます。生後四日目から七日目ぐらいまでは移行便といわれる緑褐色のねちゃねちゃしたうんこが出ます。回数は一日四回から八回ぐらい。

この移行便の時代が終われば赤ちゃんそれぞれの排便の形式ができあがってきます。

母乳の赤ちゃんと人工栄養で育つ赤ちゃんとでは出るうんこがちがいます。母乳の赤ちゃんは黄色あるいは黄金色のペースト状のちょっと酸っぱいにおいのするうんこをします。おむつにくっついたり、しみたりします。要するにやわらかい便が普通だということです。

一日一回しかうんこをしない赤ちゃんもいれば八回ぐらいする赤ちゃんもいます。授乳のたびにうんこをする赤ちゃんも多いものです。ちょっと粘液の混じった緑色がかったうんこをすることもあります。

この緑色のうんこについてはかなり悪い評判がひろまっています。「緑便すなわち消化不良」という評判です。しかし緑便はそれ自体なんでもないことが多いのです。緑色は胆汁の色ですが、胆汁は食物の消化を助けているものです。腸の中を食べたものが速く通過すると胆汁の緑色が残ったままのうんこが出てくることがあるわけで、だから緑色だといってもなにも恐るるには足らないのです。

人工栄養の赤ちゃんは母乳の場合よりも固く、うす黄色のうんこをすることが多く、これはおむつにくっつきません。一日一、二回のうんこが普通です。

さて、生まれて一ヵ月から三ヵ月ぐらいになるとうんこの回数がへってきます。一日に一回とか三日に一回しか、うんこをしない赤ちゃんもいます。しかしこれらは赤ちゃんの個性といってもよいものです。

一歳になると一日一回のうんこが普通になってき

ますが、もちろん何回かするこどももいれば数日に一回のこどももいます。

排便の形式は、それこそこどもたちの顔形がちがっているように、体重や身長が一人一人ちがうように、それぞれちがっているのです。理想体重や理想身長なんてものを想定して、それに近づかないとたいへんとばかり努力をすることがナンセンスなように、こどもたちのうんこの回数を理想の回数に近づけようとさせるのは、ナンセンスとしかいいようがありません。

## 便秘で病気になることはまずない

排便の回数が少ないことがなにか病気があるしるしであるといったことは、めったにありません。ヒルシュスプルング病という病気が原因になっていることはありますが、これは非常にまれな病気です。ヒルシュスプルング病は巨大結腸症とも呼ばれ、以前は生まれつき腸の一部が太いのだと思われていました。

しかし実は腸の壁に存在するはずの神経節というものが欠けていることがわかりました。

腸はぜん動運動という動きをして便を送り出していきますが、このぜん動運動は神経節がないと起こりません。ヒルシュスプルング病の場合、神経節が欠乏しているため腸の動きが悪くなり、その結果便がたまって腸が太くなるのです。乳幼児期に頑固な便秘があっておなかが異常にふくらみ体重がふえないといった場合、ヒルシュスプルング病の可能性があります。診断の結果、ヒルシュスプルング病と確定したら手術が必要です。

これとは別に「特発性巨大結腸」という病気があります。これは四、五歳になってから、うんこのおもらしを伴う頑固な便秘という症状で発病してくる病気ですが、この病気の原因が「排便習慣をつけるための訓練が精神的重圧になり、排便に対する不安や恐怖が起こるため」だといわれているのです。精神的な重圧のために結腸がでっかくなってしまうというのは恐ろしいことではありませんか。

便秘によって病気が起こるということはまずありえないとたいていの本に書いてある一方、排便について神経質になり過ぎることが病気を生み出すということも多くの本に書いてあり、このことは肝に銘じておく必要があると思います。

うんこの回数が少ないからといってなにかの症状を起こしてくるということもまずありません。うんこがたまったために舌にこけができたり、口臭が生じたりすることはないのです。

しょっちゅうおなかを痛がるこどもは世の中にたくさんいますが、それが便秘のために起こっているというケースはそれほど多いものではありません。

時に、おなかが痛いといっているこどもに「トイレに行ってうんちをしてきてごらん」といって行かせてみると、すっきりした顔をして帰ってくることがあります。これは便秘のせいでおなかが痛くなったのではなく、「これからうんこが出るぞ」というサインとしておなかが痛くなったものと考えてもよいように思われます。

といったわけで、便秘はけっして悪者ではありません。それ自体放置しておいても、まず心配のないものです。

ただ、うんこがうんと固い時、肛門に傷ができることがあります。この傷はうんこをする時に痛むので、うんこをする気分にさせなくなってしまいます。これはなおのこと便秘をひどくしてしまう原因になるので、治療をするべきだと思われます。下剤をこどもに使ってもよいのはこんな時です。肛門の切れているところには局所麻酔剤などをぬって、うんこをする時に痛まないようにしてやることもあります。うんこをする時に痛がって泣いたりする場合は、この肛門の傷を確かめてみることが必要なのですが、これと間違いやすいものに、うんこをする時りきむという現象があります。

うんこをしながらうんうんうなって顔を真っ赤にしている赤ちゃんをみると、親の方はいてもたってもいられない気分になりますが、これは別に赤ちゃんにとって苦痛になっていないことが多く、気にしなくてもよいものです。もしなんとかしてやりたい気分にうち負かされそうになったら、おなかをなでてやったり、肛門に指をそえて、太いうんこが出やすくしてやるぐらいのことはしてもよいでしょう。

さて、こうして便の回数を気にしないことに心を決めてしまえば、下剤とか浣腸とかを用いる必要もほとんどなくなるでしょう。

育児書で有名なイギリスのジョーリーも、下剤は使わないといっています。わたしも日常の診療の中で、こどもには下剤も浣腸もほとんど使わないようにしてきましたが、それでなんの不都合も起きていません。百日咳（ひゃくにちぜき）のようなひどい咳の時に燐酸コデインという強力な咳どめを使うことがありますが、この薬、「咳もとめるがうんこもとめる」という強い作用があるので、のませる時に軽い下剤をいっしょに与えることがあるといった程度です。

おなかに関するトラブルといわれているものの多くには、心理的なものが関与していることが多い、だからおなかのトラブルについてはそういうことをじゅうぶん知ったうえで対処した方がよい、ということがわかっていただければこれからの「腹痛」の話もスムーズにいくというものです。

# 腹痛

今度は「腹痛」の話です。

腹痛といってもいろいろなものがあります。

おなかが痛いという症状があっても、悪いところはおなかではない、実は心臓や肺などに病気があるというようなこともあります。痛み方も様々です。刺されるような痛み、重苦しい痛み、はりさけそうな痛みなどいろいろあります。周期的に痛みにおそわれることもあれば、ずうっと痛み続けるということもあります。

このように腹痛といってもいろいろあるのですが、ここではまず急性の腹痛と慢性の腹痛に分けて考えることにします。

## 急性と慢性のちがい

病気には「急性」と名のつくものと「慢性」と名のつくものがあります。急性腎炎（じんえん）と慢性腎炎、急性肝炎と慢性肝炎というふうに。

「急性」と「慢性」とはどこがちがうとお思いですか？　なんとなくわかっているようで、さてどこがちがうかと聞かれると困るのではありませんか。わかりやすい例を出してみましょう。

急性アルコール中毒と、慢性アルコール中毒。アル中というふうにいわれるのは慢性アルコール中毒のことですね。あんまりお酒に強くない人がたくさんのまされて意識がなくなったり、時には死んでしまったりすることがありますが、これは急性アルコール中毒。

しかし例えば急性肝炎と慢性肝炎についてはこんなにわかりやすいものではありません。普通、慢性肝炎は肝臓の炎症が六ヵ月以上続く場合をいいます。具体的にはどういうことでしょうか。ちょっとテーマからはずれますが、はずれるのはこの本のないらいということで説明しておきます。

まず急性肝炎について説明しましょう。急性肝炎といえば普通ウイルスによって起こるものをいいます。

ウイルスはたくさんあって、鼻かぜを起こしたり、麻疹（はしか）になったり、水いぼを作ったり、と様々なのですが、中に肝臓に障害を起こすものもあります。肝炎を起こすウイルスとしては、今のところA型、B型、C型、D型、E型の五種類がみつかっています。このウイルスによる急性肝炎ではまず「のどかぜ」のような症状の他、筋肉痛、吐き気、食欲不振、腹痛などが起こります。この状態が一週間ほど続いた後、多くの方がごぞんじと思いますが、黄疸（おうだん）になります。黄疸というのはからだじゅうが黄色くなることです。特に白目の部分が黄色くなるのが特徴です。（みかんの食べ過ぎ、オレンジジュースのみ過ぎなどで手や足の先が黄色くなることがありますが、この場合、白目の部分は黄色にならず、したがって黄疸ではありませんから心配ありません。）

黄疸が出ると、面白いことに、それまであったいろいろな症状が消えて気分がよくなってきます。（劇症肝炎という十日ぐらいで死に至ってしまうものすごいのもありますが、これはまれで、たいていは前記のような経過です。）さてこの後です。A型による急性肝炎は、検査成績も次第によくなりなおってしまうのが普通ですが、B型やC型では、六ヵ月たっても検査成績がよくならないことがあります。B型ではかなりの場合六ヵ月をへてもなおらないといわれます。この場合、慢性化したと定義され、慢性肝炎とよばれるわけです。他に、例えば、健康診断をしてみたら肝炎の血液検査の成績が異常と出た、しかしそれまで急性肝炎の症状が出たことは一度もないのでいつかかったかわからないというような場合に、慢性肝炎と呼ばれることもあります。

肝炎の場合は六ヵ月以上で慢性と呼ばれるのに対し、腎炎では急性腎炎にかかった後、一年以上、異常な尿所見や高血圧が続く場合、あるいはいつ腎炎になったのかわからないけれど異常な尿所見が一年以上続く時などに、慢性腎炎と呼ばれます。他に、慢性気管支炎という場合は「少なくとも二冬連続して三ヵ月以上にわたりほとんど毎日咳、痰が存在する状態」と定義されています。

慢性といってもいろいろあることがおわかりいただけたでしょうか。医学って面倒なものですねえ。

さて、腹痛の場合は急性と慢性の差はどこにあるのでしょうか。これは明確な定義がありません。「二ヵ月以上腹痛が続く時、慢性の腹痛という」と書いた本がありますが、これはちょっとうなずけません。「急におなかが痛いといい出したんですけど」といってお母さんがこどもを連れてくる場合が急性、「この子、しょっちゅうおなかが痛いというんですけど」といって連れてくる場合が慢性と、こんなふうに考えてもいいのではないかと思います。

## 急性の腹痛の原因はわからないことが多い

そう定義をしたうえで、まず急性の腹痛について説明を始めましょう。

まずある統計を紹介します。これはイギリスのある大病院の救急外来へ急性の腹痛を訴えてやってきた大人の統計です。

●原因不明の腹痛　四十三％
●急性虫垂炎　　二十四％
●急性胆嚢炎　　　九％

　これが大人の場合のベスト・スリーで、この三つで実に全体の七十六％になります。

　原因不明の腹痛が四十三％という多さであることに注目してください。これはわたしの診療所のような設備もろくにないちっぽけな医療機関ではなく、れっきとした大病院で最新鋭の器械を駆使してじゅうぶんな検査をした結果なのです。

　原因がはっきりしないままに様子をみていたり、とにかく痛みどめの薬を使って処置したりしてみたら、なおってしまったというケースがとても多いということです。

「おなかが冷えたせいでしょう」とか、「食当(しょくあ)たりでしょう」とか、なんとか理由をつけて説明し、「まあ、とにかくなおったんだからいいでしょう。めでたし、めでたし」なんていうことになるんですが、腹痛というやつ、なかなか手ごわいやつだということがわかるではありませんか。

　大人でさえこうなのですから、こどもの急性腹痛については結局原因不明というものがとても多いわけです。

　ですから「この腹痛の原因はなんですか」とお医者さんを問いつめた時、「さあ、なんでしょうね」というあいまいな返事が返ってきても、「このやぶ医者め」と思わないでください。

　こどもがおなかが痛いといい出した時まず大事なことは、その痛みの原因を正確につきとめるのではなく、それは「重大な痛み」なのか「大したことのない痛み」なのかを見分けることなのです。

## 重い腹痛と軽い腹痛の見分け方

そこで、「重大な腹痛」と「恐るるに足らぬ腹痛」の見分け方からもう一度説明しておきましょう。

おなかが痛いといっているこどもが、平気で歩き、あるいは走り、またちゃんと食べることができるなら、まず恐るるに足らぬものです。こどもが痛みのために動こうとしなかったり、食べることをいやがったり、眠っていたのに痛みのために目をさましたりするようなことがあるなら、いちおう深刻にうけとめておきましょう。

そんな場合はこどもを寝かせておなかを押してみましょう。この時、顔をよくみていてください。「痛いか」などと聞いてはいけません。無言で押してみるのです。こどもがしかめっつらをして、からだを動かすようでしたら、「なにかある」と考えましょう。どこを押しても表情に変化がなく、からだが逃げないようなら、まずしばらく様子をみていても大丈夫です。

ただ、どんなおだやかな痛みでも四時間以上続く時は病院へ連れていった方がよいといわれます。

夜中に突然目をさまして「おなかが痛い」といい出した時も、あまり様子をみていないで、夜でもみてくれる病院をさがした方がよいでしょう。痛みで目がさめるというのは容易ならざることなのです。

さて、こんなポイントを知ったうえで、こどもが急性の腹痛を訴える時考えられる病気をあげておきます。

まず、ウイルスや細菌による腸炎、虫垂炎、腸間膜リンパ節炎、鼠径ヘルニアのかんとん（脱腸が出っぱなしになってひっこまなくなった状態）、腸重積といった腸の病気、それから尿路感染症、扁桃炎、肺炎、血管性紫斑病など腸以外の病気があります。これらのものを見分けていくのは専門家の仕事ですが、しろうとの皆さんでもある程度見当をつけられるテクニックというものがあります。

**軽い腹痛**

まず、軽い腹痛から紹介しましょう。

「朝から何回もトイレに行きます。下痢をしているんです。おなかも痛いといっています」とお母さんが話してくれると、わたしは安心します。なぜっていうと、腹痛に、何回も下痢をするという症状が加わっている時は大した病気はないからです。逆に、腹痛に「うんこが出ない」という症状が重なっている時はちょっといやな感じなのです。

おなかが痛くて何度も下痢をするという時は、まずたいていは急性胃腸炎というものなのです。「おなかをこわした」と表現されるものはだいたい急性胃腸炎を指していると考えてよいでしょう。

急性胃腸炎はなにによって起こるかといえばこれはだいたい、ウイルスか細菌のせいであると考えてよいでしょう。

「おなかを冷やした」とか、「食べ合わせが悪かったから」とか、あるいは「食べ過ぎたから」とかよくいわれますが、実際はそういう原因は少ないと思われます。こどもというものは夜中ちゃんとふとんをかけて寝ているなんていうことは少なくて、ふとんなんか全部はねとばし、寝巻はしどけなくはだけてしまって、おへそ丸出しで寝ているなんてことがしょっちゅうですが、そのたびにおなかをこわすなんてものでもないでしょう。食べ過ぎも日常茶飯事で、大人のように腹八分目で、などとは考えないものですが、それでもめったにおなかはこわれないものです。たいていはウイルスか細菌のため、要するに「おなかがかぜをひいた」というべきものが、こどもの急性胃腸炎です。

しかもこのうち多くはウイルスによるもので、ある統計ではウイルスによるものが八十％、細菌によるものが二十％となっています。

**ウイルスによる胃腸炎**

ウイルスによる胃腸炎は一般に軽くて、下痢もそう大したものではありません。うんこの内容はさらさらした水様便（すいようべん）で、粘液が混じることはありますが、うみみたいなものが混じることはなく、血便になることも少ないものです。腹痛の方も大したことはなくて、うんこがしたくなる前にきりきりと痛むけれど、トイレに行った後はなおるという程度で、痛くてころげまわるとか、おなかを押さえて冷や汗を出しているなんてことはないものです。

「吐く」というテーマでお話しした時に、数回吐いた後下痢になるということがあって、これが典型的な胃腸炎だとお話ししましたが、時に下痢と同時に吐くということもあります。でもこの場合、吐く回数は普通そんなに多くはなく、激しく吐くということは少ないものです。

熱があることもありますが、そんなに高い熱にはならないことが多いのです。

**細菌による胃腸炎**

細菌による胃腸炎は細菌によって汚染された食物を口から摂取することによって起こるものですから、「細菌性胃腸炎＝食中毒」と考えてもいいのです。

原因となる細菌は昔は赤痢菌が代表となっていた時期もありましたが今はすっかり少なくなりました。時代は変るものです。

大昔の話になりますが、わたし自身、小学校の時に赤痢になりました。ものすごい下痢でトイレから出てきたと思うとすぐまた、〝便意〟におそわれそのうちトイレから出られなくなってしまった記憶があります。おなかもすごく痛かったし高熱も出て大変でした。自分でもびっくりするような血便が出たことも覚えています。閑話休題。

このごろは次のような細菌が胃腸炎の原因になります。

サルモネラ属、ブドウ球菌、腸炎ビブリオ、カンピロバクター、病原性大腸菌。

これらの細菌のうちサルモネラ属だけは昔から食中毒の原因として有名だったものですが、それ以外のものは比較的最近になってよく見られるようになったものです。

食中毒は夏に多いように思われていますが食べものが一年中冷凍保存されるようになり暖房で室内温度が高くなっている現代では冬にも見られるようになっています。

細菌による胃腸炎の起こりかたには感染型、毒素型、中間型の三つのタイプがあります。

感染型の場合は、食物の中で増殖した細菌そのものを食物と共に口から入れてしまい、その細菌が腸の中でふえて胃腸炎を起こします。

サルモネラ、腸炎ビブリオ、カンピロバクターなどはこの形をとります。

毒素型の場合は食物の中で細菌が作り出した毒素を食物と共に口の中に入れてしまい、その毒素が胃腸炎を起こします。ブドウ球菌などがこの形です。

中間型の場合は食物に付着して食物と共に口の中に入った細菌が腸の中で増殖しこの際に毒素も作り出しその毒素が症状を起こします。

毒素原性大腸菌、ウエルシュ菌などがこの形です。

毒素原性大腸菌の中ではO—157と呼ばれるタイプのものが有名になりました。O—157は腸の中でヴェロ毒素といわれる強力な毒素を作り、そのため時に重い胃腸炎をひき起こします。

胃腸炎の原因になる細菌としてなにが多いかとい

うと、腸炎ビブリオ、カンピロバクター、ブドウ球菌、病原性大腸菌などで、特にこどもの場合、最近はカンピロバクターが多くなっているといわれます。

カンピロバクター胃腸炎の症状を大まかに説明しておきます。まず腹痛が起こり、激しい下痢が続きます。下痢は水様のことが多く血液が混じることもあります。

サルモネラ菌による胃腸炎は発熱、下痢、腹痛、嘔吐などの症状があり、三十％の例で血便が見られます。

病原性大腸菌による胃腸炎は軽度の発熱、嘔吐、水様性下痢などの症状が見られることが多く、あまり重症にならないケースが多いのですが、腸管出血性大腸菌と呼ばれる大腸菌による胃腸炎はしばしば重症になります。

腸管出血性大腸菌として近年有名になったのがO—157という種類のものです。この細菌はヴェロ毒素という強力な毒素を作り出します。O—157に感染しても発病しないことが多いのですが一旦発病すると激しい血便になり出血性尿毒症症候群という状態になることもあり、こうなると生命も脅かされます。

さてここまでお話ししてきたウイルスや細菌による胃腸炎というのは、ウイルスや細菌によって直接胃腸がやられるものですが、他にのどかぜや扁桃炎に伴う腹痛というのがあります。これもかなり多いものです。

熱があってのどが痛くておなかも痛い、でもおなかの痛さは大したことがなく、前に説明した「重大な腹痛と恐るるに足らぬ腹痛の見分け方」によれば、恐るるに足らぬ腹痛の方にあてはまるというような時は、のどかぜや扁桃炎に伴う腹痛と考えてよいでしょう。こういう場合は、腸を包んでいる膜である腸間膜というところにあるリンパ節がはれているのであって、これを腸間膜リンパ節炎と呼ぶなんていう説もありますが、こんなめんどうな名前は知らなくてもいいでしょう。

## 重い腹痛――腸重積

ここまでは、軽い腹痛についてお話ししてきました。そろそろ重大な腹痛の方にうつりましょう。

大人の場合は、胆石とか胃潰瘍が破れたとか、急性膵炎とか、激しい腹痛を伴うものにもいろいろありますが、こどもの場合はこういった病気はまれです。わずかに虫垂炎だけは、こどもでも無視できないものであり、大人とこどもと共通の病気といってもよいものですが、それを除けば大人とこどもでは、腹痛から考えられる重大な病気は別であると思っておいた方がよいと思います。こどもに特有といってよいものの代表に、有名な腸重積というのがあります。これがどんな病気かということですが、まず左図をみてください。

腸の一部が図のようにくびれこんでしまって、くびれたところがつまってしまい、腸閉塞を起こしてしまうのです。腸がまだ一人前にできあがっていない二歳以下のこどもに多い病気で、最近はウイルスがひきがねになって起こるともいわれています。

この病気はとてもはっきりした特徴があります。今、二歳以下に多いといいましたが、そのうちで特に乳児期に多く、生まれて五ヵ月から七ヵ月ぐらいの赤ちゃんにもっとも多くみられます。この年齢の赤ちゃんだと自分で「おなかが痛い」などといって

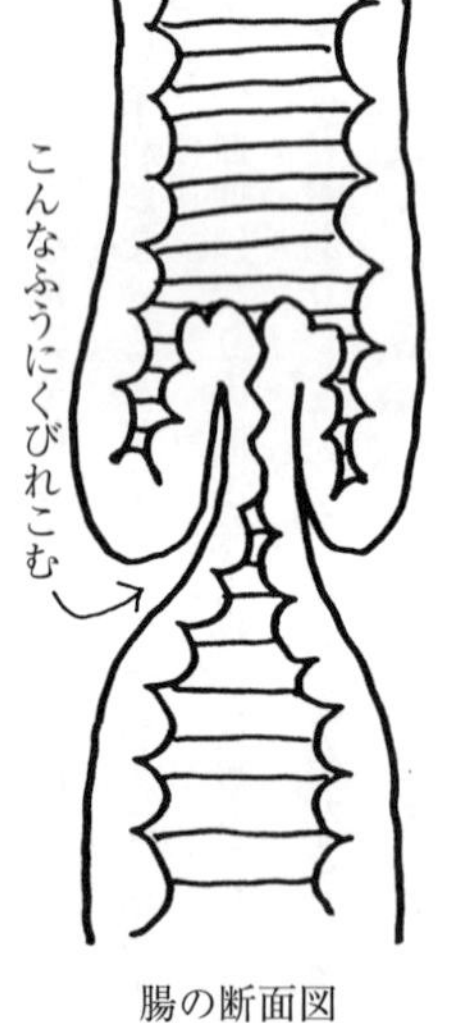

腸の断面図

くれませんが、突然ぐったりしてひいひい泣き始め、足をからだの方にひきつけますので、なにか痛みがあるのだろうと推察できるのです。

このぐったりしてひいひい泣くということは、まったく突然に、それこそ青天のへきれきのごとく、それまで健康だった赤ちゃんに起こってきます。他の多くの病気ではお母さんに「病気はいつごろから始まりましたか」と聞いてもなかなかはっきりとは答えられないものですが、腸重積の場合は「二時間前から始まりました」というふうにはっきりした答えが返ってくることがよくあります。

真っ青な顔でひいひい泣くという状態は三十秒から一分ぐらい続くと終わり、静かになります。すやすや眠ったりお乳をのんだり、あやせば笑ったりするのでなおってしまったかと思いますが、こうした平和な時期が五分から十五分ぐらい続くと、再びひいひい泣き始めます。

こういうふうに間歇的にくり返し痛みがくるというのが、この病気の特徴です。

最初に痛みを訴えた後、たいてい吐きます。そして痛みをくり返してくる間にだんだんぐったりしてきて、食欲がまったくなくなります。

この食欲がまったくなくなるというのも腸重積の特徴で、胃腸炎などの場合は食欲が落ちることはあっても、まったくなくなることは、まずないものです。

腸重積は発病後二十四時間以内に診断がつけば単に浣腸するだけでなおるか、あるいは手術をすることで助けられますが、それ以上経過すると命に危険が及ぶので、早期に診断することが大切なのです。

もし「腸重積かな」と思ったら小児科と外科のそろっている病院へ一刻も早く急ぐことです。

## 重い腹痛――虫垂炎

腸重積とならんで問題になる重大な病気として虫垂炎があります。虫垂炎は普通「盲腸」と呼ばれます。「盲腸炎」と呼ばれることはないようで、単に盲腸というのですが、盲腸というのは大腸の一部分の名称であって、これが病名であるというのは変です。

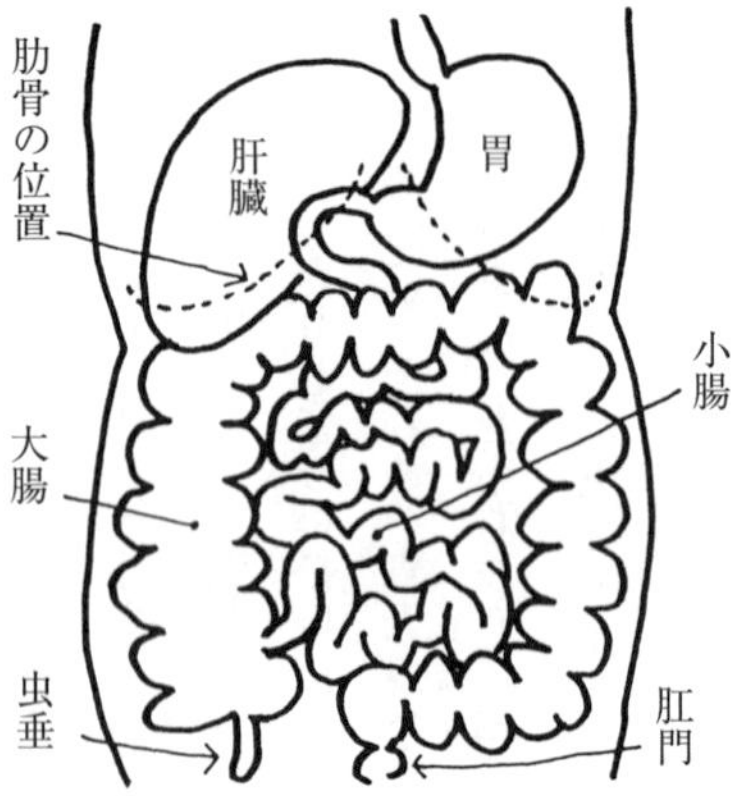

実際に炎症を起こしているのは盲腸からとび出した虫垂という部分ですから虫垂炎と呼ぶのが正しいわけです。

でもかつては盲腸炎という呼び名もあったようで、「これは虫垂炎ではなく盲腸炎だ」といったいい方もされたとのことですが、今では盲腸炎という病気の存在自体があやしまれるようになって、ほとんど死語になってしまったように思われます。

さて虫垂炎ですが、大人の場合もこどもの場合もおなかが痛いというと、しろうとはまず「虫垂炎ではないか」と考え、医者が「これは虫垂炎ではありませんよ」といえばほっとひと安心というほど一般に関心の高い病気となっています。確かに、手術をしなければならないことが多い病気のうちで、もっともありふれたものが虫垂炎といってよく、手術といえばだれだってふるえあがるわけですから、関心が高いのも無理はありません。

ですから、肝臓がおなかのどのへんにあるかを知らない人でも、虫垂が右の下腹部にあることは知っているぐらいです。（肝臓は右側の上腹部、肋骨（ろっこつ）の下にあります、念のため。）

## 大人の虫垂炎

大人の場合、虫垂炎の診断はわりあいに楽です。いくつかの特徴があるからです。病院へ行くきっかけになる症状がまずたいていは腹痛であることはもちろんです。しかしこの腹痛は最初から右の下腹部に起こるのではありません。痛みはまずみぞおちのあたりに始まって、時間がたつにつれてだんだん右の下腹部の方へ移動していくのが普通です。だから最初は胃か腸が悪いのだろうというふうに思われてしまいます。

みぞおちやおへそのまわりが痛いといった時期でも、医者が右の下腹部を手でぐっと押してみると、はっきりした痛みがあってこれは虫垂炎ではないかとわかることもあります。おへそのまわりや下腹部全体に漠然とした痛みがあるという時期に、例えば右足で片足けんけんをしてみると右の下腹部に痛みがひびくといったことで、虫垂炎を疑うことができたりもします。この片足けんけんは、診断に役だつ方法です。

虫垂炎の痛みは、普通、時々おなかがきりきりと痛むといった形ではなく、じわじわした痛みがずうっと続いているという形をとります。そしてこの痛みは時間がたつにつれてだんだん強くなっていきます。吐くこともあります。腹痛が先にあって、吐くのが後に起こるのが普通ですが、時には吐くのが先になることもあります。

便については便秘になっていることの方が多くて、何度もひどい下痢をしているという時は、まず虫垂炎ではないと、考えてよいでしょう。しかし実際には便の状態は虫垂炎の診断にはあまり参考になりません。

熱は三十七度台の微熱になっていることが多く、三十八度を超していれば、虫垂炎が相当すすんでいる時期のはずで、痛みが大したこともないのに三十八度を超していたら、虫垂炎以外の病気を考えた方がよいでしょう。

さて、虫垂炎の時に白血球の数がふえるというのもわりあいよく知られています。「白血球を調べてください」というふうに患者さんの方から求められることも珍しくありません。しかし「白血球がふえていれば虫垂炎である」なんていえるほど、医学は簡単なものではありません。

白血球というものは、からだのどこかに細菌がいたり、炎症が起こったりしていればそれを抑えるためにふえてくるのであって、扁桃炎だろうが腎盂腎炎だろうがふえてきます。

扁桃炎の時に右の下腹部が痛くなることはしばしばありますが、この時はもちろん白血球はふえています。でも、実際、腹痛がある、熱が出ている、白血球がふえているといった理由で扁桃炎なのに、おなかの手術をされるということが今でもあるようで、白血球に対する誤解をといておかねばなりません。

どこからみても虫垂炎らしいという時に白血球を確認のために調べてみて、全然ふえていなかったら診断をもう一度考えなおす、あるいは手術の時期を少しのばすというふうに白血球の数を使うのが正しいといえましょう。

### こどもの虫垂炎

さて、こどもの場合は虫垂炎の診断は大人のように簡単ではありません。こどもとお年寄りの虫垂炎は誤診しやすいということを、わたしなども何度も教えられたものです。

こどもといっても年長児と乳幼児はまた別です。五歳以上と五歳以下とでは分けて考えた方がよいといわれます。

五歳以上になると、おなかが痛いと自分ではっきりいえますし、どこが痛いかと聞くと自分で指さしてみせたりするなんていう高等なこともできますから、わかりやすいことが多いのです。この年齢では、大人の場合と同じような症状を持っているといってもよいのです。

五歳以下では、どこが痛いかをはっきりいうことができないことも多く、診断はむずかしくなります。自分で右の下腹部を押さえるようなかっこうをしていたり、からだを前におりまげてつらそうにしているというような時は、虫垂炎を疑っておいてよいでしょう。

時には足が痛いといって、寝たまんま足をのばそうとしないというようなこともあります。

乳児の場合はもっとたいへんで、症状は全然ちがうことが多いのです。いろいろな人の報告によると、乳児虫垂炎の場合、親が早くから気づいている症状としては、「うとうとしている」「興奮」「食欲不振」「嘔吐（おうと）」「発熱」などだといわれます。特に「うとうとしている」「ものを食べようとしない」という二つの症状が特徴的だといわれますので、これを記憶しておいてもよいでしょう。

こどもの虫垂炎での特徴のもう一つは、発病からずいぶん時間がたってから診断がつくことがかなりあるということです。わたしも、最初の来院から三日目ぐらいになってやっと虫垂炎と診断をつけることができたこともあり、初期には診断がつきにくいものだということをじゅうぶんに味わわされたものでした。

こども専門の大病院でも発病から三、四日後に診断がつくという例がけっしてまれではないとのことで、わたしの腕の悪さのせいばかりではないと、自分を慰めたものです。親の方でも症状が大したことがないから一週間ばかり経過をみていたけれど、どうもおかしいというので病院へ連れていくといったケースも時にあるようで、こうなると虫垂炎もそう急激な病気とばかりはいえないようです。

　こんなところで虫垂炎の説明を切りあげ、急性の腹痛については終わりにしましょう。

## 慢性の腹痛

　次は慢性の腹痛です。こどもの慢性の腹痛はけっして珍しいものではありません。わたしもしょっちゅうみています。

　大人で「頭痛持ち」の人がたくさんいるように、こどもでは「腹痛持ち」がたくさんいるのです。

　そして面白いことに、こどもの時「腹痛持ち」であった人が大人になって「頭痛持ち」になるということがかなりあります。

　こどもでくり返しおなかが痛いというケースについて、イギリスのアプリーというお医者さんがくわしく調べてくれました。このお医者さんの調査はとても参考になります。

「このごろ、毎日のようにおなかが痛いというんです。どうしたんでしょう」と当惑した顔のお母さんに「おなかが痛いのは誰のことかしら」なんてけろっとした顔をしたこどもが連れてこられることがよくあります。

　アプリーの教えに従えば、こういうこどもは、まずたいてい「病気」を持っていないのです。まあおなかが痛いというのも病気といえば病気でしょうが、とにかく内臓にはどこも故障がないのが普通なのです。

　突然おなかが痛いといい始める、しばらく痛がっていた後、腹痛は終わりけろっとしてしまう、いったんよくなればなんの症状もなく平気でなにか食べ始めたりする、こんなことを毎日くり返す、一日のうちに何回も起こすことがある、こういったものは

→234頁参照

一般に反復性腹痛と呼ばれます。「臍疝痛（さいせんつう）」と呼ぶ人もあり、わたしは「くり返し病」と呼んでいますが、これについては二三四頁を参照してください。

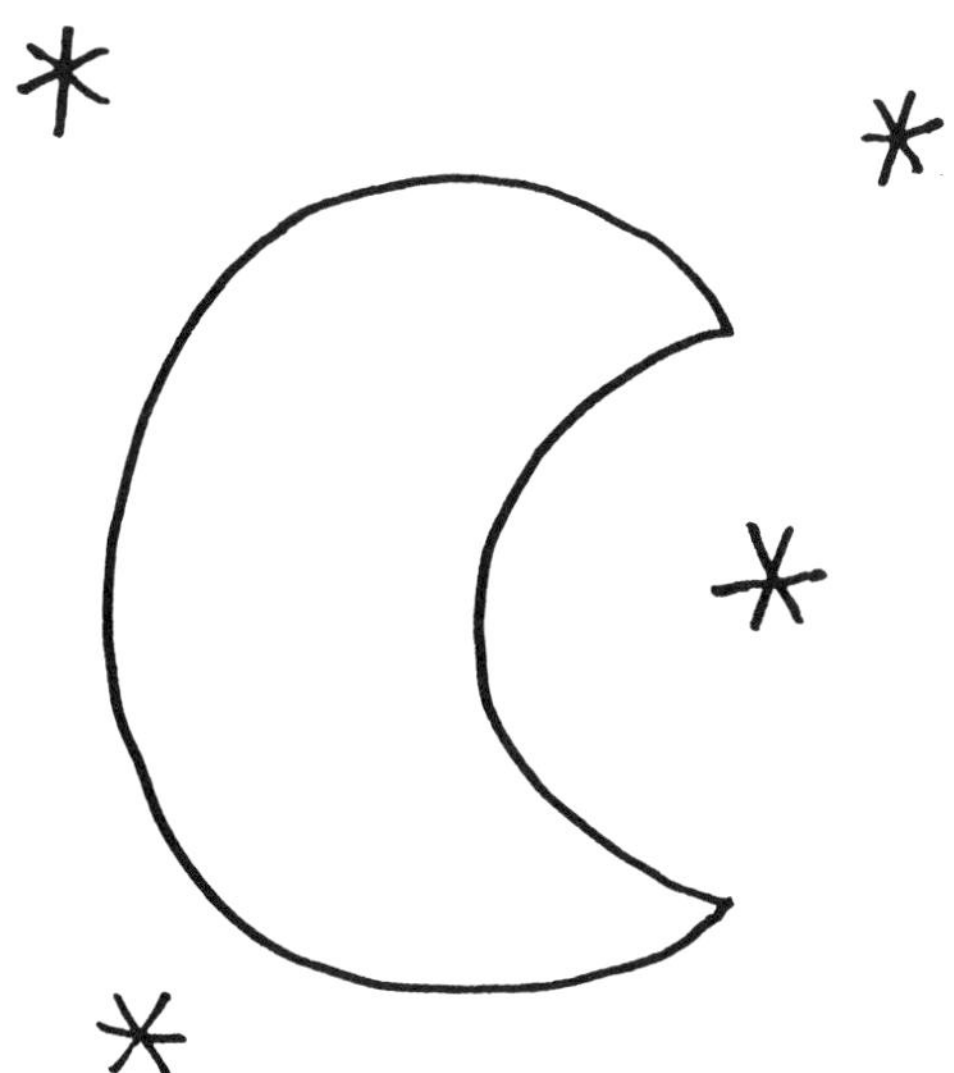

# 頭痛

## こどもの頭痛は珍しくない

「頭痛」をテーマにお話ししましょう。

頭が痛いという症状は、大人ではよくみられるものですが、こどもの場合はむしろ珍しいと思われています。こどもは、からだのどこが痛くても「ぽんぽんが痛い」というふうに表現してしまうことがあり、ですから「腹痛」という症状はうんと多いのですが、頭痛の方は少ないというわけです。

そういう症状であるだけに、育児書などでもあまりとりあげられていません。でも最近はいろいろな知識が氾濫しているせいか、リンパ節がはれると「がんではないか」、鼻血を出しても「白血病ではないか」といった心配をするお母さんが多くなったのと同様、こどもが「頭が痛い」というと「脳腫瘍（のうしゅよう）ではないか」と考えてしまうお母さんもふえています。そして、実際こどもの偏頭痛などというものも意外に多いものですから、やっぱり説明をここでしておいた方がいいと考えたのです。ところで、脳腫瘍といった病気はめったに出合う病気ではありません。わたしはもう五十年近く医者をしていますが、脳腫瘍の患者さんを何人ぐらいみたかといわれれば指を折って数えられる程度のものなのです。

そういうまれな病気を心配するのは杞憂（きゆう）というものでそんなに先回りして考えていては身がもたぬはずですが、一方、お医者さんの中にも「頭が痛い」

と訴える患者さんをみると、片っ端から大げさな検査をしていくといった方もおられるようで、あまり患者さんの側ばかりを責めるわけにもいかないのかもしれません。

## 脳腫瘍

さてこういうふうにいっても「それでもわたしは心配だ」といわれる方がわたしの診療所などでも後をたたないので、いちおう、脳腫瘍の場合の頭痛の特徴といったものをお話ししておきましょう。

頭痛は朝、目ざめた直後に起こることが多く、わりに短時間で終わってしまうのが普通です。痛みはそんなに強いものではなく、鈍く深い痛みであることが多いのです。痛む場所は決まっていることが多いようです。くしゃみや咳(せき)をすることで痛みが強くなる場合は要注意です。

腫瘍そのものはだんだん大きくなっていくわけですから、痛みもだんだん強くなっていくのが普通で、何ヵ月も同じような痛みが続いているというような時は、その「変化しない」という点で安心してよいのです。頭痛とともに吐くこともありますが、この場合、むかむか吐き気がした後で吐くのではなく、吐き気なしにいきなり吐くという形をとるのが脳腫瘍の特徴です。

さて、これでいちばん恐ろしい頭痛については理解していただけたことと思います。頭痛も急性の頭痛と慢性の頭痛に分けられるわけで脳腫瘍の頭痛などはもちろん慢性の頭痛です。医学的に問題になるのはおおむね慢性の頭痛の方ですが、いちおう急性の頭痛――恐ろしくない方の頭痛――について最初にふれておきましょう。

## 急性の頭痛

熱があって頭が痛いといっている時、それはだいたいかぜによる頭痛です。かぜもいろいろ種類があって、強い頭痛を伴うかぜというのがあります。かぜによって起こっている頭痛はアセトアミノフェンなどの鎮痛剤をのむと軽くなります。鼻が悪い時にも頭痛を訴えることがあります。いわゆる蓄膿症、正確には副鼻腔炎といいますが、これなどは急に起これば急性の頭痛の原因になりますし、慢性になれば慢性の頭痛を起こします。黄色いはなや青いはなが出ていたり、鼻づまりがあったりするこどもで頭痛が起こっている場合、耳鼻科のお医者さんにみてもらうことが必要です。大きいこどもだと、「頭が重い」というような高級な表現をすることもあります。鼻アレルギー（アレルギー性鼻炎）などでも、うっとうしい頭の重さを伴うことがあります。

## 慢性の頭痛

さて慢性の頭痛の方です。

こどもでは頭痛の訴えはむしろ珍しいと最初にいいましたが、しかし最近はだんだんふえてきているようです。幼児ではまだ少なく、学校へ行くようになってから訴えるのが普通ですが、でも世の中がだんだん住みにくくなってきている反映なのか、三、四歳のこどもが「肩がこる」とか「いつも頭が痛いの」とかいって、わたしたちを驚かせることもまれではなくなってきています。

肩がこるというようなことはこどもではなんとなくありえないような気がしますが、そうでもないようです。「肩がこる、肩がこる」としょっちゅう嘆いているお母さんといっしょに暮らしているこどもが肩こりを訴えたりするとなんだか真似をしていっているように思われますが、実のところ肩のこりやすい体質なんてのは遺伝しやすいみたいで、だから本当にこどもの肩がこっているということもありうるのです。

　さて、慢性の頭痛では肩や首すじの筋肉のこりから起こっているものが圧倒的に多いという事実は大人については真実ですし、こどもでもそうだといろいろな本に書いてあります。このことは記憶しておいてよいと思います。この本の読者であるお母さんの中にも、「頭痛持ち」はけっして少なくないはずです。そして同時に肩こりとか下半身の冷えとかを感じている方が多いはずとも思います。これらの症状は無関係なものではないのです。頭痛のたびに鎮痛剤をのんでまぎらわしているのはけっしてよいことではありませんから、頭痛持ちのお母さんは頭の方にだけ関心を向けていないで、ぜひ一度肩こりをなおす方に目を向けていただきたいと思います。

　肩こりの克服法はまず第一に、からだをよく動かすことです。全身を均等に動かすスポーツ、水泳なんかが特によいのですが、そういうスポーツをすること、あるいは腹筋や背筋を鍛える体操をすること、これらは一銭もかからず誰でもできる方法です。医療を受けるなら、西洋医学よりも東洋医学を選んだ方がよいと断言できます。針灸(しんきゅう)などは肩こりや、そこから起こる頭痛に目ざましい効果をあげます。

## 頭痛とストレス

　筋肉の緊張によって起こる頭痛にはストレスが関係していることもまた多いのです。こどもが頭痛や肩こりを訴えている時、それがなにかそのこどもにとってつらいことや不安なことが存在していて、そこから逃げ出したがっている、助けを求めている、そうした叫びとして現われているのではないかということに深い注意をはらってあげてください。

最近、腕白坊主やおてんばがへって、おりこうさんがふえてきているように思われるのは都会だけの現象でしょうか。いいたいことをいって暴れたいだけ暴れてじゅうぶんに発散しているこどもは問題ないのですが、つらいことがあっても耐えているようなこどもは耐えきれなくなると頭を痛がったりおなかを痛がったり吐いたりすることがあるようです。熱が出っぱなしになったりすることもあります。

将来一流の大学へすすむことを考えて幼児期から計画的に育てようとしているお母さんなどは、そのことがこどもにとってどんな負担になっているかをいつも考えていなくてはいけません。そしてちょっとした症状が、そのこどものつらさの表現になっているかもしれないのだと鋭く感じとってあげなければいけません。早めに手をうたないと、このつらさを自分なりに乗りこえてしまった結果、他人をけおとすことが平然とできる大人になってしまったりする可能性があるのです。

なんだかお説教めいた話になってしまいましたが、とにかく慢性の頭痛には多かれ少なかれ、背景に心理的なものが働いているというのは、こどもでも大人でも共通のことですので心にしっかりととめておいてください。

肩こりなどから起こってくる頭痛は、脳腫瘍の頭痛とちがって、夕方に強くなることが多いということも覚えておいてよいでしょう。

### 偏頭痛

偏頭痛という頭痛もあります。偏頭痛という病名が慢性の頭痛になんでもかんでもかぶせられてしまっている傾向もあるように思いますが、実のところ偏頭痛ではなく、肩こりによる頭痛やその他の原因による頭痛であることも少なくありません。偏頭痛というのはその名のとおり頭の右側か左側どちらか一方の頭痛であることが多く、目のうら側とか額（ひたい）のあたりの強いずきずきする痛みで始まって、それはやがて全体にひろがり持続的な痛みになります。頭痛は二、三時間で終わることが多いのですが、時には数日続くこともあります。

頭痛が始まる前に吐いたり目がチカチカしたり顔が赤くなったりすることもあります。

遺伝性の強い病気なので、お父さん、お母さんが偏頭痛を持病としている時、こどもが強い頭痛を訴えたら、いちおう偏頭痛を考えておく必要があります。偏頭痛は五歳ぐらいから始まるともいわれていますが、このころは腹痛のくり返しといった症状をとり、やがてはっきりした頭痛発作になっていきます。この偏頭痛、こどもでも意外に多いのではないかともいわれています。

**目の病気**

最後に、慢性の頭痛の原因として忘れてならないものに目の病気があります。大人でみられる緑内障といったものはこどもではまず問題になりませんが、近視や乱視が背景になっていることがあるので、これも注意しておきたいものです。

# 口が痛い

## 口の中をのぞく習慣を

育児書などではあまりお目にかかることのないテーマ「口の中が痛い時、どんな病気を考えるか」ということについてお話ししてみましょう。

口の中といっても歯や歯ぐき（歯肉）、ほっぺたの内側、のど、扁桃（へんとう）などといろいろな場所、いろいろな器官があるわけです。だから口の中が痛いという時にはのどが痛いとか歯が痛いとかいうものも含まれるわけです。

こどもの場合「歯ぐきが痛い」とか「のどの奥が痛い」とか高級な説明はできないことが多く、ただ「口が痛い」というふうにいうのです。赤ちゃんの場合はミルクをのみかけて出してしまったり、食べ物を入れてやると舌で押し出してしまったりする様子によって「これは口の中が痛いのかしら」と想像できることがあります。

さて口の中が痛いといっているこどもに対してはまず口の中をじゅうぶん点検してみてください。

わたしの診察室にやってくるお母さんの中にはこのごろ、自分でこどものどをみているお母さんがだいぶふえてきて、わたしは喜んでいます。「のどをのぞいてみたら扁桃に白いものがついているんです。扁桃炎に間違いないと思います」というふうにプロも顔負けの診断をちゃんとつけてくるお母さんもいます。（お父さんの方はというとまだ残念ながらこういう立派な診断術を身につけた人がほとんどいません。男性側の努力はまだまだ足りないなあと思わされます。……これは余談。）こういう場合、診断は正確でわたしなど「本当にそうだね」って追認するだけで仕事が終わってしまうのが普通です。だから読者の皆さんもがんばってください。

手始めにまず、今日、こどものどをのぞいてみませんか。のどの奥まで見通すには口の開け方にこつがいります。わたしたちは、へらみたいな道具（舌圧子といいます）を使ってベロを押さえつけてのどをみますが、これはこどもには歓迎されません。

大人でもこれでベロを押さえるとげぇっとなってしまってどうにもだめという人がかなりいます。ましてこどもが、これを喜ぶはずがありません。口の中をみられるのがいやで病院へ行きたがらないこどももたくさんいるのです。

舌を押さえなくても、のどの奥までみられるように練習してみてください。軽く「アー」と声を出してみると舌がじゃまにならず奥までみえるかもしれません。お母さん自身も鏡の前でやってみてうまくできたらこどもにもやらせてみるのです。舌を前につき出してしまうと奥の方はみえなくなってしまうので、舌を自分で押し下げる形にできればよいのです。これがうまくできなければスプーンなどで舌を押さえてのどの奥を見ることになります。のどの奥は図1のようにみえます。斜線の部分の赤さをみてください。これらの部分が異常に赤いのか普通の赤さなのかを見分けるには普段の赤さを知っていなければなりません。だから、なんでもない時にときどきのどをのぞいておく必

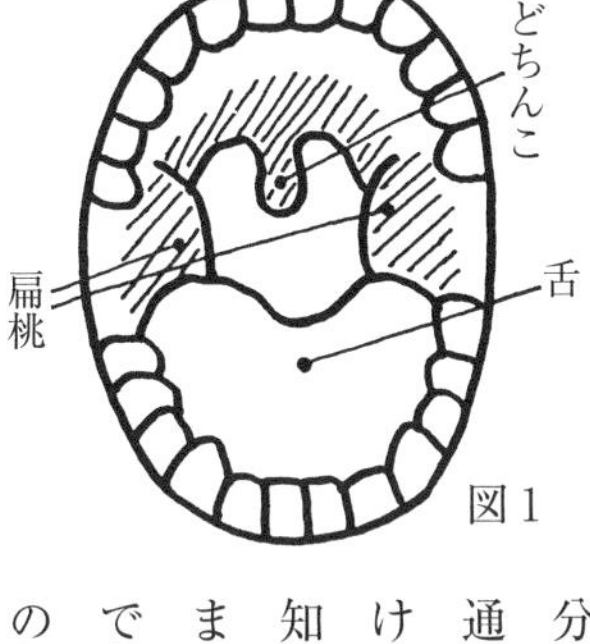

図1

要があるのです。

　斜線の部分が全体に一様に赤ければウイルスによる「のどかぜ」、扁桃の部分だけがくっきりと赤く、てかてかしていれば細菌による扁桃炎というふうに見当をつける方法もあります。これもやっぱり大ざっぱな方法で、そんなに正確に区別できるわけではありませんが、全体に赤くなっていたら普通のかぜだろうと考えて少し様子をみる、まあそんな判断をするわけです。

**鵞口瘡**（がこうそう）　のどから両側のほっぺたの内側をみていくと、なにかできていることがあります。乳児の場合、ミルクのかすみたいなものがほっぺたの内側や歯肉、舌などにくっついていることがあります。ミルクのかすなら手でひっかいてみるとすぐとれるはずですが、この白いブツブツはとれない、無理にはがそうとすると血が出る、さてこれはなんでしょうというと、これは「鵞口瘡（がこうそう）」といわれるものです。

　カンジダというカビによってできたものです。カビなんていうと、「えっ、そんなものが人間のからだにつくの」と驚く方もおられるかもしれませんが、ごくありふれた病気である「みずむし」は白癬菌（はくせんきん）というカビによって起こる病気です。わたしたちのからだにとりついて病気を起こすカビはカンジダ、白癬菌の他にいろいろありますが、それはめったにお目にかかるものではなく、カンジダと白癬菌がカビの中の〝二大スター〟といってもよいでしょう。カンジダが原因となる病気としては、赤ちゃんのおむつかぶれに副腎皮質ホルモンの入った強い軟膏をつけ続けているうちに起こったりする、寄生性紅斑（こうはん）と呼ばれるもの、指の間にできるみずむしに似た湿疹、それから膣炎（ちつえん）にもカンジダが原因になっているものがあります。

　さてカンジダの話をしているうちにちょっと横道

にそれましたので軌道修正して鵞口瘡にもどりましょう。これはなにかの病気で抗生物質をのみ続けている時、あるいは体力が落ちている時などにできることがありますが、特に思い当たる原因がないのにできることもよくあります。

痛みはあまりないようですが、多少食欲が落ちることはあります。大した病気ではありません。

この病気に対してかつてはピオクタニンという濃い紫色の薬を塗っていました。今でも使っているお医者さんもいると思います。

しかし、近年、このピオクタニンは使うべきではないという意見が皮膚科のお医者さんの間から出てくるようになりました。

そういう意見にわたしが最初に接したのは一九八四年のことでした。『日経メディカル』という雑誌の一九八四年四月号に横浜市立大学医学部皮膚科の永井藤吉教授（当時）が書いておられる次のような文章を読んだのです。

「近年、ピオクタニン外用による皮膚の潰瘍（かいよう）が注目され、皮膚科領域ではその使用が忌避される傾向にあります。口腔粘膜の潰瘍は未だ聞きませんが、潰瘍形成の可能性は否定できません。また衣類などに紫色の汚染を生ずることなどから米国の局方からは除外されています。」

この記事を読んで以後、わたしはピオクタニンをほとんど使わなくなりました。

### ヘルパンギーナ

次にヘルパンギーナという病気についてふれておきましょう。これは夏になると毎年みられる、ウイルスによる病気です。

図2

熱とのどの痛みが主な症状で他には特に症状がありません。のどの奥をみると図2のようにまわりに赤い小さな

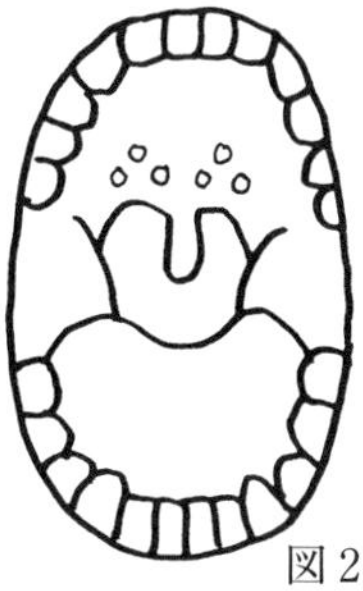

水疱が数個並んでいるのがみられます。

熱はかなり高くなることもありますが、熱の出る期間は短く、一日から四日間ぐらい。特に治療をしなくても自然になおるのが普通です。これなどはのどの奥をみることで誰にでも診断がつく典型的な例といえるでしょう。

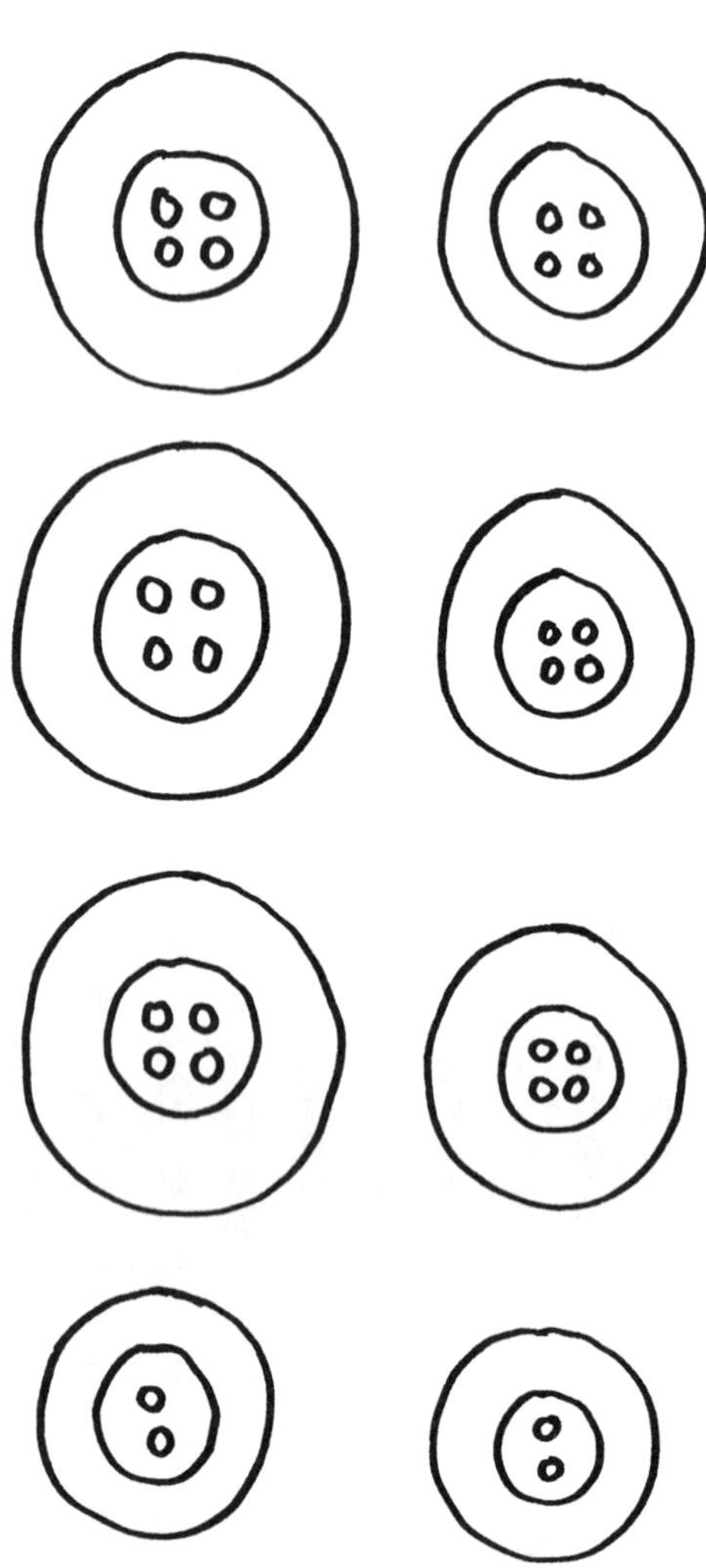

# 咳

今度は咳(せき)についてお話ししましょう。

わたしが仕事をしている診療所のような小さな医療機関ですと、季節によって来院するこどもの大半が「咳が長びいている」という理由でやってきているなんていうことがあります。

しかもその多くは薬を使って治療しなくてはならないようなものではなく、ほうっておいてもよいものです。でも咳をしているこどもをみていると家族はとても心配になるようで「薬なんかいりません。ほうっておいていいですよ」といってもなかなか納得してもらえないことが多いのです。こどもを連れてきているお母さん自身が納得できないという場合もあれば「わたしはほうっておいてもいいと思うんですが、おばあちゃんがなおしてやらなくてはかわいそうだというので」というふうにお母さんがいう場合もあります。

五日も一週間も続けて咳をしているこどもをみると、おじいちゃんおばあちゃんの年代なら「結核」と「肺炎」、お父さんお母さんの年代だと「喘息(ぜんそく)」なんていう恐ろしい病名をすぐ思いうかべてしまうらしいのです。そういう恐ろしげな病気ばかり気にしないで、咳というやつをもっと冷静にゆったりした気持ちでながめてほしいというのがわたしの願いで、そんなことを目指して説明をすすめることにしましょう。

## 咳はからだの防衛機構

まず第一に咳というものはからだを守るための「防衛機構」だということを肝に銘じておいてください。わたしたちのからだは外から侵入する外敵をやっつけようとする力を持っています。これは自然治癒力などとも呼ばれますが、この自然治癒力をできるだけ高めてやることが病気の最大の治療法であることは確かです。自然になおすためにからだが反応する時、それによってなんらかの症状が起こることがあります。熱が出ることがそうですし、咳が出ることもそうです。発熱はからだが外から入ってきたウイルスや細菌をやっつけるためにさかんに戦っている姿を示している場合があります。咳は外から入ってきたほこりや細菌などを押し出すために反射的に出ているのが普通です。その他、下痢なども毒物を排泄する働きをしていることが多いのです。

ですから、熱をむりやり下げるとか咳や下痢を強い咳どめや、下痢どめを使って抑えこんでしまうとか、そんなことを試みるのはかならずしもよくはないということを認識してほしいのです。解熱剤を使うことで、かぜのなおりが長びくことについてはすでに説明済みのことですし、キノホルムという強い下痢どめを乱用することでスモンという悲惨な病気を生み出してしまった、この国の不幸な歴史はわたしたちに多くのものを示唆するはずです。

咳についても咳の程度や咳をひき起こしている原因を問わず、とにかくしつこい咳はとめてしまおうとするのは乱暴なことといわざるをえません。

熱にしても咳や下痢にしてもそれが本来からだの防衛のため作動するものだとしても、ものには程度というものがあるわけで、それが苦痛を与えるようだと困るわけですし、またからだを守るためとはい

↳254頁参照

えない病的な場合も確かにあります。こういう場合は治療の対象となるでしょう。

## 咳の原因

咳も実に様々な原因で出ます。病気による場合も、そうでない場合もあり、またほうっておいてもどうということはないもの、ほうっておくとこじれて他の病気を起こしてくる可能性があるもの、本人にとってつらいもの、つらくないもの、といろいろあります。

食べ物を食べているさいちゅうにむせて咳が出ることがありますが、これは食べ物が食道から間違って気管の方に行ってしまいそうになるのを防いでいるわけで、これが病的でないものであることはだれでも知っています。病気によるものといっても、病気とはいえないような病気もあり、その病気のような病気でないようなといった種類のものを見分けるのがたいへんなのです。

とりあえず咳の原因になる病気をずらずらと並べてみましょう。まず普通のかぜ、かぜといってもいろいろあるということも、何度もふれてきましたが、とりあえず鼻かぜ、のどかぜ。鼻かぜの方は専門的にいうと急性鼻咽頭炎、のどかぜの方は急性咽頭炎ということになりましょうか。

それから気管支炎、これも急性気管支炎、慢性気管支炎、喘息様気管支炎といろいろあります。それから肺炎、気管支喘息、百日咳というようなものがあり、また鼻アレルギー（アレルギー性鼻炎ともいう）に伴う咳もあります。心臓病のために咳が出るというようなこともありますが、これはまれなことです。

異物が気管に入りこんでしまった時にも咳が出ますが、これも珍しいことです。

## 咳の出方で病気がわかる

さて、こんなふうにいろいろある咳の原因を見分けていかなくてはいけないわけです。医療機関によっては聴診器という簡単な道具からX線装置、肺活量計、心電計などという大がかりな装置まで持っていて、それらを駆使して診断をつけていくのですが、そういう道具を持たないで咳を見分けるのはかなりたいへんなことです。

しかし咳の出方をよく観察すれば、ある程度の見当はつくはずです。

百日咳なんていう病気はとにかくこどもが咳をしている現場をみさえすれば、確実に診断がつくけれど、そうでないと検査などではすぐにひっかかってこない病気の典型です。

### 百日咳

百日咳も初期のうちは軽い咳で、ちっとも特徴はありませんが、典型的な咳をする時期に入ってくると、これはきわめて特徴的な咳なのです。昼よりも夜に強い咳が出ますが、その咳は、音楽でスタッカートといいますね、ああいう感じでコンコンコンコンコンと続けざまに、息つぎなしに咳きこみ、顔が真っ赤になります。そしてその咳きこみの最後にひゅっという音をさせて大きく息を吸いこみます。最盛期になるとちょっとした刺激、例えば少し走っても咳きこみが始まり、のどをみるためにスプーンなんかを舌に当てても、その刺激でひどい咳きこみになるといったぐあいです。

百日咳も最近時々みるようになりましたから、今お話しした特徴を忘れないようにしておいてください。

さて百日咳なんていう特殊な病気を真っ先にあげてしまいましたが、それは咳の特徴で病気がわかるということを知っていただきたかったからです。

百日咳は夜の方が咳がひどいといいましたが、夜、咳が強くなるというものは他にもあります。夜、床についた直後と、明け方目がさめるころに強い咳が出て少々つらい思いをするという時、考えておく病気は副鼻腔炎と初期の気管支喘息です。

### 副鼻腔炎

副鼻腔炎は一般に蓄膿症と呼ばれる鼻の病気です。鼻が悪くて咳がずっと出続けているということはけっこう多いもので、副鼻腔炎以外にも鼻アレルギーでは鼻水、鼻づまり、くしゃみといった鼻の症状に伴って咳がずっと続いていることがあり、アデノイドという鼻とのどの間にある扁桃が大きくなっていると夜間に咳が続くことがあります。そんなわけで咳がずっと続いていて熱や呼吸困難などを伴っていない時、わたしはよく耳鼻科のお医者さんにみてもらうことをすすめます。耳鼻科で治療する方がふさわしいケースはかなり多いものです。

### 喘息性気管支炎

気管支喘息のうんと軽いものについてはいろいろな呼び方があります。アレルギー性気管支炎とか反復性気管支炎、喘息様あるいは喘息性気管支炎と、本当に様々な呼び名があります。これらはまだきちんと統一されていません。

赤ちゃんの時期によく咳をする子、ゼロゼロいう子はたくさんいます。こういう赤ちゃんが大きくなってどうなるかということがお母さんたちの関心の的になります。しかし『ぜんそく児との接し方』という本で著者のゴッドフレイが「四歳以下の小児の喘息の診断をくだすことはよくありません。その子たちの多くが予期通りにはいかないからです」といっているように赤ちゃんの時のゼロゼロは将来の喘息につながるものとはいえません。たいていは大きくなるとよくなるのです。それが真実なのに赤ちゃんの時にお母さんに「この赤ちゃんは喘息です。大事に育てないと一生たいへんなことになりますよ」などというと、その後お母さんは不安の中ではれものにさわるように赤ちゃんを育て、ついにはほんものの喘息にしてしまったりすることになるのです。ですから「喘息とはいいたくない。でも喘息的だ。さてどうしよう」ということで喘息性とか喘息様とかいう名前がつくのです。このゼロゼロについては後でくわしく説明することにします。

→332頁参照

## かぜは抵抗力でなおしたい

咳についてわたしがいちばんいいたいのは、ほうっておいてもよいような咳で病院通いをさせられているこどもがたくさんいる、一方、そういうなんでもない咳に対して薬を出し続けるお医者さんがけっして少なくない、そんな現状をなんとか改める必要があるということです。

「咳や鼻水の段階で治療しないで、ほうっておくと肺炎になる」と信じているお母さんは多いようですし、「軽いうちにちゃんとなおしておかないから肺炎になったのではないか」と怒るお医者さんも確かにいるのです。

鼻かぜをほうっておくと肺炎になるというのは、高い熱をほうっておくと脳がおかされるという誤解とともにかなり一般にひろまっている誤解です。

確かにかぜは万病のもとであり、からだの抵抗力が落ちている時にはただのかぜから肺炎になってしまうこともあります。だからといってただのかぜの段階で積極的に治療をするということにはならないはずです。単なるかぜを肺炎にしないようにするには、あまりからだに無理をさせず、早寝をし、からだによいものを食べるといった、抵抗力を強めるための対策をたてることが必要なのであって、早めに薬をのむことではけっしてありません。かつて「くしゃみ三回××三錠」なんていう許しがたいコマーシャルがありましたが、くしゃみが出て寒気でもしたら、あつい お茶でものんで早寝をしてしまうのが正しいことで、たかがくしゃみ程度のことで薬をのむというのは薬の乱用以外のなにものでもないでしょう。

ついでにいえば、くしゃみが三回続けて出るような時は鼻かぜよりも鼻アレルギーの可能性が高く、鼻アレルギーの人では季節によってはくしゃみの出どおしですから、そのたびに薬を三錠ずつのんでいたのではからだはハチャメチャになってしまいます。それに鼻アレルギーは、わたし自身がその患者ですからよくわかっていますがとてもなおりにくい病気で、市販の薬ごときで抑えられるようなものではけっしてありません。

早期発見、早期治療の時代だとか、予防医学の時代だとかいう言葉につられて、「薬によるかぜの早期治療」とか「薬による肺炎の予防」だとかいう困った考えを持たないようにしたいものです。

咳も、あまりひどくて睡眠が妨げられるとか、息苦しくて日常にさしつかえるとか、ひどくて食べたものをみな吐いてしまうとか、そんな状態の時は、これはからだの抵抗力を弱めてしまいますから薬を使って抑えた方がよいでしょう。

しかし時々咳きこんだりするけれど元気がよく、食欲も睡眠も良好というようなこどもに咳どめをのませようとするのは邪道というものです。大人の場合を考えてみればよくわかるはずです。日常生活に特に影響のない咳をなおすために病院へ行ったり薬をのんだりしますか。あなた本人だったら治療しない程度の咳なのにこどもだと無理やり病院へ連れていき、無理やり薬をのませるというのは、ひどいしうちというものです。

咳をほうっておくと肺炎になるという恐怖とともに、お母さんたちの心に恐怖を起こさせるものに「気管支炎」という病気があります。肺炎も気管支炎も怖くないものだっていうことは〝呼吸器の病気〟のところにくわしく書いてあります。そちらを参照してください。

→82頁〜92頁参照

## のどの「ゼロゼロ」

こどものゼロゼロをみて、どういう病気を考えるかというお話をします。

ゼロゼロというのはもちろん、のどの鳴る音です。ゼロゼロというよりゴロゴロと聞こえるという人もいるでしょう。コケコッコーが国によってはクックドゥドルドゥーなんて聞こえるようにゼロゼロやゴロゴロ以外の音に聞こえるという方もいるでしょうが、まあここはゼロゼロで手をうってください。

のどの鳴る音は、ゼロゼロゴロゴロの他にヒューヒューゼーゼーというのもあります。

このゼロゼロゴロゴロとヒューヒューゼーゼーというのが、かなりちがいがあるということは後でふれます。

とにかくのどが鳴るのです。医学用語では喘鳴(ぜんめい)といいますが、競馬のニュースなんか聞いていると馬の場合も「のど鳴り」といっているようで、人間の場合も「のど鳴り」と呼んだ方がわかりやすいのにな、と思います。

さてどうしてのどが鳴るのでしょうか。

### のど鳴りの原因

わたしたちは鼻から空気を吸い、気管や気管支を通して肺に吸いこみ、また、その逆の道筋で空気を出します。この空気の出入りする音は普通は聞こえません。でもこの通り道がせまくなると、そこを通過する空気の速度は増しますから、聞こえるような大きな音を出すのです。

ちょうど、そよ風は音がしないけれど台風はビューと音がするようなものです。この台風のビュービューに相当するのがのどで聞こえるヒューヒューゼーゼーやゼロゼロなのです。痰が多くなって、からまるとゴロゴロという音にもなります。

つまり喘鳴は、空気の通り道がせまくなりそこを通過する空気の速度が増すために出てくる音なのです。この音は自分だけ聞こえる場合もあるし、他人にも聞こえるような派手な音になる場合もあります。

ゼロゼロゴロゴロという音は赤ちゃんや小さなこどもに聞かれることが多いものです。

ゼロゼロいっている赤ちゃんを心配そうにお母さんが連れてきているという図は小児科の待合室ではしょっちゅうみられるものです。

ゼロゼロという音が聞こえないくらいの距離にはなれている人からみると赤ちゃんは丸々としていて顔色もよく、機嫌もよく生き生きしていて「どうして病院へ来たのかな、健康診断かしら」なんて思ってしまう、そんなケースが多いのです。こういう場合赤ちゃんは、なんでもないといってよいでしょう。

これは痰のたくさん出る赤ちゃんと考えておくとよいのです。湿疹のできている赤ちゃんはゼロゼロゴロゴロということが多く、これはやっぱり体質的なものでしょう。アレルギーの素質ありといってもよいのでしょうが、小さいうちのアレルギーは変に過保護にしないで、大胆に育てていくことでよくなってしまうものですから、恐れたり悲しんだりしてはいけません。

ゴロゴロのどを鳴らしている赤ちゃんはちっともつらそうではないのだけれど、「こんなにゴロゴロいっていてはそのうちのどに痰がつまって死んでしまうのではないか」と心配しているお母さんに、「ではゼロゼロをとりましょう」とうけおってしまうお医者さんはたいてい後でお母さんの不信感を買う運命になります。

なぜってこのゼロゼロゴロゴロは薬をのんでとまるようなものではないからです。空気の通り道である気管支なんかがせまくなっていることと、痰が多いことのためにゼロゼロゴロゴロというのだったらば、気管支をひろげることと、痰をへらすことを考えればよいわけですが、このどちらもなかなかうまくいかないのです。気管支をひろげる薬はあります。でも赤ちゃんには効きにくいのです。わたし自身も昔はこの薬を赤ちゃんによく使いましたが、それでゼロゼロがとれてしまうことはなかったように思います。

痰をへらす薬というのはもっとたいへんです。

日本という国は薬の使用規制がいいかげんで、製薬会社が誇大広告をして薬を売ることも自由にされていますが、「痰をやわらかくして出やすくする薬」なんてのがけっこう出回っています。しかし効きめの確かなものはないといってよいと思います。痰をへらすことのできるのは唯一、副腎皮質ホルモンだともいわれます。

この副腎皮質ホルモン、すごい効きめと裏腹に、いろいろな恐ろしい副作用も持っている薬で、本当にこの薬でなければ助けられないというような難病にかぎって使われるべきもので、ゼロゼロごときに安易に使われてよいものではありません。ゼロゼロいっている場合、呼吸が苦しそうでぐったりしているような時、あるいは咳が強く夜ほとんど眠れないというような時にならば、期間をかぎって使ってもよいでしょう。

だからご機嫌よくゴロゴロのどを鳴らしている赤ちゃんに使える薬はないといってよいのです。そこで医者の側としては「これはゴロゴロいっていてもかまわないのです。けっして痰がつかえて死ぬようなことはありません。ほうっておきなさい」というしかないのです。

気管支がせまくなったり痰が多くなったりする原因となるものには、天候だとかほこりだとか花粉だとかかぜをひくことだとかいろいろあるのですが、赤ちゃんなどの場合にはある日保育園を訪れてみると、ゼロゼロの常連がいっせいにゼロゼロいっているようなことがあって、どうも天候などの影響が強いようです。

## のどの「ヒューヒューゼーゼー」

さて、ゼロゼロゴロゴロの方は大したことではないのですが、ヒューヒューゼーゼーの方はちょっと問題がちがいます。ヒューヒューゼーゼーいっている時はたいてい息苦しさを伴っているからです。

ヒューヒューゼーゼーは夜間から明け方にかけて起こることが多いのですが、こどもは横になっているのがつらく起きあがってしまうことがあります。これは息苦しさの表現で、座っている方が息苦しさがやわらぐのです。ふだんおしゃべりのこどもが口をきかなくなってしまうというのも、息苦しさの表現であることがあります。

この場合は喘息といってよいかもしれません。喘息と呼ぶのがよいかどうかは、喘息という言葉がお父さんお母さんにどう受けとめられるかによって決まります。「喘息？　さあたいへん、これからどうしよう」と思われてしまうのならよくありません。「喘息なんか怖くない。がんばればかならずよくなるんだから」というように受けとめられるなら、喘息と呼ぶことも別に悪いことではないでしょう。

これまで喘息という言葉は暗いイメージがつきまとい過ぎていたのです。こどもの喘息は悲観することはない、こどものからだは大きくなって変わっていくものだから正しい努力をすれば、いい方にかならず変わるはずだと、楽天的に考えるのが常識になってほしいと思います。

ゼーゼーヒューヒューが一度や二度あったからといって思い悩んではいけません。夜中ヒューヒューいっていたのが朝になったらなおっていたというようなことが時々あったとしても、この程度なら大きくなっていくうちによくなってしまいます。一度起こったヒューヒューが何日も続き、そんなことがたびたび起こるようになったら、まず皮膚を強くすることから始めましょう。乾布摩擦や入浴後の冷水浴などを始めてみます。

乾布摩擦は朝起きた時と夜寝る時、たたんだタオルで全身をこすります。

このような「鍛練」もあまり深刻に悲壮な決意で始めたりすると逆効果になるかもしれません。すぐに効果の出ることを期待したりしないで、のんびりやるのが秘訣かと思います。

**気管支異物**

さてゼロゼロやヒューヒューをみて見落としてはならないものに気管支異物というのがあります。なにか間違ってのみこんだものが気管支にひっかかっている場合で、ひっかかるものとしては、ピーナッツが圧倒的に多いのです。

ある日、なにかを口の中に入れながら遊んでいるさいちゅうに突然むせて咳きこみ、その後しばらくしてゼロゼロいい出したという時、これがなにかをのみこんだ証拠になることがあるのです。

この場合、レントゲンをていねいにとってみるとわかるのですが、こどもが急にゼロゼロいい出した時、なにか思い当たることがないかと考えてみることも必要なのです。

ついでながら、気管支につまってしまうもののうちピーナッツが圧倒的に多いということはよく心にとめておいてください。「ピーナッツは少なくとも満二歳を超えるまでは与えてはいけない」といっているお医者さんもいます。この場合、せんべい、チョコレートなどに混じっているピーナッツやアーモンドなども同じですのでくれぐれもご注意ください。

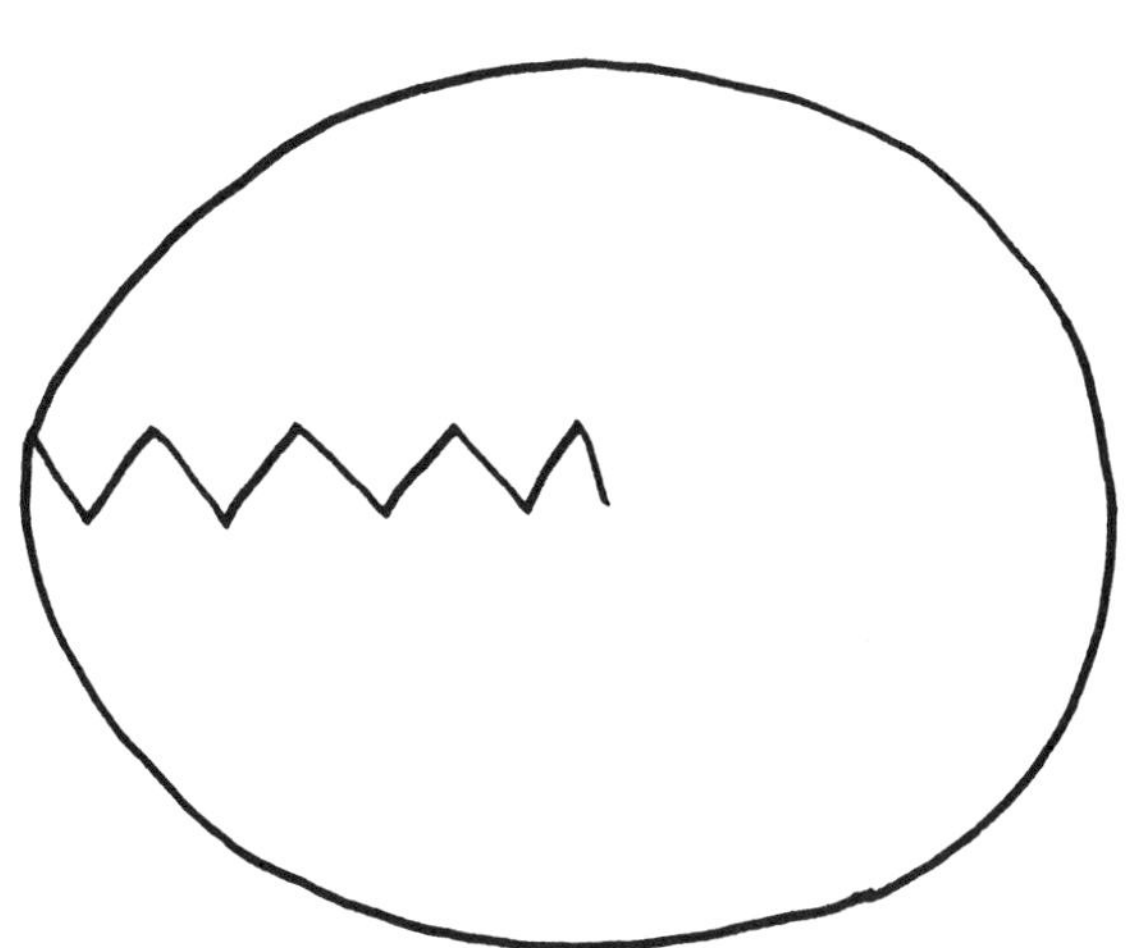

# 血尿

血尿についてお話ししましょう。おしっこの異常というのはいろいろあって、蛋白が出たとか糖が出たとか、細菌がいるとか様々です。いろいろな異常があるのにわざわざ血尿だけを項目にたてて説明しようというのには、わけがあります。

Yさんというお母さんから手紙をいただいたのです。Yさんを悩ませているのは、六歳の男のお子さんの血尿なのです。彼は最初幼稚園の健康診断でおしっこの中に血が混じっているのを発見されたんです。びっくりしたYさんがかけこんだお医者さんでは「腎炎（じんえん）」の診断、しばらくそこへ通っていたけれど、どうもはっきりものをいってもらえないので別の病院へ。そこでは慢性腎炎の診断で、がっかりはしたものの、そんなことでこどもの楽しい生活を奪うわけにはいかぬとYさん、毅然とした態度でまなじりをけっして（かどうかは知らないけれど）こどもを海に連れていったり、盆踊りに行ったりと普通に生活させていたわけです。（季節は折しも夏休みでした。）

ところがある日、目でみてわかる血尿をこどもが出したのです。即入院のしだい。その後は経過がよくて食事も生活も制限しないでよいといわれるほどの状態になったんだけれど、やっぱり心配なので血尿や腎炎についてとりあげてほしいというお手紙でした。

## 目でみてわかる血尿とわからない血尿

さて、このお母さんの体験談は血尿について考えていくためのよい手がかりを与えてくれます。

おしっこに血液が混じって出てくる場合、これを血尿といいますが、この場合、おしっこを肉眼でみて血液が混じっていることがわかる場合と、目でみてはわからなくて検査をしてみてはじめてわかる場合とがあります。目でみてわかる場合「肉眼的血尿」と呼び、目でみては血など混じっているようにみえないけれど顕微鏡で検査してみると混じっているのがわかるものを「顕微鏡的血尿」と呼びます。血液がたくさん混じっていれば肉眼でもわかりますが、少量の場合はわからないわけです。

Yさんのお子さんの場合、幼稚園で発見された時は顕微鏡的血尿だったのが、ある日突然、肉眼的血尿となって現われたということになります。

さて、こどもが目でみてわかる血尿を出した時、気がついたお母さんはすぐ病院にとんできます。しかしなかには血尿でないものを血尿だと思ってとんでくる場合もあります。

おしっこが赤くなるといっても、いつでも血尿だというわけではないのです。

このごろは人工的な色素で着色した飲み物などが出回っていますからそういうのをたくさんのんだりすると、その色素がおしっこの中に出てきて赤くなります。薬でもおしっこを赤くするものがあることは知っておくとよいと思います。ある種の抗生物質をのむとおしっこが赤くなるのです。この抗生物質は大便の方も赤くしてお母さんを驚かせることがあります。

赤ちゃんのおむつが全体にピンク色やれんが色に染まって、やはりお母さんをびっくりさせることがありますが、これはおしっこの中に出てきた尿酸塩というものによる着色で、心配はいりません。だいたい、赤ちゃんで血尿をみるのはきわめて珍しいことといえます。

とにかくおしっこが赤いからといってすぐ血尿だと思わないこと。逆に血尿は赤いものと決めるのも早計で、膀胱あたりから出血する時は確かに真っ赤なのですが、腎臓からの出血はくすんだ褐色で、ちょうどコーラのような色をしているのが普通です。

尿は腎臓で作られて尿管↓膀胱↓尿道という通路をたどってからだの外へ出ていきますが、この腎臓から尿道までのそれぞれの場所に起こる様々な病気によって血尿が起こります。

血尿以外になにか症状がある場合もあり、血尿だけが卒然（そつぜん）と現われ、他にはなんの症状もないという場合もあります。例えば急性の腎炎では血尿、高血圧、むくみ（特に顔の）という三つの症状がそろっているのが普通の形ですし、膀胱炎では血尿の他におしっこが近いとか、おしっこする時に痛いとか、し終わってもまだ残っている感じがするとかいろいろな症状があります。この場合、血尿は肉眼的血尿のことも顕微鏡的血尿のこともあるのです。それに対して血尿以外になんの症状もない場合があり、これは無症候性血尿と呼びますが、これも肉眼的血尿の場合と顕微鏡的血尿の場合とがあるわけです。

さて再びYさんのお子さんのことに話をもどしますと、最初の血尿も二度目の血尿も無症候性血尿であったようです。

そこでしばらくは、この無症候性血尿について考えてみましょう。

## 無症候性血尿

こどもの場合について考える前にまずざっと大人

の場合について説明しておきます。

中年以上の人で、目でみてわかる血尿が出て、痛くもかゆくもなく、おしっこの回数も多くないというような時、まず第一に膀胱に腫瘍ができている可能性を考えておきます。この腫瘍はたちのよいものと悪いものがあり、いちばんたちの悪いのはがんです。これが最悪のケースですから、まずがんでないことを確かめることが先決になります。中年以上といったのはがんの起こりやすい年齢が中年以上だからです。次に中年以上と限定せずひろく成人という範囲で無症候性血尿を起こす病気としては、腎臓や尿管に石がある場合（結石といいます。石があっても痛くないこともあるのです。）があります。いくら検査をしてもまったく病気をみつけることができず「特発性腎出血」などという得体のしれない病名をつけなければならないこともありますが、そこに至るにはいろいろきちんと検査をしなければいけません。

さて本題のこどもの場合へ目を向けます。

こどもの場合、「無症候性にして肉眼的血尿」という場合、成人と同様、ウイルムス腫瘍という腎臓がんが原因になっていたり、結石があったりすることもありますが、これはまれなことです。

おしっこが近くて痛みがあって派手に真っ赤な血尿を出すという病気があります。これは出血性膀胱炎といわれるもので、こどもに特有な病気といえます。あまりに派手な血尿に親の方は真っ青になりますが、これは自然になおるたちのよい病気です。ウイルスが原因だといわれています。

「無症候性で顕微鏡的血尿」という場合は、どうしてみつかるのでしょうか。これは健康診断でみつかるのが普通です。最近は学校での検尿がかなりひろく行なわれており、幼稚園などでも行なわれ始めているのはYさんの手紙にもあるとおりです。

たくさんのこどものおしっこを調べてみると、顕微鏡的血尿があるこどもがかなり大ぜいいることがわかってきました。小学生だと百人に対して二、三人すなわち二、三%、血尿のみられるこどもがいるという統計があります。中学生だと五、六%と少しふえます。このことから考えると幼児ではもっと少ないのでしょうが、わたしの手もとに資料がないのでちょっとわかりません。

さてこうした健康診断で偶然のチャンスによってみつかる血尿、これをチャンス血尿なんていいますが、このチャンス血尿については今、いろいろ研究がすすめられています。現在わかっている範囲では、血尿が出ているこどもの将来は、尿に蛋白も同時に出ているかどうかによってかなり左右されるといわれます。

蛋白尿（たんぱくにょう）の方も偶然みつかる、無症候性のチャンス蛋白尿なんですが、チャンス血尿とチャンス蛋白尿が同時にあるかどうかが問題なのです。血尿だけなら将来は明るい、蛋白も同時に出ている時はちょっと心配があるというわけです。

# 蛋白尿

## 蛋白が出たからといってあわてない

血尿についてお話ししましたから、今度はその親類みたいな蛋白尿(たんぱくにょう)について考えてみましょう。

これまでにも説明してきましたが、最近はおしっこの検査は小さな試験紙をちょっと浸して反応をみるだけで糖が出ているとか蛋白が出ているとか簡単にわかるようになりました。それで学校とか幼稚園、保育園などでもおしっこを調べることが多くなっています。そんな時、たまたま蛋白が出ていることを通知されるとびっくり仰天するお母さんが多いようです。蛋白→腎臓(じんぞう)病→暗い未来というふうに次々と悪い想像がひろがっていくからです。しかしけっしてあわててはいけません。おしっこに蛋白が出たからといって、腎臓病とはかぎらない、いやそれどころか腎臓病でない場合の方がずっと多いということをはっきり知っておいてください。逆に、腎臓病があってもおしっこに蛋白が出ない場合がたくさんあるということも、ついでに覚えておいてください。

さて、学校での検尿で蛋白尿がどのくらいみつかるかというと小学校では百人に一人くらい、中学校では百人に三人から五人くらいという統計がありま す。かなり多いことがおわかりでしょう。ところでこういうこどもに対して別の日にもう一度検尿をしてみます。すると、二度目も蛋白が出ているというこどもはうんと少なくなって小学校では千人から二千人に一人、中学校では千人に一人から五人くらいとなります。二度検査をして、一度だけ蛋白が出たというこどもはまず問題がないとみなしてよいようです。病気による蛋白尿の場合はいつ検尿しても、常に蛋白が出ているというのが普通です。

この「常に蛋白が出る」か「時によって出る」かは決定的なちがいといってよいのです。

さて、今の学校検尿では朝起きてすぐにおしっこをとり、そのおしっこについて蛋白などを調べるというのが普通になってきています。これは、昼間にとったおしっこだと蛋白が出ているけれど、朝起きてすぐにとったおしっこでは出ていないというケースが多く、これは起立性蛋白尿とか体位性蛋白尿とかいわれる、なんでもないものなので、そういうものをまず除外してかかろうという理由によるのです。

### 起立性蛋白尿

起立性蛋白尿という呼び方は面白いでしょう。ずっと寝ていた後だと蛋白が出ないけれど、起きている時に調べると蛋白が出ている、その理由はというと起きている時はおなかが前に出た、少し前彎（ぜんわん）になった姿勢をとっているので腎臓が圧迫されてうっ血を起こし、蛋白が出るのだということです。わかったようなわからないような説明だと思いますが、もうこれ以上くわしくは聞かないでください。わたしもこれ以上はうまく説明ができないのですから。まあこのへんで手をうって、とにかく、おしっこに蛋白が出るということが姿勢によって起こることもあるという事実を知っておいてくださればけっこうです。

### たちのよい腎炎と悪い腎炎

次は「早朝のおしっこについて一度調べて、二度とも蛋白が出ているという場合はどうなるのか」ということです。わたしの手もとに日大病院小児科で調べた統計があります。これをみると病気とは思われないケースが十四%、腎炎という診断がついたのが八十一%ということです。それは三百十四人についての統計ですが、なんでもない人をのぞくとほとんどが腎炎で、それ以外の病気であることは全体の五%ときわめて少ないということがわかります。

ただここで腎炎というふうにいいましたがこれが簡単なものではなくて、いろいろな種類があるのです。わたしが学生だったころ、腎炎、ネフローゼは別々なものとして教えられたものでしたが、このごろは別の扱いはうけていません。

ネフローゼは正しくはネフローゼ症候群といいますが、すごくたくさんおしっこに蛋白が出る、むくむ、血液の中の蛋白の量がへる、血液中のコレステロールがふえるといった症状が組み合わさって出てきた場合に、そう呼ばれます。こういった症状の組み合わせを起こす病気はたくさんありますが、その代表がある種の腎炎なのです。腎臓の組織を電子顕微鏡なんていう大がかりな道具を使ってくわしくみることができるようになるにつれて、単に腎炎と呼ばれていたものがいろいろな種類に分類されるようになってきました。そしてそうした種類によってたちのよい腎炎とたちの悪い腎炎とに分かれることもわかってきました。

腎炎のたちのよさ、悪さは腎臓の働きが低下していく可能性があるかどうかにかかわっています。腎臓の働きがだんだん低下していくと最終的には腎不全という状態になるわけですが、この状態はほうっておくと命とりになってしまいます。透析という治療が普及してきて(これはまた普及すれば、それによってひともうけたくらむお医者さんも出てきたりして、けっして問題がないわけではありませんが)、救われる人が多くなりましたから、腎不全という名は以前ほど恐ろしいひびきは持たなくなっています。しかしたいへんな状態であることには変わりがありませんから、そうならないための手だてをつくしておかねばならず、そのためにも腎炎の種類、程度を知っておくことが必要になります。

学校検尿の話にもどりますと、二度の検尿で二度とも蛋白が出ていて、しかもかなり多量の蛋白が出ている例ではそのうち三割ぐらいは将来、腎臓の働きが低下する可能性を持っているといわれています。

蛋白尿と血尿がともに強くある場合は特に注意して検査をし、その後も定期的に検査を続けていく必要があるのです。

さて、一時的な現象として蛋白が出る場合について簡単にふれておきましょう。一時的な現象として出る場合の代表が「熱がある時の蛋白尿」です。これはかなり多いものです。膀胱炎（ぼうこうえん）でも一時的な蛋白尿がみられますが、これは血尿に付随したものであるのが普通で、膀胱炎がよくなれば蛋白尿も血尿も消えてしまいます。

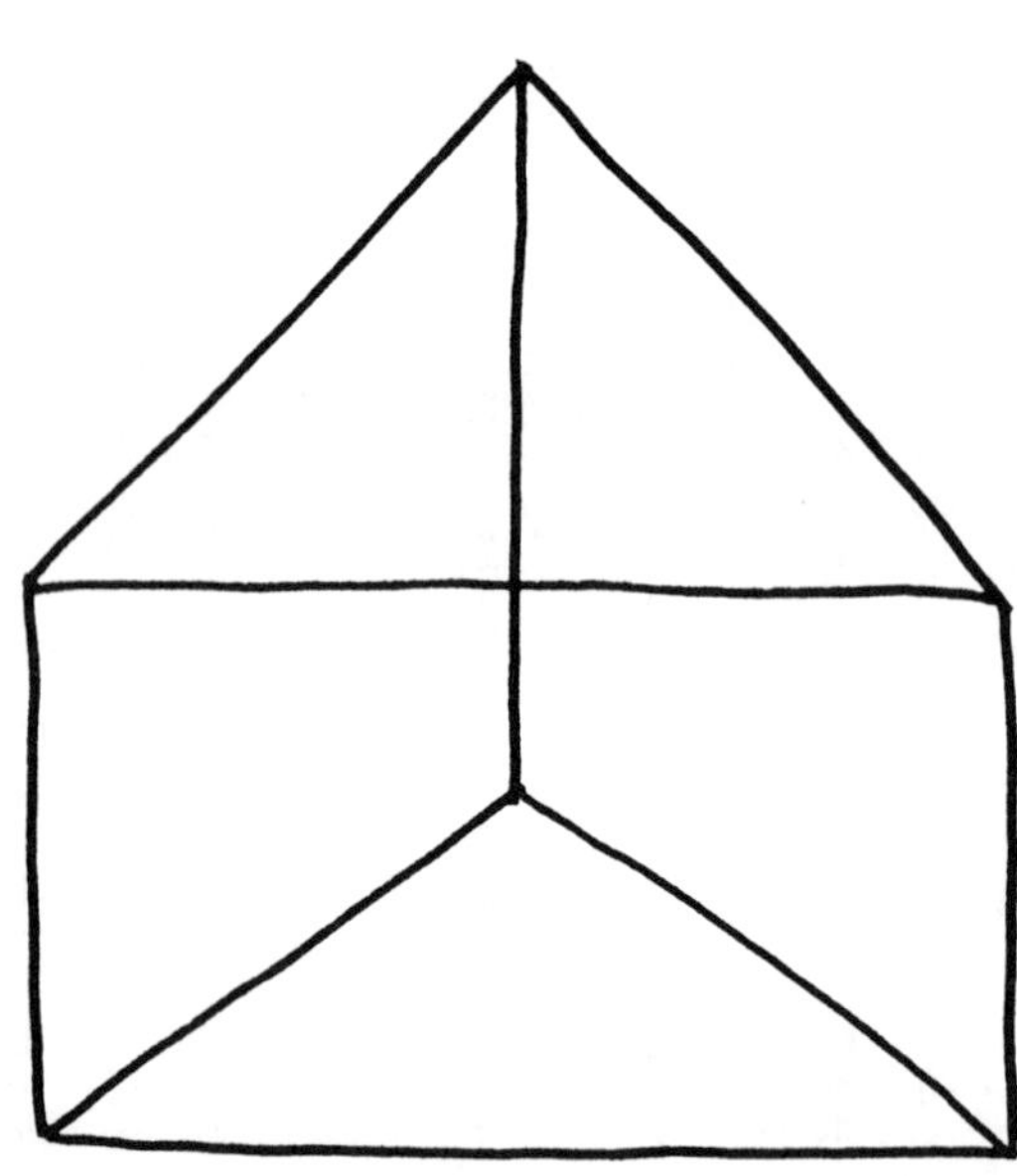

# おねしょ

## 六歳になるまでは心配無用

おねしょのお話をしましょう。我が子のおねしょで悩んでいるお母さんはたくさんいます。

お父さんの方は平気なのに、お母さんは深刻になっているということが多いのですが、これは日本の家庭ではこどものふとんの上げ下げをお母さんがしている場合がほとんどという事情にもよるのでしょう。

ところでおねしょっていったいなんでしょう。こんなことを突然いい出すとびっくりなさるかもしれませんが、おねしょとはどういうものをいうのか、ということをきちんとおさえておくことは大事なことなのです。もちろん、夜寝てる間におしっこをもらしてしまうのがおねしょであることは確かです。しかし生まれたばかりの赤ちゃんが夜中におむつをぬらしたところで、これをおねしょと考えるなんていうむちゃな人はいないでしょう。

おねしょと呼ぶ場合、それは「異常なもの」「なおさなければならないもの」を指すなら、何歳ぐらいで夜もらしてしまう場合をおねしょというのか、どのくらいしばしばもらしてしまう場合を、おねしょというのか、といったことをはっきりさせておかないと、まだおねしょをしてもあたりまえの年齢のこどもに無理に手を加えることになってしまいます。

しかし実は、このあたりまえのところについては、はっきりとした決まりがないのです。たとえ三歳のこどもの場合でも、親がそのことで悩んでいるなら、「異常なおねしょ」と考えて治療を始めるという人もいます。しかし親が心配しているからといって、そのまま医者の側で受けとめ、すぐ治療にかかるのでは「医者の主体性はいずこに?」ということになってしまいますし、治療を始められるこどもの方だって迷惑でしょう。

外国の小児科の本などを一通り当たってみたところでは、おおむね、五歳までのおねしょは異常とは考えないことになっているようです。六歳になって一週間に一回以上もらしてしまう時、これをおねしょと呼ぶというあたりでだいたい一致しています。そこでわたしもこの定義を採用したいと思います。

なお、おねしょもおもらしのうちの一部で、おもらしといえば、昼だけもらしてしまうもの、昼も夜ももらすもの、夜だけもらすものといろいろあるわけですが、ここでは夜だけもらす場合をとりあげておきます。

さて、世の中におねしょをしているこどもはどのくらいいるかというと、これはかなりの数なのです。一週間に一度以上の頻度ということでおねしょを定義した場合でも、五歳では十人に一人がおねしょをしているという統計が出ています。統計は世界の国々で行なわれていますが、どれをみてもだいたい、五歳では一割ぐらいになっているのです。

八歳の時点で統計をとっても、一ヵ月に一度のおねしょをするこどもが三十%もいるという統計もあり、十歳でも二%から五%ぐらいのこどもが、時におねしょをするといわれます。おねしょで悩んでいるお母さん、これは朗報ではありませんか。世界じゅうに同朋は無数にいるのです!

おねしょは男の子に多いというのも、確定的です。男の子は女の子の二倍という報告から男の子は女の子の五倍なんていう報告までいろいろありますが、とにかくどれをみても男の子が多いということになっています。

遺伝性もあるようで、いつまでもおねしょをしているこどもについては、その父親が、かつておねしょ選手であったというケースが多いようです。お母さんが悩んでいるのに、お父さんの方が、「もう少しほっといてやれよ」なんていっている時は、お父さんが実は十歳までおねしょをしていた記録保持者であって、口には出さねど、内心「俺の血をひいたんだからしょうがねえや」とひそかに思っているといった可能性があります。そんな時は、お父さんの方が自分の過去を明かして「お父さんだってずっとおねしょをしてたんだ」といってくれれば、こどもの方も、うんと気が楽になってそれをきっかけにして、おねしょがなくなるということもあるでしょう。

六歳を過ぎると、おねしょは自然に少しずつなおっていきます。

例えば六歳になったころに、おねしょをしているこどもなら、十人のうち少なくとも一人か二人は、七歳になればおねしょはとまります。

また、六歳のころに毎晩ではなくて、おねしょをしない日もあるといったこどもなら、八歳になれば、その四分の三はおねしょがなおるはずです。

そして、六歳のころにそれこそ毎晩おねしょをしているこどもでも、その半分ぐらいは、九歳になれば、おねしょから解放される、といわれています。

基本的におねしょというものは、成人するまでにはたいていなおってしまいます。ですから、長い目でみてやる余裕が親の方にあるなら、ずっと経過をみていてもよいはずのものです。

しかし、学校へ行くようになっても毎晩のようにおねしょをしていれば、親の方が不安になるのもやむをえないことでしょう。毎日のおふとん干しや、洗濯に疲れて、つい怒りをこどもに向けてしまったりしてはよくありません。だから六歳過ぎたらなにか手を加えようと考えるのもやむを得ないことかなと思います。

## おねしょの原因と治療法

しかし決定的な治療法がないというのが現状です。いろいろな治療法が提案される中で最近よく使われているのは抗利尿ホルモンという薬でこれを点鼻(てんび)します。

なぜ抗利尿ホルモンが使われるのか、そもそも抗利尿ってなんなんだというあたりを説明しておきましょう。

おねしょの原因についてはいろいろな説があります。こどもの時に排泄のしつけがきびしすぎたためだとする説もありますが、これはそういう例があったとしてもきわめてまれでしょう。

今のところ有力な説は次のようなものです。

「眠っている間はおしっこの量を調節するホルモンが分泌されておしっこをさせないようにしている。しかしこのホルモンの出かたには個人差があって幼い時に出はじめるこどももいれば思春期ごろにならないと十分な量が出てこないこどももいる。思春期ごろにならないと出てこないこどもの場合は思春期が来るまでおねしょが続くことになる。」

この説を少しくわしくおはなししておきましょう。

まず、大人はふつう眠っている間に尿をすることがないのはなぜかということを考えてみます。

眠っている間だって膀胱に尿はたまるはずですから、いっぱいになったら出さなければいけないはずです。でも、一度もトイレに行かないで朝までずっと眠っていることができますね。おとしよりの場合は夜間何度もトイレに行くこともありますが、それは例えば前立腺という器官が肥大して膀胱を圧迫するというように、それ相応の理由があるのであって、若い人が夜中に何度もトイレに行くということはまずありません。

どうして行かなくてすむのでしょう。

それは夜中は尿が少ししか作られないからなのです。そしてもっと詳しくいえば脳の中の下垂体という器官から出てくるホルモンが尿の量を調節しているからなのです。

もう少しわかりやすく話しましょうね。

尿は腎臓の糸球体というところで作られます。ここで作られる尿は水分が多く、この水分がそのまま尿として体外に出ると体内の水分が足らなくなってしまいます。そこで腎臓の尿細管というところで、水分を再吸収し体内にもどします。

この尿細管の再吸収というシステムを調節しているのが、脳の下垂体というところから出てくる「抗利尿ホルモン」なのです。

抗利尿ホルモンというのはわかりにくいいい方ですが、英語の直訳のためこんなふうになっています。「尿を出す」というのが「利尿」の意味で、「抗利尿」というと「尿を出すことに抵抗する」の意味になります。

つまり尿がどんどん出ていこうとするのをおさえるのが抗利尿ホルモンというわけです。

このホルモンは日中は出方が少ないので尿の量がふえて色が薄くなります。夜間はこのホルモンがたくさん出て、尿を少ししか作らないため尿の色が濃くなります。

わたしたちのからだの中には「体内時計」というべきものがうめこまれているのだとよくいわれます。わたしたちのからだは時間に反応するリズムを持っているのです。

からだの中のホルモンなどについても一日のうち

で多く出る時間、あまり出ない時間があるというふうにリズムがあるのです。

抗利尿ホルモンはぐっすり眠っている時にたくさん出てくるので、わたしたちは眠っている間トイレに行かなくてすんでいるだけです。

帆足英一さんという小児科医がこのホルモンについて詳しく調べました。そうしたら、健康な大人の場合、夜間にはこのホルモンが日中の二・五倍以上多く分泌されていることがわかりました。一方、夜尿症のこどもの場合は、夜間に分泌される抗利尿ホルモンの量は日中の一・四倍でしかありませんでした。

夜尿症のこどもの場合、夜間に尿が大量に作られますから、それがあふれてしまうわけです。

ではこういうこどもは、ずっと抗利尿ホルモンが十分出ない状態が続くのかというとそうではなくて、第二次性徴が起きるころ、つまり十歳から十五歳くらいの間に抗利尿ホルモンが出るようになるのがほとんどです。

おねしょは本人の責任ではないのはもちろん、親の責任でもありません。たまたま、そのこどもが、抗利尿ホルモンが十分出るようになる時期が遅いという個性をもっていたというにすぎないのです。

さてそこでこの「抗利尿ホルモン不足説」にもとづいて外から抗利尿ホルモンを入れてやろうという治療法がでてきました。

この薬は点鼻薬(てんびやく)とのみ薬という形になっていて毎日点鼻するか服用するかしますが、この治療法でよくなるこどももいます。

その他、おしっこを長く膀胱にためておけるようにする薬などもあります。

わたしは十歳以上で自分でもなおしたいと思っているこどもにはこういう薬を使うこともあります。

薬を使っている間はおねしょをしなくなっていても薬をやめるとまた元にもどることもしばしばありますが、薬で全くおねしょをしなくなることもあります。

おねしょの原因としては他に膀胱が十分な大きさに達していないということもあります。

この場合は一種の訓練が有効なこともあります。やり方は次のようなものです。

日曜日のような親も子も時間のある日を選びます。まずこどもにたくさんの水をのんでもらいます。そしてトイレに行きたくなってもすぐ行かないで五分間辛抱してみるようにいいます。五分辛抱できたらトイレへ行きおしっこをさせます。おしっこの途中でおしっこを止めてみる練習もします。五分辛抱できるようになったら次は十分、十五分というふうにできるだけ辛抱をしてみます。この方法を一日試みただけでおねしょがなおってしまったこどももいました。

その他、おねしょの原因に関係なく行なわれる方法として、おしっこが出てシーツがぬれるとブザーが鳴るという「道具」を用いる方法があります。この方法を行なう時は専門の医療機関へ行って相談してからにすることで、自分で「道具」を買って勝手に使ったりしない方がよいようです。

針灸（しんきゅう）や漢方でなおそうとする人も沢山いますが効果ははっきりしません。

夜寝る前に水分を与えないようにすることが有効かどうかよく分かりません。ストレスになるだけだから制限しない方がよいという意見の方が多いようです。

夜中に起こしてトイレに連れていった方がよいかどうかということについては「連れて行かない方がいい」という意見の専門家の方が多いようです。

カレンダーにおねしょをしなかった日は〇、した日は×を自分でつけさせ、○の日はみんなでほめるとかごほうびをあげるとかすることは一応、試みる価値があるようです。

結論として、おねしょをしているこどもは世界中にたくさんいます。そしてほとんどが大人になる前になおるのです。おねしょをして何が悪いというふうに親が悟りを開くこと、それがいちばんよい治療法なのです。

# 顔色が悪い

こどもの顔色が悪い時、どう考えたらよいかをお話ししましょう。

顔色って気になるものです。「リンゴのような赤いほっぺた」というのは、かつては健康の代名詞になっていましたが、最近、特に都会ではこういうほっぺたをしたこどもを見かけることも少なくなりました。一般にはリンゴ病と呼ばれている、伝染性紅斑という病気では両方のほっぺたが叩かれたみたいに真っ赤になりますが、このほっぺたをみるとなにか懐かしい気分になってしまいます。

昔は冬になると、ひび、あかぎれ、しもやけなんてものが顔やら耳やら手にできたりして、それこそ真っ赤なほっぺになったりしたものですが、ひびや、しもやけも最近はほとんどみなくなりました。栄養状態がよくなり、また暖房なども発達して少なくなったのでしょう。

でもこどもたちが真っ赤なほっぺたをしているというのはみて好ましいものでした。最近は顔色の悪い子がふえているように思います。このわたしも小さいころから顔色はいつも悪い方で、これは一つにはわたしがアレルギーを持っていることにもよるようです。

わたしは鼻アレルギーの持ち主ですし、じんましんもよくできます。アレルギーの素質を持っていると肌の色はなんとなく白茶けたような感じになり、つやがないことが多いようです。

アレルギーの傾向があると、からだの調子の悪い時にはすぐ目の下に隈ができたりします。この目の下の隈というのもまわりの人にとっては気になるようです。

テレビや映画をみていますと、重病の人のイメージを作るにはまず目のまわりを黒くしているようですから、目の下の隈＝重病という連想がつい働いてしまうからでしょう。

話は変わりますが、東洋医学ではからだの状態について「実」とか「虚」とかいう表現を用います。これはちょっと面白いので少し紹介しておきましょう。「実」は充実であり、「虚」は空虚を指すのですが、もう少し具体的に説明しておきます。

東洋医学ではある人を診察する場合に、その人が「実」であるか「虚」であるかを決めるんです。これを決めるために脈をみたりおなかをさわってみたりする方法もありますが、そのへんは面倒なので、顔つきやからだつきをみたり質問したりすることによって決める方法を紹介します。

まずがっしりとしたからだつきで首が短く肩がいかっていて、赤ら顔であるような人が「実」です。一方、ひょろひょろして肩がなで肩、青白い顔をしている人が「虚」というわけです。「実」は高血圧型で「虚」は低血圧型ということになりましょう。かぜをひいたりした時、汗がたくさん出る人は「虚」、汗が出ない人は「実」、寝汗をかきやすいといった人も「虚」に属します。便についていえば、便秘になりやすい人は「実」で、下痢になりやすい人は「虚」です。

だいたいこんな見分け方をするのですが、ひょろひょろしていても便秘の人もあり、こういうふうに、「実」を現わす状態と「虚」を現わす状態が入り混じっている場合は、脈の強さやおなかの筋肉の緊張の度合などを参考にして「実」と「虚」を決めていくのです。

東洋医学では「実」の人と「虚」の人とでは別の治療のしかたをします。針をうつ時もうち方を変えますし、漢方薬を使う時も、「実」の人のための処方と「虚」の人のための処方はちがいます。例えば葛根湯（かっこんとう）という有名な漢方薬は「実」の人のための処方で「虚」の人に用いると、かえって状態を悪くするといわれているのです。

同じ症状でもその人のからだつきで処方を変えたりするのが東洋医学の面白いところでわたしなども、このあたりにひかれて東洋医学の方にも足をつっこんだのでした。

**貧血かどうかを見分けるには……**

さて話が少しそれましたが、東洋医学でいう「虚」の人の場合は顔色もあまりすぐれないのです。だからといって病気があるというわけでもなく、顔色の善し悪しも一つのからだの特徴といってよいわけです。

目の下に隈ができるのも「虚」の人に多いといってよいでしょう。

さて「虚」の人は西洋医学的にいうと、低血圧気味で胃下垂型で、神経が細かく、ちょっとスタミナにかけるところがあります。こどもの場合、よくおなかが痛くなったり頭が痛くなったり、乗り物酔いをしたり立ちくらみを訴えたりするのは「虚」のからだを持っていることが多いようです。そしてこういう傾向のこどもは顔色もよくないのが普通ということになります。

ずっと、いい顔色だったのに最近悪くなったという場合はなにか病気があるのではないかと考えておいた方がよいでしょうが、生来ずっとさえない顔色といった場合は気にしなくてもよいのです。

顔色の悪いのはすぐ貧血と結びつけられる傾向が

ありますが、これも関係がないことが多いのです。貧血かどうかを知るにはアカンベーをさせて下まぶたの色をみたり、爪の色や手のひらをみたりするのが有効です。

下まぶたの裏が赤く爪の色もきれいにピンクをしている時はまあ貧血があっても大したことはないでしょう。手のひらでは、生命線なんて呼ばれる筋(すじ)がありますね。この筋の部分に色がなく白っぽい時も貧血を疑う根拠になるのです。

## 急に顔色が悪くなったら

さて普段はいい顔色をしていたのに急に顔色が悪くなったという時、どんな病気を考えましょうか。

まず、熱が出ている時、熱にふさわしい真っ赤な顔をしている場合、その熱はあまり心配しなくてよいのが普通です。熱が高いのに顔色が青ざめている時は、肺炎などを起こしていることもあるので注意が必要です。

やたら吐く形をとるかぜや、吐いたり下痢したりという形のかぜなどもありますが、吐いている時は顔色も悪くなりますからこれはあまり気にしなくてもよいでしょう。

おなかの病気では腸重積(ちょうじゅうせき)なんてこわい病気の時は、おなかを痛がっては静かになり、またしばらくして痛くなっては、また静かになり、といったことをくり返す間にだんだん顔色が悪くなっていきます。一方、虫垂炎の場合はかなり痛がっていてもあまり顔色は悪くならないのが普通です。

## 以前に比べて顔色が悪くなったら

さて次は以前は顔色がよかったのにこのところ顔色が悪くなっているという時、どんな病気の可能性を考えるかということを説明しておきましょう。

ここではやはり貧血を考えておかねばなりません。貧血といってもいろんな種類の貧血がありますが、いちばん多いのが鉄欠乏性貧血と呼ばれるものです。鉄は血液中の色素であるヘモグロビンを造り出すもので、このヘモグロビンは酸素をからだのすみずみの組織にまで運んでいく仕事をしているのです。鉄分が少なくなるとヘモグロビンが足りなくなってくるわけで、これが鉄欠乏性貧血と呼ばれるものです。

生後間もない赤ちゃんでは、三ヵ月から六ヵ月ぐらいまでは、鉄は生まれた時に蓄えられていた分で間に合いますが、これ以後二歳ぐらいまでは成長の進行が速いので、時に鉄不足を起こし貧血になってくることがあります。離乳食がふじゅうぶんでもっぱら牛乳ばかり飲んでいたりすると、鉄分が足りなくなり貧血になるのです。

未熟児で生まれたこどもや妊娠中お母さんが貧血がひどい場合などは、三ヵ月以前でも貧血になることがあり、注意が必要です。

貧血がすすんだ時の症状としては、大人では立ちくらみがするとか、動悸、息切れがするとか疲れやすいとか、そんな症状になりますが、赤ちゃんの場合は「ぼく、息が切れるよ」なんていってはくれません。どんな症状が起こるかというと、筋肉の緊張が低下してなんとなく、ぐにゃぐにゃしているとか、やたらにキーキー泣くとか、どこかぼうっとしている感じがあるかといったもので、貧血が原因になっていることを見逃してしまうこともあります。

発育が不良な場合も、貧血がないかどうかをいちおう考えてみる必要があります。

二歳を過ぎてからは貧血はあまりみられなくなりますが、女の子では月経が始まって後はしばしば貧血をみます。鉄欠乏性貧血は鉄剤をのめばちゃんと治療できます。

貧血がなくて慢性的に顔色が悪くなっている時、尿路感染症が潜んでいることがあります。

尿が近い時、排尿の時に痛みがあるとか、そういった症状をいっさい起こさないで、しかも尿路感染症にかかっていることがありますから、これは注意しておかねばなりません。

この他、急性腎炎の場合にも顔色が青白くなります。しかし、急性腎炎では顔がはれてきますし、目でみてわかるほどの血尿があったりして、そうしたことから診断がつきます。

# すぐ病院へ行く病気

この本では、わたしは病気というものをやたらに恐れてはいけない、お母さんたちはまず冷静にこどもの様子をみてほしいということをおわかりいただこうと思って書いてきました。あわを食って、なんでもすぐ病院に連れていこうとするのはよいことではないということも書いてきました。

でも世の中には一刻をあらそう怖い病気もあります。そんな怖い病気についてもやっぱりふれておかなければならないでしょう。

怖い病気というのはそんなに多くはありません。珍しい病気といってもよいでしょう。

そんな病気の中で、ここでは、髄膜炎（ずいまくえん）と、喉頭蓋炎（こうとうがいえん）をとりあげてみることにしました。

なお、ここでとりあげたものの他に、緊急を要する病気として腸重積がありますが、それは三〇六頁を参照してください。

### 髄膜炎

まず髄膜炎の方です。

髄膜炎は神経系の感染症なので神経のところでお話ししてもよいわけですし、またウイルス性のものや細菌性のものといろいろあるものですから、ウイルスの病気や細菌の病気のところでそれぞれをとりあげてもよいのです。実際この本でも、例えば五七頁にウイルスによる髄膜炎について書いてあります。

しかし、いろいろな種類の髄膜炎は重症、軽症の

306 頁参照

57 頁参照

ちがいこそあれ、症状は似ていますから、ひとまとめにしてお話ししておくことも必要かと思われるのです。

さて髄膜炎とはどのようなものかを説明することから始めましょう。

髄膜炎はあまり親しみのない言葉かもしれません。が、脳膜炎という言葉はわりにひろく知られ、使われているようです。

昔は脳膜炎という言葉には恐ろしいひびきがありました。法定伝染病にもなっている、流行性脳脊髄膜炎という髄膜炎が

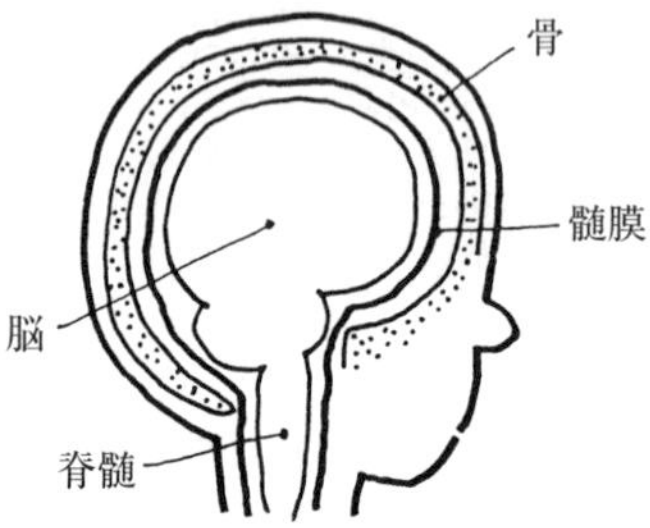

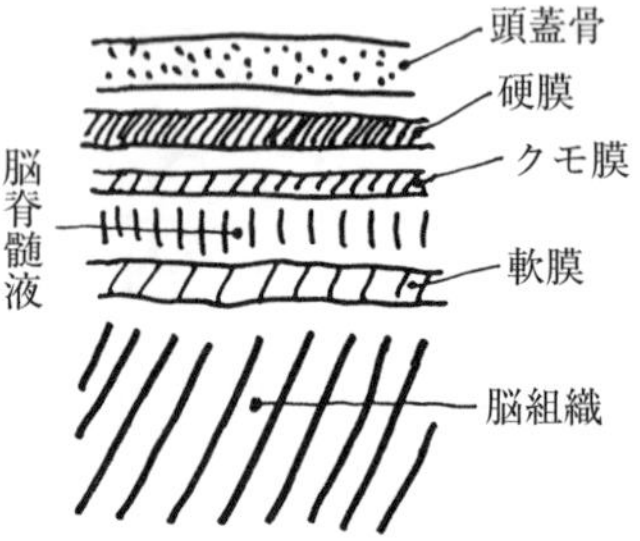

一般に髄膜炎と呼ばれ、そしてこれはたいへん激しい病気であったからです。

脳と脊髄は一つながりになった神経組織です。頭からからだの方へ脳がつき出した部分が脊髄だと考えてよいでしょう。

脳も脊髄も膜によっておおわれていますがこの膜に三層があって、それぞれが硬膜、クモ膜、軟膜と呼ばれています。

そしてクモ膜と軟膜の間には脳脊髄液が流れています。

ウイルスや細菌の感染が、この膜の部分にまでひろがった時、その状態が髄膜炎と呼ばれるのです。

鼻やのどを侵してかぜの原因となるウイルスや細菌の多くのものはどれも髄膜炎を起こすことができます。しかし、普通は、かぜから髄膜炎になるというようなことはありません。

でも、鼻やのどに感染が起こった時、からだの抵

抗力が落ちていますと、ウイルスや細菌が髄膜にまでひろがってしまうことがあるのです。ひろがり方の経路もいろいろあって、例えば肺からですと血液の中にウイルスや細菌が入って流れ流れて髄膜まで行くのです。

のどや鼻からですと、鼻の後ろの方は洞穴みたいに空洞になっていてそこまでウイルスや菌が入れば、脳の下方を包んでいる髄膜に簡単にとりついてしまうことができます。

顔の中央部にできるおできを面疔（めんちょう）といいますが、これはひどくなると「脳をやられる」ということで今でも恐ろしがる人もいます。

強力な抗生物質ができた現在では面疔がひどくなって髄膜炎を起こすというようなことはまずありませんが、昔はこの面疔を起こす細菌が、鼻の後方の空洞にまで入りこんで骨髄炎を起こすことはありえたのです。

髄膜炎がどのようにして起こるかがおわかりいただけたでしょうか。

それでは次にそれぞれの髄膜炎について解説しておきましょう。

**流行性脳脊髄膜炎**

まず先ほど出てきました流行性脳脊髄膜炎です。これは髄膜炎菌という細菌によって起こるものです。

のどかぜの時期が三、四日あって突然四十度もの高熱が出ます。そして熱とともに嘔吐やけいれんが起こってきます。激しい場合は急速に呼吸困難が起こり意識が薄れ発病から一、二日で命を落としてしまう場合もあります。これほど激しくない場合の経過は次のようです。

乳幼児の場合は熱は三十八度台ぐらいですが、髪の毛をかきむしるほどの激しい頭痛があり、嘔吐や下痢が起こり、また号泣する場合もあります。けいれんを起こしたりうとうとした状態になったりすることもあります。

学童の場合ですと、高熱、激しい頭痛、嘔吐で発病します。頭を後方にそらし、膝をまげて横に寝るといった独得な姿勢をとることが多いのが一つの特徴です。光をまぶしがって光から目をそらせようとするというのもきわだった特徴になります。

抗生物質を使えば二十四時間から四十八時間で解熱し、十日間ほどで元気になるというケースが多くなりました。診断が早く正しく行なわれ、機敏な処置がとられれば手足の麻痺（まひ）やてんかんなどの後遺症を残すこともなく回復する時代になってきているのです。

**化膿性髄膜炎**

さて、髄膜炎菌の他にも髄膜炎を起こす細菌はたくさんあります。肺炎球菌、連鎖球菌、ブドウ球菌、大腸菌などいろいろですが、こうした細菌によって起こる髄膜炎を化膿性髄膜炎とまとめて呼んでいます。

突然の発熱、嘔吐、頭痛、けいれんなどといった症状は他の髄膜炎と同様です。

これらも昔はたいへん恐ろしい病気でしたが、今は抗生物質の使用でなおるケースが多くなりました。しかし乳児などではなお恐ろしい病気といえます。

**結核性髄膜炎**

結核菌も細菌の一つですが、結核菌による髄膜炎は他の化膿性髄膜炎とやや症状がちがいますし、治療に用いられる抗生物質もちがっているので、別格扱いされています。

結核自体が最近たいへんへってきていることはごぞんじのことと思います。これはＢＣＧの普及とともに、栄養状態や衛生状態がよくなってきたためでしょう。こどもの結核も大人の結核もうんとへってきました。しかしお年寄りが結核にかかっていて見過ごされている例が時々あるのです。以前に結核をしていて治療がふじゅうぶんでなおりきっていないお年寄り、あるいはすっかりなおったと思っていたら知らないうちに再発していたお年寄りなどがＢＣＧ接種前の赤ちゃんと同居していたりすることがあります。こういう場合、赤ちゃんは結核に感染し、しかもその結核が髄膜炎の形をとって発病するということがあるのです。赤ちゃんでの結核は多くが髄膜炎の形をとるといってよいのです。そして赤ちゃんが結核によって死亡するというケースはほとんど髄膜炎による死亡なのです。

経過としては、初期の症状を知っておくことが大切でしょう。赤ちゃんはなんとなく機嫌は悪く、よく泣き、どこかぼうっとしてきます。光や音に対して敏感になったりいやがったりするというのは大事な特徴でしょう。

やがて嘔吐や便秘、意識がうすれるなどの症状が現われ、この時期を過ぎると手足の麻痺なども現われてきます。

結核性髄膜炎も早い時期に正しい診断がつけられるかどうかが決定的なかぎをにぎる病気です。結核に対しても抗結核薬と呼ばれる様々な薬ができていますから、早期に治療を始めれば助けることができるのです。しかし、他の髄膜炎に比べ、治療がたいへんなのも確かなことです。

最後にウイルスによる髄膜炎があります。

これは、「細菌がいない」ということから無菌性髄膜炎と呼ばれます。

**無菌性髄膜炎**

無菌性髄膜炎を起こすウイルスとしては、コクサッキーウイルス、エコーウイルスなどがあります。

発熱、頭痛、吐き気、嘔吐などで始まるのは他の髄膜炎と同じですが熱の出方は時にゆっくりです。

熱は一週間ぐらいでひくのが普通で、後遺症も残らず、完全になおってしまうことが多いのです。髄膜炎という恐ろしい名前を持ってはいても、恐るるに足らない病気です。

### 髄膜炎の特徴的な症状

　さて、髄膜炎はどうも熱、頭痛、嘔吐といった症状で始まりますが、こういう症状は普通のかぜでもよくみられるものです。そこで髄膜炎ではないかと疑うよいヒントがあるといいですね。

　光をまぶしがるといったことは他の病気ではほとんどみられない特徴です。

　この他に、覚えておいてよいことが一つあります。髄膜炎では首の後ろ、うなじの部分が固くなることがあるのです。これがあるかどうかを知るには、こどもを横に寝かせて頭を持ちあげてみます。あごを胸にくっつけることができないようでしたら要注意です。この方法はわたしたち医者も用いますが、たいへん簡単な方法ですから、知っておいて損はないと思いますよ。

### 急性喉頭蓋炎

　次は急性喉頭蓋炎です。

　この病気については〝呼吸器の病気〟のところで、病名だけをあげておきました。喉頭というのや、からだのどこにあるかといったことは、八二頁の図を参照して確かめておいてください。

　喉頭蓋は喉頭の上部前方にありますが、ここにウイルスや細菌の感染が起こると、急激に呼吸困難が起こってくるのです。

　急性喉頭蓋炎は本当にドラマチックな病気です。乳幼児の場合は、高熱と呼吸困難がまったく突然に起こります。気管支喘息の場合も突然呼吸困難が

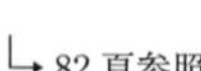
82頁参照

起こるという場合がありますが、喘息では熱がないのが普通なので、ここに相違点があります。また喘息では急速に唇が青くなったり（チアノーゼ）、意識が薄れたりするといったことは少なく、こういうことはある程度発作が続いた後で起こるのが普通ですが、喉頭蓋炎では、すぐにチアノーゼや意識の障害が起こったりすることがあります。

年長児では、最初激しいのどの痛みと、ものがのみこみにくいという症状が起こり、早いと数分、遅くとも数時間のうちにひどい呼吸困難が起こってきます。

急性喉頭蓋炎はまれな病気ですが、急いで病院へ連れていく必要のある病気の代表ともいえるものですからこれらの症状はよく覚えておいてください。

# うつる病気

「うつる病気」についてどう考えるかについてはこれまでの中でも何度もとりあげてきました。でも常に皆さんの関心の的になっているようなので、ここにまとめておきます。

うつる病気で、こどもの時に多いものってたくさんありますね。予防接種のおかげでへってきた麻疹（ましん）（はしか）や百日咳（ひゃくにちぜき）は別にしても、水痘（すいとう）（水ぼうそう）、おたふくかぜ、風疹（ふうしん）、手足口病（てあしくちびょう）、伝染性紅斑（こうはん）（リンゴ病）と、有名なものだけでこのくらいあります。

## 早めにかかった方が軽くすむ

こどもの時期にいろいろ努力をして、こういう病気に一つもかからないまま大人になったとします。そうするとこうした病気に全然免疫のない大人ができあがるわけですが、これはよいことでしょうか？

水ぼうそうにしろ、おたふくかぜにしろ、大人になってからかかるとたいへんです。こどもの時にかかった場合に比べて何倍も重症になるのです。水ぼうそうの場合、水疱（すいほう）もこどもの場合に比べ、派手にでき、いぼ蛙（がえる）のごとき惨状を呈します。

熱は出るし、かゆみは強いし、とってもつらいうえに、まわりの人からは「いい年をして水ぼうそうなんかにかかって」とからかわれるというわけで、これを悲劇といわずしてなにを悲劇というかってなもんです。

　おたふくかぜはもっとたいへんです。おたふくかぜは十歳になる前にかかるか、十歳以後にかかるかでは、大いにちがいます。十歳以前ですと、睾丸炎や膵(臓)炎といったものを起こしてくる心配はまずありません。十歳以後になりますと、こうしたものを起こす危険が出てくるのです。

　睾丸炎はもちろん男性にだけ起こります。女性の場合は卵巣炎を起こすことがあるのですが、これは症状も軽く後遺症もありませんから大して問題にはなりません。しかし睾丸炎の場合は、症状が強く、またおさまった後で男性不妊症を残すことがたまにあるので、女性に比べると深刻です。睾丸炎になりますと睾丸ははれあがります。熱が出ますし、頭痛、吐き気、下腹部痛などの症状も現われます。はれあがった睾丸はけっこう長い間痛んでいることがあります。後遺症として男性不妊になる頻度については、世間で考えられているよりはずっと少ないのですが、まれにはあります。

　風疹の場合は、妊娠三ヵ月以内の女性がかかりますと流産や死産、あるいは赤ちゃんがいろいろな障害を持って生まれるといった可能性があります。障害は様々で、白内障、聴力障害、先天性の心臓病、小頭症などが、先天性風疹症候群と呼ばれています。

　おたふくかぜや風疹に対しては最近、予防接種が行なわれるようになりました。ですから、思春期以降のおたふくかぜ、先天性風疹症候群といった問題はだんだん解決していくことでしょう。

　しかしわたしは、こうした軽いウイルスの病気については、小さいうちに自然にかかってしまうのがいちばんよいと思っています。

　ここでどうしてもひとことつけ加えておきたいこ

とがあります。妊娠中に風疹にかかったり薬をのんだりした時、「障害児が生まれるのではないか」と大騒ぎする人がいます。妊娠中の母体は大事にされる必要があり、病気や薬物、放射線などに気をつけなければならないのは当然ですが、「障害児」「奇形児」が生まれるということで騒がれるのはわたしはいやです。「障害」や「奇形」を持っていることが「よくないこと」であり、そういう「よくないもの」は生まれてくるべきでないという発想がその背景にありそうで、それは優生思想に他ならないと思うからです。

どんなに医学が発達したとしても、いわゆる「障害」や「奇形」を持ったこどもたちはかならず生まれてきます。環境が汚染されつつある今、生まれつきの病気を持ったこどもが生まれてくる率は確実にふえているといってよいでしょう。

そのような時、わたしたちがまずしなければならないことは、障害を持っているとか持っていないとかいうことで差別をされることのない社会を作ることであり、どんな人にも住みよい社会を作ることです。

そのことをおろそかにして、「障害児や奇形児が生まれてこないように」と様々な発生予防の手段ばかり考えていくことは、今、現に生きている「障害者」に対して「生まれてくるべきでなかったもの」として鞭うつことになるのです。

「障害児を生みたくないから」ということで風疹の予防接種を熱心に望む女性の姿勢、予防接種をまだしていなくて妊娠中に風疹になった女性がすぐ中絶しようとしたりする姿勢になんとなく肌寒いものを感じます。

病気の人や障害を持つ人に対して差別感を持たずに、ともに生きていくことは容易なようで、実はなかなか実現されないことなのです。病気の人、障害を持った人が、いわゆる「健常な人」と本当にいっしょに生きていると感じられる社会ができるように、まだまだわたしたちの努力が必要と思われます。

さて話をもとにもどしますが、生後六ヵ月ごろから六歳ぐらいまでの間に、こどもは毎年、少なくとも五、六回はかぜや、これまであげたウイルス性の病気にかかります。しょっちゅうかぜをひいて親を悩ませていたこどもが、学校へ入ると全然病気をしなくなるといったことは、きわめて普通のことですが、これは学校へ入る前に一通りの病気にかかって免疫ができたからです。一方、この時期に、必死になってかぜをひかないように、水ぼうそうなどにかからないように、と防衛して大きくなったとしますと、その時点でたいへんな心配の種になります。大きくなって水ぼうそうやらリンゴ病やらいろいろな病気にかかる恐れがあり、しかもその場合、こどもの時に済ませたよりも何倍か重症になる可能性があるからなのです。

そこで結論が出ます。水ぼうそう、おたふくかぜ、風疹、手足口病、リンゴ病といった病気はなるべく小さいうちにどんどんかかっておくことです。欧米ではこうしたことが常識になっていますから、これらの病気にかかっているこどもを特に隔離しません。うつされた方も「うつしてくれてありがとう」という気持ちでいるようです。

日本では手足口病のように、きわめて軽い病気の場合でも、保育園や幼稚園では大騒ぎして「ちゃんとなおるまで登園しないように」なんて申しわたすところもあるようですが、手足口病なんてどう考えても休ませなくてはいけないほどの病気ではありません。手足口病やリンゴ病といった軽い病気で三日も四日も休ませなくてはいけないなら、軽い鼻かぜだって軽い下痢だって、たいていはウイルス性のもになります。

のですから、たっぷり休ませなくてはいけないことになります。

手足口病だって水ぼうそうだって、みんな「かぜ」の仲間といってよいのに、発疹や、ほっぺたのはれといった目にみえる症状を持った病気だけが特別扱いされるのはどう考えても変です。ただ、こうした目にみえる症状を持つ病気については、「発疹が消えたら登園してよろしい」とか「ほっぺたのはれがひっこんだら登校してよろしい」というふうに、いつから外へ出すかが決めやすいということはあります。普通のかぜなんかですと、こうした基準が作りにくいですものね。登園基準が決めやすいということだけで、ある病気は休ませ、ある病気は休ませないというのは、とても変なことではありませんか。

## 感染症の潜伏期間

感染症には潜伏期というものがあります。ウイルスや細菌に感染してから発病するまでの期間です。症状がまったくない時期を潜伏期というのですから、例えばあるこどもが、今、水ぼうそうの潜伏期間中であるかどうかなどということはけっしてわかりません。ただ、例えば水ぼうそうのように伝染力の強い病気ですと、お兄ちゃんがかかれば弟にもうつる確率が高く「きっと今は潜伏しているけれどいずれ水疱が出てきますよ」などと予想することはできます。でも、これがおたふくかぜの場合ですと伝染力がさほど強くないので、兄弟でも同時発病はそんなに多くありませんから、お姉ちゃんがなったら妹もうつっているだろうなんて軽々しくは予想できません。

しかしうつっている場合には、それぞれの病気の潜伏期の日数を知っていると役にはたちます。例えば「今、お兄ちゃんが水ぼうそうにかかっているんだけれど、三週間先には家族で旅行する予定になっている。そのころ、弟の方は水ぼうそうにかかっているだろうか」といった疑問には答えられるのです。

水ぼうそうの潜伏期は十二日から二十一日ぐらいですから、ちょうど旅行に行くころ、弟の方が水ぼうそうになっている可能性は、かなり高いというふうにいえるわけです。

そこで、他の病気についても潜伏期を記しておきます。はしかは十日から十二日、風疹は十四日から二十一日、リンゴ病は七日から十四日、おたふくかぜは十六日から十八日、手足口病は三日から六日ということになっています。

手足口病を除いては、どれもほぼ二週間前後の長い潜伏期を持っていることがわかります。どの病気も発病の二、三日前から他人に対する感染力を持ちますから、潜伏期の終わりにある人は、他人にうつすことがあるといえますが、うつしたってどうということはないのです。

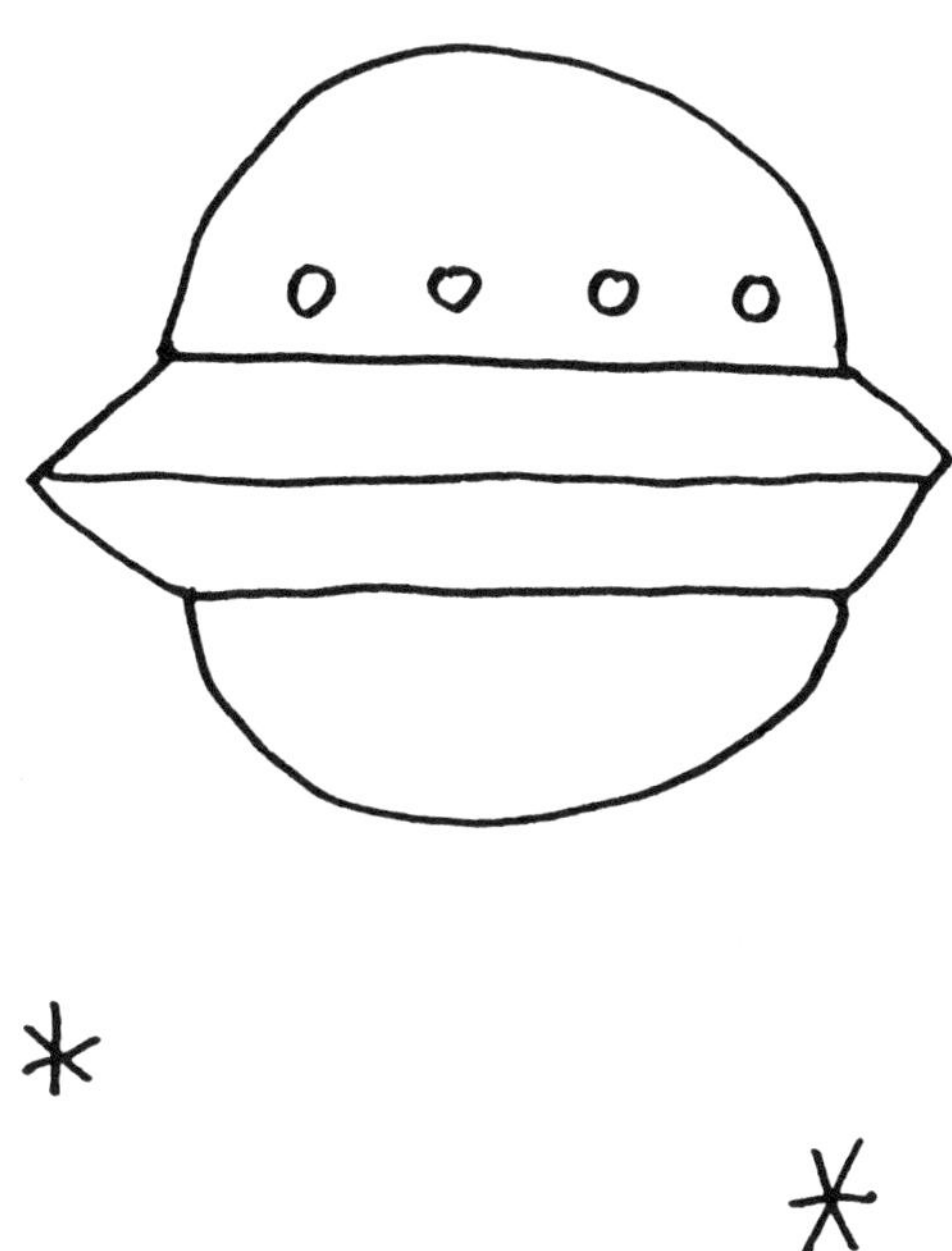

# 病気のこどもの生活

## 登園させてよい時、休ませる時

四月になるとわたしが嘱託医をしている保育園にも大ぜいのこどもが入ってきます。

そこで、そうしたこどもたちのお母さんに集まってもらって、「この園では健康についてはどう考えているのか」なんていうテーマでお話をすることになります。

この時にかならず話しておかねばならないことの一つに「どの程度の病状の時に園をお休みさせるか」というテーマがあります。水ぼうそうの時は何日ぐらい休ませるか、おたふくかぜはどうかなんてことがまず問題になります。

一般的にいって、水ぼうそうやおたふくかぜについては不必要に長期間休まされています。水ぼうそうやおたふくかぜは本来とても軽い病気です。だから五日間から一週間くらい休ませれば体力も回復するし他人にうつす力もなくなってしまいます。中には、四、五日も高い熱を出してふうふういう子もいますが、こういうケースは例外的といってよいのです。例外的なケースでは、もちろんじゅうぶん体力が回復するまで休ませなくてはいけませんから、十日間とか二週間とか休ませることもあるでしょう。しかし、こういう例外的なものに基準を合わせて、誰かれ区別なくみんな十日間も休ませているようなところが今でもあるようで、これはまったく無意味だと思います。

　手足口病（てあしくちびょう）や伝染性紅斑（こうはん）のような登園停止にする必要のない病気についても登園停止にしている保育園や幼稚園はあるようです。

　手足口病はたしかに伝染性の病気ですが、このウイルスに感染したこどものうちかなりの率のこどもが発病しません。つまり不顕性感染になるのです。発病しているこどもを休ませても不顕性感染のこどもは登園しているわけで、そういうこどもがまわりにうつしますから流行の拡大をとめられません。

　また手足口病のウイルスの中には三ヵ月も便の中に出てくるという長寿のものもあり、「人にうつす可能性のある間は休ませる」ということになれば三ヵ月休ませることになります。そんなことはとても不可能ですね。

　だから手足口病の登園停止はナンセンスなのです。

　伝染性紅斑は面白い病気でウイルスが活動してい

出席停止の期間の規準

| 第一種の伝染病 | 治癒するまで |
|---|---|
| 第二種の伝染病<br>（結核を除く） | 次の期間。ただし，病状により学校医その他の医師において，伝染のおそれがないと認めたときは，この限りではない。 |
| ・インフルエンザ | 解熱した後２日を経過するまで |
| ・百日咳 | 特有の咳が消失するまで |
| ・麻疹 | 解熱した後３日を経過するまで |
| ・流行性耳下腺炎 | 耳下腺の腫脹が消失するまで |
| ・風疹 | 発疹が消失するまで |
| ・水痘 | すべての発疹が痂（か）皮化するまで |
| ・咽頭結膜炎 | 主要症状が消失した後２日を経過するまで |

→375頁参照

る期間はほとんど症状がありません。

そしてそれから一週間後、もうウイルスはいなくなってなおってしまっている時期にほっぺたが赤くなったり手足にレース状の紅斑(こうはん)が出たりするのです。

発疹の出る感染症の多くは「発疹の出ている間は他人にうつす時期」なのですが、伝染性紅斑は他人にうつさなくなってから発疹が出る病気で、発疹が出てから登園停止させてもなんの意味もありません。また発疹が出る前は特徴的な症状はなにもありませんから伝染性紅斑と気がつくことができず、したがってこの病気は予防法がないのです。

ではここで感染症の出席停止基準（前頁下表）を紹介しましょう。これは「新・小児保健」(今村栄一・巷野悟郎編著 診断と治療社）にのっているもので、現在、わが国での標準と考えてよいでしょう。ここに手足口病や伝染性紅斑はのっていないことに注意してください。

## 預かる側からの管理基準

このごろ、都会の保育園、幼稚園や学校では、「管理」という面がだんだん徹底してきているように思われます。こういう傾向は田舎の方へもどんどん浸透していくのではないかと懸念されます。

園内、校内での病気や事故に対する責任問題というようなことがいろいろ取りざたされて、その結果、「事故が起こらないように、病気にならないように」ときわめて慎重になりそれがこどもたちの自由な動き、生き生きとした活動にわくをはめてしまっているのではないかと思うのです。ぶらんこは危ない、落ちるとけがをするから、すべり台も危ない、死ぬことだってある、木登りなんてそんな自殺行為は厳禁と、こんなのはけっして極端な話でなくなりつつあります。

集団の中で生活すればウイルスや細菌にとりつかれやすいのはあたりまえ、そういう中でくらして免疫もできていくもの、また同じような年齢のこどもがいっしょに生活していれば、なぐったり、けったりは日常茶飯事、なま傷が絶えないなんてのもこどもの勲章みたいなものです。

それなのに最近は「あつものにこりてなますを吹く」のたぐいの慎重さが横行してきているようです。足の不自由なこどもが「転びやすいから危険だ」というようなことで、普通学級に行けず特殊学級や養護学校へ行かされてしまうというようなことがあちこちで起こっているのは、こうした風潮の中から生まれたものでしょう。

## 長い病気を持ったこどもの生活

慢性の病気を持ったこどもについても、最近、専門医たちの手で管理基準というものが作られ始めました。この基準に従って学校での生活管理をするように行政側が指導していくわけです。今のところこれは学校向けのものですが、この内容は保育園、幼稚園などでも参考にされるようになるでしょうから、ここで少しふれておくことに意味があると思います。

現在作られているのは、心臓病、腎臓病のこどものための学校における「管理指導表」というものです。

ここでは病状の重さに従って学校生活規制面の区分というのがAからEまでの五段階に分類され、体育は、例えば水泳は高度、とび箱は中度、マット運動は軽度という風に分類、クラブ活動も高度と軽度の二種類に分類、そして、A段階のこどもはどれも全部だめ、C段階のこどもは軽度の体育だけやってよいというように指定されます。その他、クラス委員にはD、Eのこどもだけがなってよい、給食当番もD、Eのこどもだけというふうな指定もあり、こうした指定は遠足、修学旅行、臨海、林間学校などについてもあります。

心臓病や腎臓病を発見するための集団検診は、地域によってはかなり充実してきています。そして、それに見合った形でこうした管理基準ができてきているわけです。

ところがこうした基準ができたために、それまで平気でいろいろな運動をしてきていたこどもが、突然、あれはいけない、これもいけないというふうに禁止されてしまうといった例が実際に起こってきました。それまで主治医が「お宅のお子さんは水泳をしてもいいですよ」というから泳がせてきたのに、突然、そのこどもの診察もしたことのない人が作った指導表一枚のために楽しい水泳ができなくなるのですから、本人も親もなかなか納得できません。

こういう管理基準のいちばんの問題点は、保育園とか学校とかこどもを預かる側の都合に合わせて作られている感が強いということです。

そんな意図で作られたのではないにしても、現場でこの表に従っての指導が行なわれる時に、本人や親がそれに抵抗の意志をみせたところで、きっと押しつぶされてしまうのだろうと思うのです。

慢性の病気を持ったこどもがどう生きていくかということは、単に医学のわくの中でのみ考えられてよいというような、そんな簡単な問題ではないと思います。

『幼少年期における心臓病、腎臓病の保健指導』という本があります。この本に次のような例が出ています。

「先年、東京であったことですが、家族が医師の診断書をいくつかもらって学校側の心配をおしきって夏の臨海学校に参加させました。翌日その心臓病のこどもは死亡しました。家族は、できるだけのことをしたのだからと了承しましたが、学校当局では全生徒をひきあげさせました」

これは明らかに「二度とあってはならないこと」の例として書かれています。しかし、わたしは「できるだけのことをしたから」と了承した親の気持ちを考えてみたいのです。

このこどもの親ごさんは、臨海学校に参加することでけっして事故が起こらないとは思っておられなかったでしょう。たとえ事故が起こる危険があったとしても、自分のこどもをなるべく他のこどもと同じように生活させてやりたい、じゅうぶん生き生きと生きさせたいと思って参加にふみきられたのではないでしょうか。

この親の心を「医学的に間違い」というふうにしてもよいものでしょうか。親も医者も、現場の先生も、そしてこども本人も、対等にとことん話し合って一人の病気のこどもの生き方が決められなくてはならないはずです。

そのこどものまわりにいる人たちが、そのこどもの病気に対して誤解や偏見を持たず正しい理解でささえてあげることが、なにより必要なことなのです。皆さんもここで一度、慢性の病気を持ったこどもたちのことについて考えてあげてください。

# 第三部　薬と医療をめぐって

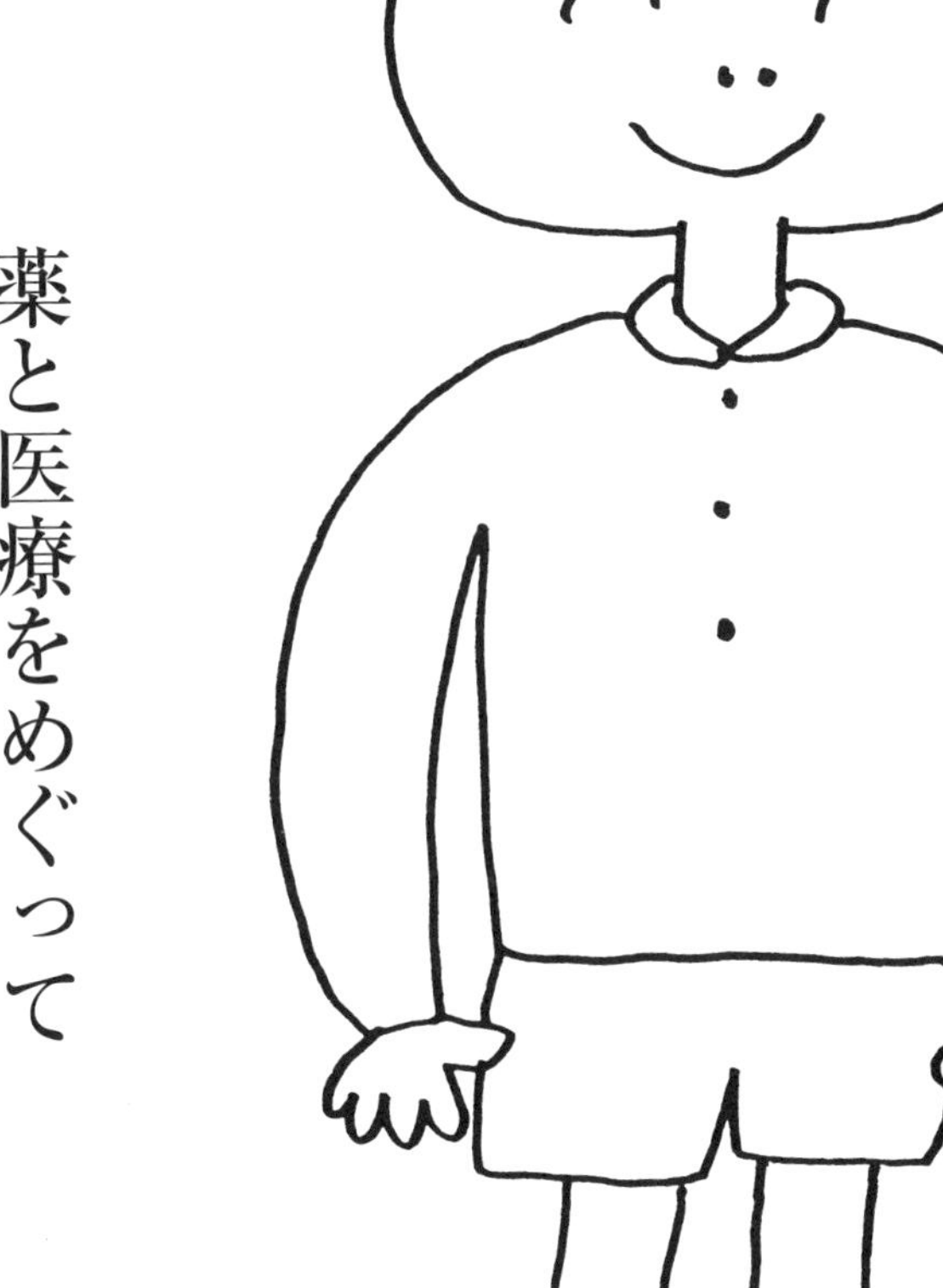

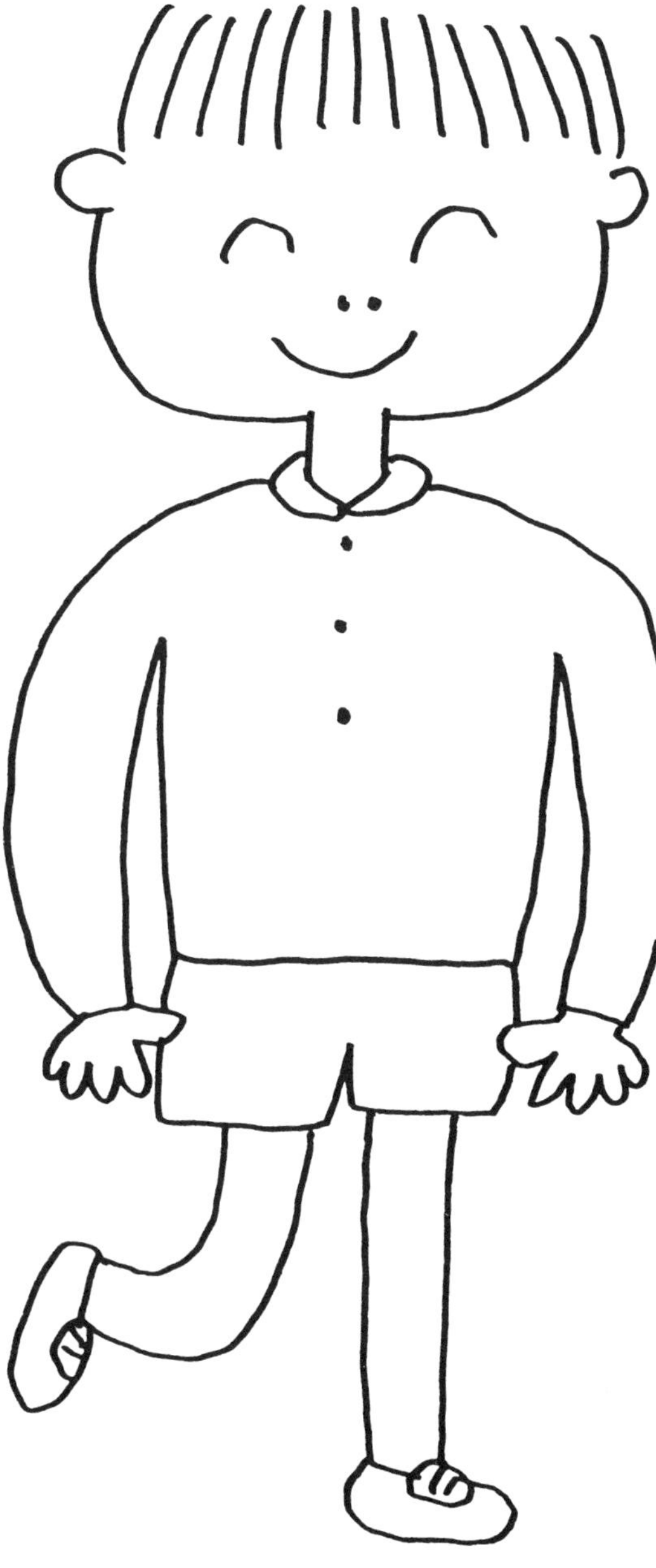

# 予防接種

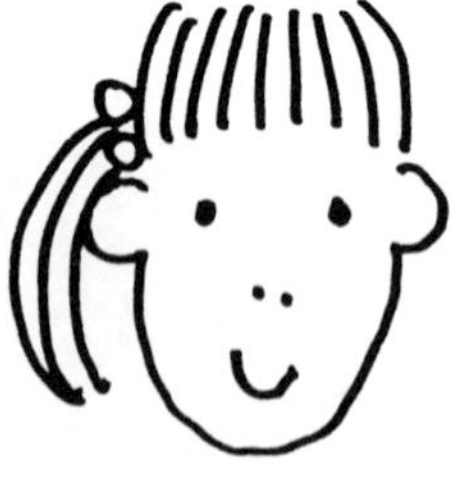

予防接種に関心を持っているお母さん、お父さんそしておばあちゃんは少なくありません。（おじいちゃんで予防接種に関心を持っている人にほとんど出会ったことがないのはどうしてでしょう。）予防接種に関する質問は、わたしが普段もっとも多くうける質問の一つといってよいでしょう。

## 予防接種のあり方には問題がある

予防接種は法律に基づいて行われているのですが、今の日本のやり方には様々な間違いがあるとわたしは思います。

## 超過密なスケジュール

特に今、こどもの時期にうける予防接種の種類がどんどんふえて、生まれて三ヵ月くらいから超過密なスケジュールで受けねばなりません。

一度に一種類のワクチンをうっているとスケジュールが組めないので、一度に四種類、五種類のワクチンをうったりすることになります。

「こんな小さな子にこんなに一度にうっていいのだろうか」と疑問を持つ人もいますが、お医者さんは「大丈夫、大丈夫」とあっさりいいます。

とにかくスケジュールが過密なので保護者は「予防接種をうつことでどんなメリット、デメリットがあるのか」「うたないとどんな問題があるのか」「効果はいつまでもつのか」といった疑問をもつ暇もなく、どんどんうけてしまうことになります。

そんなやり方を「本当にそれでいいのかな」と考える人もいます。

## 予防接種の始まり

予防接種というものは、こどもの時期にかかりやすく重大なことになりやすい感染症について、あらかじめワクチンをうっておき、かからせないようにするということで始められました。天然痘という重大な病気はおそらくワクチンのおかげでこの世から消えてしまいましたし、ポリオもワクチンによって消滅寸前になっています。

これらのワクチンは有効であり功績があったと思います。しかし今、それほど恐れる必要のない感染症まで、なんでもかんでもワクチンを作ってかからないようにしてしまおうという傾向になっています。

そして多くのお医者さんが「予防できる病気は予防した方がいい。病気はかからない方がいいに決まっている」と単純に考えています。

## 病気は予防すればいい？

しかし、こどものうちにいろいろな感染症にかかることでからだに免疫の力がたくわえられていきます。多くのウイルス感染症に対する免疫は一生続きます。予防接種でできた免疫の多くは十年くらいしか持続せず、追加接種が必要になります。

こどものうちにウイルス感染症に多くかかると将来アレルギーの病気になりにくくなるというデータもあります。幼児期に自然にはしかにかかったこどもとかからなかったこどもとをくらべたら、かかったこどもの方がその後アレルギーの病気になりにくかったという調査結果もあります。

ウイルス性の病気に自然にかかることで作られた免疫の力がアレルギーの病気の発生を防ぐことが考えられるわけです。

更に「免疫の反逆」（ドナ・ジャクソン・ナカザワ著　石山鈴子訳　ダイヤモンド社　二〇一二年）という本のなかには次のように書かれています。

「ワクチン接種が数多く実施され、幼少時期の感染症が少なくなった国でアレルギーやぜんそく、自己免疫疾患が多発していることはまぎれもない事実」であり「幼いころに数々の感染症にかかり、ワクチン接種をほとんど受けたことのない国から移民としてやってきた人が、アメリカへ移り住むとすぐに、アメリカ人と変わらないぐらいアレルギーや自己免疫疾患を発症するようになるのもまた事実」だというのです。

## 自己免疫と自己免疫疾患

自己免疫疾患とはどういう病気でしょうか。わたしたちのからだは自分自身でないものは異物として排除しようとします。排除のためにいろいろな方法をくり出します。

臓器移植がうまくいかないことがあるのは、ある人の体内に他人の臓器を入れようとするとその人のからだは「あっ、異物が入ってきた、絶対入れてやらないぞ」とばかりに猛烈な力で排除しようとします。これが大変な症状を起こし生命を脅かしたりするのです。

しかし、異物には反応するものの、自分のからだに含まれている組織に対しては排除しようとはしません。それは当然なことです。

ただ、特別な場合に自分のからだの中にあったものに対して反応することがあります。

たとえば甲状腺の手術の際です。甲状腺は蝶々のような形をしています。右葉という部分と左葉という部分とがつながったような形なのです。右葉に小さながんができた場合、右葉を切り取る手術をすることがあります。この時、右葉を切りとるのに使ったメスが左葉に間違ってさわってしまった場合、左葉に炎症がおこることがあるのです。

これは、甲状腺の左葉が右葉の組織を異物と見誤って反応してしまったということです。自分のからだの中の組織を異物と見誤って過剰な反応をしてしまうことを自己免疫と呼び、その結果起こる病気を自己免疫疾患といいます。

最近、子宮頸がんワクチンによって起こっている〝からだ中が激しく痛む〟状態などは自己免疫疾患にちがいないとわたしは思うのですが、こんなふうにワクチンはわたしたちのからだの免疫の働きを狂わせてしまう可能性があります。

更に予防接種には副作用の問題があります。

## 子宮頸がんワクチンについて

### 予防接種と副作用

生命を失うような副作用も少なからず起こっていますが、一般に予防接種に起こる事故は予防接種との因果関係を明確にすることが困難ということもあって、ほとんどが国によって「因果関係なし」とか「因果関係不明」とかいった処理がされてしまっています。

予防接種にも功罪があるわけですが、功の方ばかりが宣伝されて罪の方、マイナスの部分は隠ぺいされているのです。

### 予防接種制度全体を見直す必要がある

しかし、子宮頸がんワクチン問題を契機として予防接種制度全体を見直してみることが必要だと思います。有効率はどのくらいか、どのくらい時間がたつと効き目が切れるのかといったことについても国が正確なデータを示すべきです。そういう大事なことがほとんどなされないまま予防接種の種類がどんどんふえていくことにわたしは大きな疑問をもっています。

では具体的にどの予防接種がおすすめでどの予防接種が不必要と考えているかを

お話ししましょう。

## おすすめできる予防接種

まず、おすすめは次の二種類の予防接種です。一つは四種混合ワクチン、もう一つはＭＲワクチンです。

### 四種混合ワクチン

（１）四種混合ワクチン

百日咳、ジフテリア、破傷風、ポリオの四種の病気に対するワクチンが混合されたものです。

百日咳は一歳を過ぎてからかかっても重症になることは少ないのですが、一歳以前にかかるとまれに重症化して、生命に関わることがあります。最近、お母さんやお父さんが百日咳にかかってそれをこどもにうつすという例がふえています。大人が百日咳にかかっても軽いせき症状だけのことが多く、病院へも行くことが少ないために百日咳だとわからないでいる場合が多いのです。赤ちゃん自身を守るためと、親になった時に赤ちゃんを守るという意味で、予防接種をしておいた方がよいでしょう。ただ百日咳ワクチンはあまり効き目がよくないとか効き目が長もちしないとかともいわれています。

ジフテリアは今ではほとんどなくなってしまった病気ですから予防接種の必要はないのですが、ワクチンが四種混合として加えられていて、これを除いたワクチンはないのです。

破傷風も最近は、まれにしか起こらない病気です。年間百人くらいが発病し、なくなるのは十人以下です。破傷風菌は空気を嫌う菌で、空気のない水中や土の中深くに住んでいます。ですから深い傷でないと破傷風にならないと思いがちです。しかし小さな切り傷やバラのとげに刺されたくらいでも破傷風になることがあるのです。そんなわけで、破傷風の予防接種は受けておくべきと思います。副作用は少なく、うった部位がはれるくらいです。

ポリオについては近い将来この世からなくなると思われる病気なのでワクチンをうっておかなくても大丈夫でしょう。

二〇一二年の時点でポリオが発生していたのはパキスタン、アフガニスタンなど数カ国で発症者は世界で数百人以下でした。また現在使われている不活化ワクチンの効果についてもはっきりしません。

ですから四種混合ワクチンでなくポリオを除いた三種混合ワクチンでもいいのですが、三種混合ワクチンは現在製造されなくなっており、四種混合ワクチンをうつしかないのです。

## (2) MRワクチン

麻疹(はしか)は英語でMeaslesといい、風疹は英語でRubellaというので、両方の頭文字をとってＭＲワクチンといいます。つまり麻疹と風疹を予防するためのワクチンです。

麻疹はこのところ激減して患者は年間二百人から四百人くらいになりましたが、やはり予防接種がさかんに行われたためでしょう。

麻疹にかかった場合、せきや発熱がひどく、なおるまでに二週間くらいかかることがあります。生命に関わることは滅多にありませんがやっかいな病気ですから、予防接種をしておく方がよいと思います。

風疹はほとんどの場合、かかっても軽くすみ、かかった人のうち十五～三十％は発病しません。（発病しないで免疫ができることを不顕性感染といいます。）

しかし妊娠初期にかかった場合、胎児が先天性風疹症候群という状態になる率がかなり高いので、女の子はワクチンをうっておくべきです。幼児の時にワクチンをうつよりも大きくなってからうつ方が副作用が少ないのではないかと考える人もいますが、そんなことはないようです。

一歳から一歳半の間にＭＲワクチンの形でうつのがよいと思います。

## まあ受けておいた方がいい予防接種

次に「受けるべき」とも「受けるべきでない」ともはっきりいいにくいけれど、まあ受けておいた方がいいかなと思うワクチンをあげてみます。

BCG

（1）ＢＣＧ

効果のはっきりしないワクチンで、ワクチンをどんどん作って使っているアメリカでさえＢＣＧをうっていません。日本で戦前、国民病とまでいわれた結核が激減したのはＢＣＧのおかげという人もいますが、ＢＣＧが使われ始めるより前に結核は減り出していて、減ったのは栄養状態が良くなったからだともいわれています。

ただ乳児の結核性髄膜炎を予防する効果があるというデータはありますから一歳以前にうつことには意味があるかもしれません。一歳をすぎてしまったらうつ必要はないワクチンだと思います。今、国はＢＣＧ廃止の方向で検討に入っています。いずれ廃止になるでしょう。

水痘ワクチン

（2）水痘ワクチン

水痘（水ぼうそう）は、健康なこどもがかかった場合は一週間くらいで自然になおる病気です。しかし成人してからかかると重症になることが多く、また、免疫が低下している病気のこどもや抗がん剤で治療しているこどもなどがかかると生命にかかわることがあります。

集団生活をする場合、そういった免疫力の低下しているこどももいることを考えねばなりません。そういうこどもを守るためにワクチンをうつ、あるいは成人になってからかかって重症化するのはいやだからうっておくという考えについてはわたしは否定しません。幸い副作用が少ないのでうっておいてもよいワクチンと判定します。

## おたふくかぜワクチン

（3）おたふくかぜワクチン

おたふくかぜも水痘同様、幼いうちにかかると軽いけれど成人になってかかると睾丸炎、卵巣炎を起こしたり強い痛みがあったりして大変になることが多い病気です。

こどものうちにかかった場合、数千人に一人という頻度で難聴になることがあるのが問題です。

現在使われているワクチンは副作用も少なく有効率も高いといわれているのでうっておいてもいいいと思います。

# おすすめしない予防接種

## 日本脳炎ワクチン

おすすめしないワクチン

（1）日本脳炎ワクチン

日本脳炎という病気は日本では一九一二年に大流行があり、そのころは五千人以上の患者発生があったということですが、一九九〇年ころからは年間十人以下の発病にまで減っています。そしてその多くは高齢者です。

日本脳炎の予防接種がはじまったのは一九五四年ですが、この頃は勧奨接種という形で接種者も少なく、本格的に接種がされるようになったのは一九六七年からです。接種年齢は六ヵ月から七歳までに行われたので一九六七年以前に七歳を超えていた人、つまり一九五八年以前にうまれた人のほとんどは日本脳炎の予防接種をしていません。わたしももちろん予防接種をしていませんが、日本脳炎にかかるのではないかと心配したことはありません。またこの年齢層の人に対し、日本脳炎の予防接種を受けるよう国が勧めたことはありません。

日本脳炎ウイルスは日本でも多く存在しているのに、病気になる人がとても少ないのは〝日本脳炎ウイルスに感染しても発病しない〟いわゆる不顕性感染がとても多いということです。一方、予防接種による副作用はかなり起こっています。二〇一二年四月〜二〇一三年三月の一年間に重大な副作用として報告された数は百三十四人で、このうちアナフィラキシー三人、急性脳炎、脳症が三人います。そして死亡二人、後遺症が残った人が三人でした。

この結果を見ればこのワクチンを受けない方がよいことが理解されると思います。

## ロタウイルスワクチン

（2）ロタウイルスワクチン

ロタウイルスによる胃腸炎はありふれた病気です。下痢が一週間くらい続いたりすることはありますが自然になおります。脱水にならないように経口補水液を口からのませてやっていれば入院するような重症には滅多になりません。

副作用として腸重積の発病率が高まるといわれています。腸重積はこどもにとって重大な病気ですが最近発生がとても少なくなっています。それが、このワクチンの接種でふえるとしたら大きな問題です。接種はひかえるのがよいでしょう。

## （3）ヒブワクチン

ヒブとはインフルエンザ菌b型の略称です。

インフルエンザ菌という名前がついていますがインフルエンザという病気とは関係がありません。インフルエンザウイルスが見つかる以前に間違ってこの菌がインフルエンザの原因とされてしまったのです。だからインフルエンザウイルスが見つかった時点でこの菌の名前を変えるべきだったのにそうしないで、この変な名前が残ったのです。

インフルエンザ菌は健康な乳幼児百人の鼻やのどを調べると、一〜五人くらいにいる常在菌です。ふつうは何の病気も起こしませんが、こどもの抵抗力が落ちている時などに発病し髄膜炎を起こしたりします。

しかし日本は欧米諸国にくらべると発病率が少なく、わたしも長年診療をしていてほとんどヒブ感染症のこどもに出会っていません。

一方、二〇一一年に、ヒブワクチンと肺炎球菌ワクチンの同時接種で乳幼児が五人亡くなりました。二〇一二年五月までに両ワクチンの同時接種で合計十三人、ヒブ単独で三人死亡しています。これらの例はいずれもワクチンとの因果関係が証明できないというふうに処理されていますが、わたしはこわくてヒブワクチンも肺炎球菌ワクチンもとてもおすすめできない心境です。

**肺炎球菌ワクチン**

（４）肺炎球菌ワクチン

肺炎球菌もまた、一歳半の健康なこどもの五割に存在しているといわれる常在菌です。

鼻、のどなどにこの菌がいても大ていの場合発病せず、こどもの抵抗力が落ちている時に副鼻腔炎、中耳炎、時に髄膜炎、肺炎などにもなりますが、日本では重症化する例は少ないのです。

この菌は百種類もの種類があり、こども向けのワクチンはそのうちの十三種類、大人向けのワクチンは二十三種類をターゲットにしています。予防接種が始められた頃は有効性の高いワクチンでしたが、一、二年経つとターゲットにした種類の菌が減りそれ以外の菌がふえたため、有効率が急降下したといわれます。

ヒブワクチンとの同時接種での死亡事故が多いことから、このワクチンもとてもおすすめできません。

**子宮頸がんワクチン**

（５）ヒトパピローマウイルスワクチン（子宮頸がんワクチン）

近年社会問題化したワクチンです。ヒトパピローマウイルスは百種類以上ありますが、日本ではそのうち16型と18型が子宮頸がん全体のうちの五十%の原因とされています。それでこのワクチンをうてば子宮頸がんの予防ができるといわれるのですが、その予防効果ははっきりしません。予防接種が始められてすぐに「あまりの痛さに倒れる人が続出している」という声がわたしの耳にも入ってきました。倒れるほどの痛みというのは尋常なことではない、それだけではすまないのではないかとその時思いました。その予感は不幸にも的中し、重い副作用で苦しみ続けている人が千人を超えています。

今、国はこのワクチンの接種を「勧奨しない」ということにしていますが、ほとんど寝たきり状態の人もかなりいるのですから「危険なワクチン」として中止すべきと思います。もちろんおすすめしません。

## （6）インフルエンザワクチン

インフルエンザの予防接種は以前、学校で集団接種が行なわれましたが効果がないのではないかという声が高まって廃止されました。ところが最近になって国が「インフルエンザはこわい」という大キャンペーンを行なうようになり、「脳症になったら大変。予防接種で脳症を守ろう」という声も強くなっています。そういう情報でパニックになったお母さんたちが、乳幼児にインフルエンザワクチンをかなり受けさせています。

### インフルエンザワクチン

しかし、インフルエンザワクチンを乳幼児にうって効果があるのかどうかは、今のところわかっていません。

大阪赤十字病院小児科の医師である山本英彦さんが一九九九年十二月に講演された記録が「いのちジャーナル」（さいろ社）という雑誌の二〇〇〇年二・三月号にのっているのでここに一部を紹介させていただきます。

「この冬、厚生省は『インフルエンザは風邪じゃない』というキャンペーンをしています。しかし、呼吸器感染症としてのインフルエンザは、経過や予後が予測できる対応可能なもので、他の『風邪』と比べて特別にこわいというわけではありません。他のウイルス疾患でも重篤な症状を引き起こすものがあり、『風邪』全体の中に侮りがたいものがあるととらえるべきでしょう。意外にも、インフルエンザは感染しても呼吸器症状すら出ないことも多いのです。

注意が必要なのは、この病気をきっかけとして起こることがある急性脳症です。が、急性脳症を起こす病気は他にもあって、例えば突発性発疹でも脳症を起こすことはあります。起因ウイルスの違いよりも、それをきっかけとして共通の病態が起こる点に注目すべきではないかと思います。

インフルエンザを予防するためにワクチン接種が奨励されています。インフルエンザワクチンは他のワクチンと比べて副反応の少ないワクチンではありますが、効くというデータがないので接種はすすめられません。」

二〇〇〇年（平成十二年）に厚生省は「乳幼児に対するインフルエンザワクチンの効果に関する研究」という事業に対して二千六百万円の補助金の交付を決定しましたが、その研究は次のようなものです。

「研究の概要：乳幼児のインフルエンザＨＡワクチンの接種については、従来任意接種として接種は許可されていたが、実際にはほとんど接種はされていなかった。しかし近年乳幼児のインフルエンザの感染時に脳炎・脳症をおこす症例が増加し、インフルエンザ関連脳症として注目されるに至って、接種希望者が増えている。しかし脳炎、脳症がワクチンによって予防出来るかどうかのデータはない。また乳幼児に対するワクチン接種についても基礎データがほとんどなく、乳幼児の接種量と有効性、安全性についての知見もほとんど報告されていない。

本研究は我国の乳幼児に対するインフルエンザＨＡワクチンの有効性・安全性、有効な接種量等について、対象群との比較研究を実施するものである。この結果は公衆衛生審議会の答申に対する方向性を示すと共に今後の厚生行政に貢献するものである。」

この文章をよく読んでみてください。

「乳幼児に対するワクチン接種について基礎データがほとんどない」と書かれてい

ますね。その後には具体的に「乳幼児の接種量と有効性、安全性についての知見もほとんど報告されていない」と、ちょっと恐ろしいことが書かれています。この文章はわかりにくいと思うので、解説を加えておきます。

つまり、「乳幼児に対してワクチンをどのくらいの量、うてばよいのか、もっと詳しくいえばどのくらいの量をうてばワクチンとして有効なのか、副作用などを生じない安全な量はどのくらいなのかといったことについてはほとんど研究がされていないのでよくわからない」と書かれているのです。そして、そういうことをはっきりさせるための研究をこれからするというのです。そんないいかげんなワクチンをあなたはうつ気になりますか……と、なんだか興奮してしまいましたが、とにかくインフルエンザワクチンについてはこんな実情なのです。

ですからわたしとしては、インフルエンザワクチンをこどもにうつことに到底賛成できないのです。

二〇一六年現在、国はインフルエンザワクチンがインフルエンザを予防する効果があるとはいっていません。うっておけばかかっても重症にならないといっています。しかし、わたしが日常みている患者さんのほとんどは、インフルエンザワクチンをうちませんが、特に重症にもならずにすんでいます。「重症化を防ぐ」効果があるのかどうかも疑問です。

# 薬のはなし

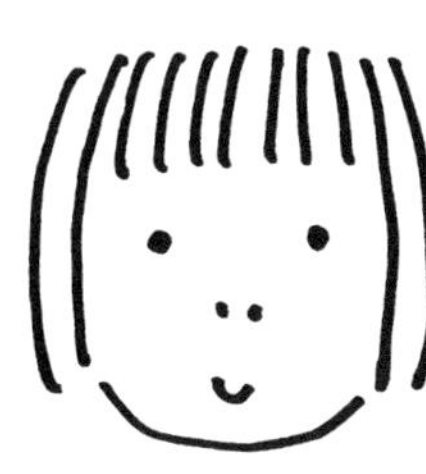

薬にについてくわしくお話しするということになれば、この本一冊の分量を使っても足りないほどです。

薬漬け医療といった言葉があちこちで使われ、また薬害に驚いていたら、今度は、製薬会社がデータを捏造（ねつぞう）していただの、他の製薬会社の資料を盗んでいただの、大学教授と製薬会社の癒着（ゆちゃく）ぶりが明らかにされるだの、次々にすごい事実が公表されています。

他の製薬会社の資料を盗み出した会社の話など、ちょっと信じられないようなおぞましい事件が報道されているのですから、皆さんの不安が高まるのも無理はありません。

**薬をめぐる問題**

わたしは医者になってからずっと薬の問題について深い関心を持ってきました。

様々な医療運動にかかわる中で高橋晄正さんという大先達にも出合うことができ、薬の告発運動にも参加してきました。

高橋晄正さんは、東大病院の物療内科というところの講師をなさっていた方で今はもう退官されましたが、東大在任中から、今の医療とりわけ薬の問題について一貫して追及の姿勢を持ち続けておられます。

高橋さんは最初グロンサンやアリナミンといった薬の告発から始められました。栄養剤と称される効果不明のこれらの薬が、製薬会社にとっても医者にとっても手っとり早く利益になるということで、大量に販売され使用されていることに憤りを感じたというのが、高橋さんの出発点でした。そしてそれ以後高橋さんの目は日本の薬事行政のあり方といったところにまで及び、やがて日本の医療全体の告発にまで達することになったのです。

わたしたちは高橋さんに教えられ、また自分たちで学びあい、医者という仕事をしている人間の責任として薬の問題を考え続けてきました。

ちょっと文章がものものしく大げさになってきましたね。薬のことについて話そうとするとつい興奮してしまうものですから、こんなふうになるのです。

気を鎮めておだやかにお話しすることにします。

いろいろな人たちの告発にもかかわらず日本の医療は少しもよくなりません。ちょっとやそっと制度を手直ししたぐらいではどうにもならないほど日本の医療は泥沼にふみこんでしまったようです。

薬漬けや検査漬けといわれているようなことは当分なくならないでしょう。なぜこんな悲観的なことをいわなければならないのかをくわしく説明するのはとてもたいへんなことです。そこでちょっと要点だけをかいつまんでお話ししておきましょう。

わたしたち医者はこれまでずいぶんいい目をみてきました。社会的な地位もあり高収入も得られるという特権を持ってきたのです。

医者という職業がどうしてこんなに居心地のよいものになったのかはっきりとはわかりませんが、とにかく人の命を預かっているということが、尊敬されいろいろな特権を与えられている理由になっていることは確かでしょう。ともあれ、医者の側としてはこうした特権を与えられていることに、ぬくぬくといすわってしまったようです。

医者が高収入を得ることはあたりまえのようになってしまいました。また一方、医学の進歩の中で診療するのに様々な高価な器械などが使われるようになりました。

今、開業しようとしますとたいへんな設備投資が必要になります。地方で開業するとしても数千万は優にかかるでしょう。

これだけの投資は回収せねばなりませんから、開業したとたん、お金もうけに精を出さないといけないことになります。

また、これまでいい思いをしてきたからでしょうか、自分のこどもを医者にしようと考えるお医者さんが大ぜいいます。今の日本では医者の過半数は私立の医科大学で養成されています。国が責任を持って医者を育てていないというわけなのですが、私立の医科大学は入ってくる学生から高い入学金や授業料をとらなければ経営が成り立たないということになっています。ここでも医者になるための高額の投資が行なわれ、これはいずれ医者になったおりに患者さんから回収されるべきものとなります。

## 薬や検査で得られる高収入

医者が収入を得るのはもちろん診療による報酬を通してですが、この報酬は、診察料、検査料、薬剤料などという形で得られます。

診察料は、いわゆる診察、まぶたをひっくり返したり、のどをみたり、胸に聴診器を当てたり、血圧を測ったり、あるいは患者さんの話を聞いたり、療養のしかたについて説明したりという、こうした行為すべてに対して支払われます。検査料はもちろん検査した場合に支払われますが、例えば心電図やレントゲンをとる場合、その検査にかかる実費よりも多い金額が支払われますから、検査一つするたびになんらかの利益があがるようになっています。

薬についても検査と似ています。薬の場合、わたしたち医者が投薬しますと、薬屋さんから購入した価格よりも高い金額が保険組合からわたしたちに支払われることになっています。つまり、医者は患者さんに薬を出してもうけを得るのです。日本にはたくさんの製薬会社があって、まったく同じ薬を何社もが造っているというようなことがたくさんありますから、各社とも自社製品の売りこみに必死です。売りこみ合戦の中では薬の値引きが行なわれます。値引き率の大きい薬を使えば医者の方も収入があがることになります。また薬をたくさん使えばいっそう収入があがることにもなります。薬一錠につき十円もうかるとしますと、「一種類だけの薬を毎食後一錠ずつのみなさい」と患者さんに指示した場合、医者のもうけは一日につい て三十円ですが、五種類の薬を一回二錠ずつのむように指示すれば、もうけは一日三百円と一挙に十倍になってしまうのです。

薬の中には高価な薬も安価な薬もあります。アセトアミノフェンのような薬はたいへん安く、一方、抗生物質などはたいへん高価なものです。そして高価な薬を使えば医者の利益も多くなります。薬を使うことで利益が得られる、そして高価な薬を使うほど利益が多くなるといったことが、日本の医療制度の大きな欠点になっていることは間違いありません。検査についてもそうで、高価な機器を使って大がかりな検査をすれば利益があがるのです。

レントゲン検査では撮影する枚数一枚につきいくらというふうに利益が得られますから、枚数を多くとればとるほど収入があがります。

一方、診察料の方はといえば、薬や検査によって得られる収入に比べるとほんの微々たるものです。

しかも、一、二分でちょこちょこっと診察しても、三十分かけてていねいに診察しても診察料は同じで、一生懸命診察するよりも手短かに診察して薬をドーンと出す方がずっと利益があがるということになっています。

こうした制度になっているのですから、薬漬け、検査漬けといったことが生まれてくるのもある意味で当然といわなければなりません。

最近は検査に対する信仰にも似た気持ちができてしまって、いろいろな検査をしておけばからだのことがよくわかって安心できると思っている人がたくさんいます。

最新のりっぱな器械を使っての診断よりも、医者の目や手を使っての診察の方が確かなことはいくらもあるのですが、器械信仰が強くなった今、器械による診断の方を信頼する傾向がひろがってしまっているのです。

こうした風潮がどうしてひろがってしまったかといいますと、わたしたち医者の方が、さかんに最新の器械による最新の診断法といったものの威力を宣伝してきたことが原因になっているのは否めません。

しかし、薬に副作用があるように、検査をすることで事故が起こることもあります。

## 医者と患者のじゅうぶんな対話を

検査をたくさんしてもらって、薬をたくさんもらうといった医療が望ましい医療だと考えることのないように、医者と患者の間のじゅうぶんな対話こそが望ましい医療の原点と考えるように、わたしたちも皆さんも努力して現状の医療を変えていかねばならないと思います。

さてこんなところを前置きにして、薬についてお話ししてみることにしましょう。

## 薬の種類

まず薬にはどんなものがあるかといったところから始めます。

薬といっても本当にいろいろありますが、これも大きく分けると注射薬、内服薬、外用薬というぐあいになります。注射薬については中身はどれでも液体ですので特に説明は加えません。内服薬は口からのむ薬ですが、錠剤、粉薬、シロップと様々な形があり、またドライシロップという溶かせばシロップになる粉末などもあります。

外用薬の場合はもっといろいろな種類があります。外用薬とは要するに内服しない薬の総称で、皮膚病に使う軟膏、クリーム、液体など、点眼薬、点鼻薬といったもの、それから口からいれるけれども、のみこまない、うがい薬なども外用薬の仲間です。肛門から入れる坐薬も外用薬です。最近は皮膚にはって皮膚から吸収させる薬も出てきましたが、これも外用薬です。

## 注射は特別の場合だけ

さてこれらの薬のうち、注射薬は特にこどもの場合、よほどのことがないかぎり使う必要がないもので、普通のかぜや腹痛なんてものに対して使うべきでないと、はっきりいえます。注射が必要になるのは本来入院を必要とする程度の病気の場合であって、外来での診察で必要になるケースはかぎられているのです。わたしが診療所で注射を使うのは、何度も続けて吐いてぐったりしている場合と、ひどい喘息の発作の場合ぐらいで、いずれも点滴の形で注射をしますから、皮下注射とか筋肉注射とかの形では予防注射の場合以外まずしません。

## 内服薬をのむ時は

ですから薬を用いて治療する時の主役は内服薬ということになります。こども用の内服薬はシロップが断然多くなっていますが、これは不自然な色や味、においなどがついていて、わたしにはいやな感じがします。わたしがこどもだったころは薬というものはおいしくないものと相場が決まっていて、なるべくのみたくないと思っていました。ところがこのごろは薬がおいしくなってしまって、そのせいで薬好きのこどもがふえています。お兄ちゃんが薬をのんでいると、弟の方も薬をほしいといい出し、お兄ちゃんに少し分けてもらってのんだ、などという困った話もあります。

薬なんてきらいだという思想こそが健康的な思想なのですから、こどものうちから薬好きになってしまうのは考えもので、今の薬があまりに「のみやすさ」ばかり追求しているのに抵抗を感じます。薬はなるべくのまない、どうしても必要な時は多少苦労してでものませる、そういった態度を養いたいと思います。

内服薬については一日何回のむかということがそれぞれの薬について決まっています。これはある薬をのんだ場合、何時間ぐらい効いているかということによりますし、一度のんで八時間しか効きめのもたない薬は一日三回のまないといけないわけです。一日一回でよい薬は一度のめば二十四時間効いているように造られているわけです。一回のんで長時間効いている薬というものはなかなか造りにくいようで、こういう便利な薬はまた副作用も強くなるということが多く、今のところは一日で三回のむ薬が大半を占めています。

食事との関係で、食前にのむ薬、食後にのむ薬、あるいは食間にのむ薬、と分けられています。

薬をのむ場合、空腹の時にのむのがいちばん効果があるのが普通です。しかし胃の丈夫でない人などは、空腹の時に薬をのむとすぐ胃の調子が悪くなったりします。そこで食後にのむ薬が多くなっているのです。漢方薬は食前にのむことになっていますが、食前というのはのみ忘れることが多いもので、忘れずにきちんとのむためには食後が便利なようです。ですから、のみ忘れが多いような場合は食後にのんでもかまいません。食欲を増すための薬などは食前にのむことが必要ですし、十二指腸潰瘍（かいよう）などのように、空腹になると痛みが出てくる病気ではその時間をねらって薬をのむことになりますが、多くの薬は食後にのむことにしてよいと思います。抗生物質のように細菌を確実にやっつけることを期待するものでは、食事と関係なく六時間おきとか八時間おきとかにのませます。のませる時間が深夜に当たった場合、たたき起こしてでものませるべきかというと、そこまでしなくてもよいだろうとわたしは思っています。

## いつまでのめばよいか

病院では、薬は普通三日分とか四日分とか出されますが、出された以上は全部のみきってしまわなければいけないのか、という問題もあります。

抗生物質については、症状がなくなったからといって勝手にやめてはいけません。例えば扁桃炎の場合、薬をのみ始めると早ければ二十四時間、遅くとも四十八時間のうちに効きめが出てきて、熱が下がったり、のどの痛みがとれたりしてくるのが普通です。でもこの段階では細菌は半殺しになった状態でまだ死んではいませんから、ここで薬をやめるとまた病気は勢いをもり返してきます。だからはっきりとした扁桃炎なら症状がなくても一週間は薬をのみ続けるのが正しいのです。

ただ、抗生物質を本当に必要とする、扁桃炎のような細菌性のかぜと、抗生物質が有害無益でしかない普通のウイルス性のかぜとの区別は、プロの医者でもかなりの困難を伴います。そこでそのへんの面倒さをはしょって、のどが痛いというこどもには軒並み抗生物質を出してしまうといったお医者さんが少なくないというのが、残念ながら日本の現状なんです。このように抗生物質が乱用されている状態ではお医者さんの指示どおり薬をのんでいると「抗生物質漬け」になる恐れがあります。

ですからまず信頼できるお医者さんを選ぶことから始めねばなりません。薬をたくさんくれないお医者さん、高価な薬をあまり使わないお医者さんを選ぶことです。そのうえで与えられた薬を指示どおりにきちんとのむということしか正しく薬を使う方法はないでしょう。

普通のかぜの場合の咳や鼻水の薬、解熱剤や下痢どめといったものの場合、三日分もらったけれど一日で症状がおさまったというような時、全部のみきらないでやめてよいのです。うんこがカチンカチンになっているのに律儀に下痢どめをのんでいるというようなケースに出合うことがありますが、これはもちろん無意味なことです。

でも、どんな薬であれ、病院が出した薬は全部のんでくれないと、怒ってしまうお医者さんが多いようですね。すぐ怒るのは間違いだとわたしは思います。きちんと全部のんでもらおうと思ったら「なぜきちんとのまなければいけないか」をじゅうぶん説明するのが医者のつとめであるはずなのに「はい三日分の薬」というふうに機械的に薬を出しておいて、ちゃんとのまないからといって怒るのは、これは医者の方がよくないに決まっています。

次に、薬の量は一回分の量、一日分の量というのがきちんと決まっています。二回分まとめてのんだら効きめが二倍になると思ってのんでしまう豪傑もいるようですが、そんなことをしてはいけません。決まった量以上のむと効きめはまさないのに副作用だけが二倍になってしまうというようなことがあるからです。

一度に二回分のむというような豪傑は多くはないでしょうが、解熱剤の坐薬などの場合、一日に何度も使いすぎて赤ちゃんをショック状態にしてしまうようなことはまれではありません。坐薬は肛門に入れると体温で溶け、付近の血管から吸収されていくのですが、時に効きめが急激に現われることがあります。実際に使ってみて、のみ薬よりもよく効く実感を持っている方は多いと思います。坐薬は、さしこまれる赤ちゃんの方は不快なはずですが、さしこむ方はとても楽なのでつい安易に使ってしまいがちです。しかし前にも何度もいってきましたように、熱は〝下げなければならない〟ものではありません。本当は下げない方がよいのです。解熱剤の坐薬は使用するとしても一日一回ぐらいにしたいと思います。

### 解熱剤の坐薬は要注意

## じょうずな薬とのつきあい方

最後に「じょうずな薬とのつきあい方」についてお話ししておくことにしましょう。

まず薬はなるべく使わないにこしたことはないというのは鉄則です。しかしお医者さんのところに行けば、たいていのお医者さんは薬を出します。「この程度ならお薬はいらない」とはなかなかいってくれないというのが残念ながら実情のようです。

そこで、薬を使わないようにするには、なるべく病院へ行かないようにするということになります。

### 治療の必要な症状と不要な症状

どんな症状は治療の必要があり、どんな症状はほうっておいてよいのかについては、ここまでにふれてきましたが、もう一度ざっと説明しておきましょう。

鼻水や咳は、それがこどもの日常生活に影響を及ぼしていなければ特に治療はいりません。咳がひどくて眠れない、咳をして食べたものを吐いてしまう、昼間元気がない、食欲が落ちている、こんな症状があれば治療の対象になるでしょうが、寝しなや明け方にしばらく咳をするぐらいで、ちゃんと眠るし活発に遊んでいるならば、ほうっておく一手です。まして鼻水なんぞはそのままたらさせておいてよいのです。青っぱなは治療の対象になりますが、水っぱなは治療の対象にしなくてよいでしょう。

下痢も一日三、四回で元気がよく体重もへらないなら、病院は敬遠しておいた方がよいのです。

熱があっても、「寝ていろ」というのになかなか寝ていず、起きて遊ぼうなんていう意欲がある時は、一、二日家で様子をみていてよいはずです。

ここにあげたような場合に病院へ行かないようにすることを励行するだけでも、病院行きの回数はへることでしょう。

## ウイルスの病気には薬を使わない

次にウイルスが原因であることがわかっている病気に対しては、原則として薬を使わないことです。水ぼうそう、おたふくかぜ、風疹、手足口病、伝染性紅斑（リンゴ病）などはよほど高熱があったりぐったりしている場合を除けば、まずなんの処置も必要ではありません。しかし同じウイルスの病気でも麻疹（はしか）などは特別で、これは治療が必要です。このあたりの判断を正確に知っておくことで、薬の使用をへらすことができるでしょう。

さて一方、薬をちゃんとのんでおく必要がある場合もあります。

細菌性扁桃炎や尿路感染症といった場合、症状がすっかりなくなってもしばらくはきちんとのんでおく必要があることはすでにふれてきました。

## お医者さんに質問しよう

本当に薬が必要な状態なのかどうかは、直接お医者さんに聞いてみるしかありません。

薬の内容もやはり聞いておきたいものです。

薬の名前を聞いたりするといやな顔をするお医者さんが多いという話を聞きますが、いやな顔をされてもしつこく聞いておくことだと思います。何種類かの薬をもらった時、その名前までは知らなくとも、どれが咳の薬でどれが熱さましか程度は当然知っておきたいものです。例えばこどもが誤ってびんから勝手にたくさん薬をのんでしまったなどという場合、何の薬かがわかるとたいへん参考になるのです。

日本のように二万種類も薬があるといわれる国ですと、一軒一軒のお医者さんが使う薬はそれぞれちがっていますから、ある薬の名前を知りたいというので他のお医者さんのところへ持っていって教えてもらおうなどとしても、お医者さんの方もわからないことが多いのです。

薬の名前や内容はそれを出してくれたお医者さんに聞くしかないのです。質問する人の数の方が少ないからお医者さんも渋い顔をするのであって、みんなが質問する世の中になればお医者さんも返事せざるをえなくなります。といってみんながいっせいに質問する世の中が、待っていれば自然にやってくるというものではありません。あなたが勇気を持って始めてこそ、世の中は変わっていく可能性を持つのです。さあがんばってみましょう。あおったところで薬の話を終わりにします。

# 薬害のはなし

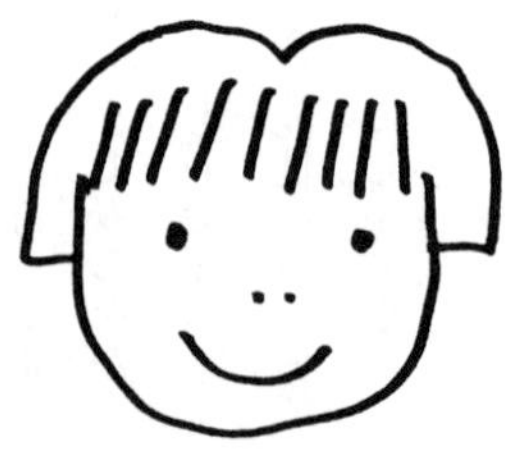

## 薬害をひき起こした日本の医療

薬害について考えてみます。

薬害について話そうとする時、わたしはいつでも暗い気持ちになってしまいます。日本は、キノホルム、サリドマイド、クロロキン、クロロマイセチンといった薬によって、諸外国では例をみないほどの大規模な薬害をひき起こしてしまった国です。

こうした悲惨な事件を生みながら、日本の医療はほとんど改善されることもなく、その後も新薬の承認を得るためにデータを捏造(ねつぞう)するとか、薬の効果を宣伝するためにデータをねじまげるとかいった信じられないような出来事を生んできました。そして問題なのはこうした出来事がけっして特殊な例ではなく、ほんの氷山の一角で、他にもたくさんあるだろうとわたしには思われることです。

## 薬の宣伝は信用できない

日本の製薬会社の薬の宣伝文句を、わたしはもうだいぶ以前からまったく信じられなくなっています。次から次へと新薬が製造され、新しく発売されるたびに、製薬会社の宣伝担当の人が病院へ説明に来ます。それらの人の説明を聞いていますと、「この新薬は今まで出たどの薬よりも、よく効き、どの薬よりも副作用がない」といった口上が述べられます。

例えば最近は新しい鎮痛剤や血圧の薬がラッシュのように次々と登場してきます。三つの会社から三種類の新しい鎮痛剤が発売されたとしますと、それぞれの会社の宣伝係は「ほかの二つの薬よりも、うちの会社のものの方がすぐれている」と宣伝します。これではどの会社を信用してよいかわかりません。こうした場合に、その三種類のうちどの薬がいちばんよいものか、そのいちばんよい薬は、これまですでに一般に使われている鎮痛剤よりも効果があるのか、といったことを調べたいと思っても、そうしたことを教えてくれる資料がないのです。ところがアメリカやイギリスの医学雑誌などを調べてみますと、そうした疑問に対する回答が出ているのです。例えばアメリカで発行されている『メディカルレター』という新薬の情報紙は、きわめて客観的に新薬の効果を教えてくれます。『メディカルレター』を読んでみると、三つの会社の宣伝係がわたしに伝えた情報がいずれもうそであることがわかったりするのです。

データの捏造によって新薬として許可された薬の場合も、その薬を売り出した会社のセールスマンは各病院で大いに宣伝し、またその宣伝を信じた多くの医者が使っていたはずです。こんなインチキな薬をのまされていた患者さんたちは大いに怒ってよいはずですが、そうした怒りの声は少しも聞こえてきません。これはいったいどうなっているのでしょうか。

わたしも医者の一人として毎日多くの薬を処方しています。それは危険に満ちた作業です。薬についてはわからないことがたくさんあるのです。長年使われてきた薬だからといって安心していてよいものでもありません。まして新薬ともなれば、使われ始めて何年かは人体実験をしているにも等しいのです。ですからわたし自身、じゅうぶんな注意を払いながら治療に当たっているというのが本当のところなのです。

## 薬の問題を考えるために

薬の問題はだれにとっても大事な問題です。薬が恐ろしいからといって、一生なんの薬ものまないで長寿をまっとうできるという幸せな人はまれでしょう。わたしたちは薬によって多くの病気を克服できたのです。薬のいっさいない社会の方がよいとはやっぱり思えません。けれどもわたしたちは一方で薬による病気をも生み出してきたのでした。だからわたしたちは、この薬による恩恵を最大限生かし、治療のためにあるべき薬が、人をより不健康にするといった矛盾をなくすために、みんなで考えていかなければならないと思います。

薬について考えるために、薬害について学ぶことはたいへん役立ちます。大規模な薬害がどうして起こったのかを知ることは、薬についてのわたしたちの態度を決めるためのよい教材になるでしょう。

一九六〇年代は森永ミルク中毒事件、水俣病の発生といった食品公害、環境汚染などと呼ばれる悲惨な出来事の起こった時代でした。この時代にまたキノホルム、サリドマイドによる大規模な薬害が起こったのは象徴的なことでした。高度成長といわれる時期に各企業が、なりふりかまわぬ利益追求を始め、そうしたことがこれらの大事件をひき起こしたといえるからです。

わたしは一九六一年に大学へ入学しました。医者になったのは一九六八年です。ですからわたしが医者への道を踏み出したその時期がちょうど、こうした大事件の続発した時期に当たったのでした。それだけに、こうした出来事はわたしがその後医療にたずさわるようになるに当たってかなりの影響を与えたのです。

## キノホルムによるスモン

とりわけ、キノホルムによるスモンという病気については、わたし自身もそのキノホルムを処方した経験があるだけに、わたしの心にひっかかり続けています。

キノホルムという薬は、十九世紀末から使われていた古い薬でした。最初は殺菌消毒剤として皮膚の化膿どめに使われていましたが、一九二〇年ごろから「これをのんでみたら腸内の殺菌に使えるのではないか」と考えられ応用が始められました。

そしてアメーバ赤痢という病気に効果が認められたのです。この病気は熱帯地方に多くみられるもので、今、日本ではほとんどみることができません。ところが一九四〇年代になるとアメリカでキノホルムの副作用についての報告が出始め、一九四五年には投薬期間も最大二週間までにかぎるように、との警告も出ました。このころ、キノホルムの製造をしているチバというスイスの製薬会社は、この薬をアメーバ赤痢以外のいろいろな下痢に対しても効く薬として売り出し始めていました。ところが、アメリカでは一九五九年に、「キノホルムは一般の下痢には無効」という報告が出され、一九六〇年アメリカの食品薬品局（ＦＤＡ）はキノホルムをアメーバ赤痢のみに用いるように決めてしまいました。アメリカでの売れ行きがとまってしまったチバ社は日本を新たな売り込み市場として開拓することにし、その結果、一九六二年以降、キノホルムの日本での販売は急増したのです。キノホルムによるスモンは一九五八年ごろから日本で散発し始めていました。一九六二年になると集団発生がみられるようになり、一九六四年の埼玉県戸田市での集団発生は、東京で医学生としての生活を送っていたわたしにも、強い印象を与えました。スモンという病名は一九六四年に、亜急性脊髄視神経症という長い病名の英語を略してつけられたものですが、実に多くの症状を持つ病気です。普通、下半身の麻痺や異常な感覚、失明や視力障害といった症状が有名ですが、この他に排尿や排便の障害、性的な障害なども起こります。さらに重要なことは、キノホルムによって激しい下痢が起こることもあり、この下痢に対して重ねてキノホルムが使われ重度化するという悲劇もあったことです。

キノホルムは日本ではすべての下痢に対する特効薬として大量に長期に使われました。わたしが医者になりたてのころ、わたしも、キノホルムに強い毒性があることなど夢にも知らず頻繁に使っていました。わたしの患者さんでスモンになった人は知りませんが、それはまったく偶然のことで、知らないところでスモンになっている人もいるかもしれず、胸が痛むのです。このころわたしはスモンをウイルスによる病気と思っていました。しかし、これは医学界あげてのデマ宣伝とでもいうべきものに、わたしものってしまっていたということで、ウイルスを原因と考えると説明できないデータは当時でもたくさんあったにもかかわらず、データ隠しがされていたのでした。

## データ隠しのもたらしたもの

スモンの調査に当たった学者たちがアメリカなどでのキノホルムの副作用の警告に無知であったことが、スモンウイルス説をとらせてしまったようですが、その中でキノホルムが原因ではないかと疑っていた人もいたのです。しかし、森永ミルク中毒の場合もそうでしたが、「原因が食品や薬ではないかといったことを軽々しく口にしてはいけない。後でそうでないことがわかった場合、企業に迷惑がかかるから」といった論理で、そうした疑いが行政や医者によっておしつぶされるのが日本での通例なのです。

もはや隠しきれないほど被害がひろがり、誰の目からみても明白に原因が薬にあることがわかるといった段階になって、薬の回収などが始まるというのが日本の薬害の歴史では常にみられます。そしてそうしたやり方が、外国では類をみない大規模な薬害をこの国が何度も生み出した元凶になっているのは疑いのないことです。

ともあれ、「ウイルス説は確定した」といった報道がマスコミなどでもされ、患者さんたちは「うつる病気の持ち主」として世間から冷たい目でみられ、自殺する人も出るといった悲惨な状況が長いこと続きました。スモンがキノホルムによるものと確定したのは実に一九七二年、集団発生が始まってから、十年以上も後のことです。キノホルムの販売中止はそれに先だつ一九七〇年に行われていましたが、市場からの回収がいい加減だったために、これ以降も少数の被害者が生まれていました。しかし、これを契機にしてスモンは激減し、今ではもちろん新たな発生はまったくありません。

次にスモン以外のいろいろな薬害について検討してみようと思います。

## サリドマイド事件

サリドマイド事件については多くの方がごぞんじでしょう。E・C・ランバート著『現代医学の犯した過ち』には「今世紀になって起こった薬剤による惨事の中でも、もっとも悲惨でかつ広く知られているのは、鎮静剤サリドマイドの使用によって発生した世界的惨禍であった」と書かれています。

サリドマイドという鎮静剤がドイツで売り出されたのは一九五六年のことでした。新薬が発売される時の宣伝文句はほとんど常に「驚くべき効きめ、副作用はゼロに等しい」といったものですが、この薬についても例外ではありませんでした。「安全で有効な鎮静剤で睡眠作用も良好」ということで大々的に売り出されたのです。サリドマイドは日本でも翌一九五七年に発売が許可されました。

しかしこの「安全」と宣伝された薬にも副作用があることが間もなく報告され始めました。

一九六〇年ごろになると、毎日サリドマイドを服用している人に、うずき、かゆみ、ほてりなどの症状が出てくることが報告されています。そして一九六一年十月になると西ドイツの医師三人によって、フォコメリア（アザラシ肢症）という奇形を持つ赤ちゃんがたくさん生まれていることが報告されました。この報告ではそうした赤ちゃんが生まれている原因については不明のままでしたが、十一月になって三人の医師のうちの一人であるレンツという人が、原因は母親が妊娠中に服用したサリドマイドかもしれない、と発表したのです。これは重大な警告でした。

旧西ドイツをはじめ、イギリス、スウェーデン、スイスなど各国で直ちにサリド

### 回収がもっとも遅かった日本

マイドの回収が始められました。こうした動きの中で、日本ではその回収がもっとも遅れたのです。『現代医学の犯した過ち』では次のように記されています。「もっとも遅れをとったのは、おおよそ千人の患者が発生した日本であった。日本で薬剤が最終的に回収されたのは、一九六三年の一月のことで、ドイツで市場からサリドマイドが回収されてからすでに一年以上たっていた」

サリドマイドが原因かもしれないと疑われた段階で、各国が「疑わしきは罰す」の態度で回収を始めたにもかかわらず、日本ではそれよりずっと遅れたという事実の中に、常に患者の立場より製薬会社の立場に立ってしまう日本の薬事行政の貧困さをみることができます。

もう一つ注意しておきたいのは、アメリカではサリドマイド被害が予防されえたということです。一九六〇年に、アメリカのある製薬会社がサリドマイドの販売をしようとして、食品薬品局に登録申請した時、担当者のケルシー女史は「妊娠時服用の際、安全性を示すデータがない」など三つの理由をあげて、容易に許可を出しませんでした。許可がのびのびになっている間に、旧西ドイツでの回収が始まり、それでサリドマイドはアメリカでは〝陽の目〟をみないままに終わったのです。これはアメリカの人たちにとってたいへん幸運なことでした。アメリカの食品薬品局は薬に関してかなりきびしいチェックをしています。日本ではこうした真に中立的なチェック機関がないということが、次々と薬害を生み出す原因の一つになっていることは確かで、たいへん残念なことです。

さて、こうして日本ではたくさんのサリドマイド・ベビーが生まれました。その赤ちゃんたちの多くが手足の、重い奇形を持っていましたが、今はもう大人になって生活しています。

サリドマイド被害児の親たちによる裁判は各国で起こされました。日本では一九七三年、十年以上にわたる裁判の末、和解が成立しました。外国ではサリドマイド事件をきっかけにして、かなり医療の姿勢が改められたといわれますが、日本ではそうしたことはみられていないように思います。これもまた、たいへん残念なことです。

## クロロキンによる薬害

次にクロロキンによる薬害をみておきましょう。この薬についてもわたしには鮮明な記憶があります。ちょうどわたしが医学部の最高学年だった時、内科の実習で腎臓病の患者さんを持つことになったのです。慢性腎炎という病名を持つ若い女性に、わたしはどんな治療をしたらいいのかわかりませんでした。腎炎という病気に対して適切な治療法がないのは、今から五十年ほど前のそのころも今も同じです。しかしわたしを指導してくれた先輩医師は「クロロキンというよい薬があるから使ってみたまえ」と教えたのです。わたしはいわれるままに使いましたが、この薬が時に視力を奪ってしまうという強い副作用を持っているということをまったく知りませんでした。指導医もそんなことには全然ふれなかったのです。クロロキンを使ってみてもその患者さんにはなんの効果もみられなかったので、しばらくして使用をやめ、そのおかげでその人は視力障害も起こしませんでしたが、なんとも怖いことをしたものと、今も冷や汗の出る思いです。

クロロキンという薬はもともとマラリアという熱帯の病気に対する特効薬でした。それが、関節リウマチなどにも効くことがあるとわかって、だんだん万能薬と思われる傾向が出てきたのです。よい治療法のみつかっていない様々な病気に対して、とにかくクロロキンを使ってみようとされる時代があり、それがちょうどわたしが医者になろうとしていた時期に当たっていたようです。

こうして少なくとも三千名にのぼる人がクロロキンによる視力障害になってしまったのです。クロロキンの薬害が問題になったのは一九七一年ごろで、この薬害についても訴訟がなされ、社会的な問題となりました。

クロロキンによる薬害と似たものに結核用の薬であるストレプトマイシンによって起こる聴力障害、同じく結核用の薬であるエタンブトールによる視力障害などがあります。これらの薬害は、そうした副作用が医者によってじゅうぶんに警戒され、定期的な視力や聴力のチェックがきちんと行なわれてさえいれば、その多くを防ぎえただろうと思われるものです。医者自身が副作用に対して警戒心が少ない、厚生労働省など行政が薬の副作用についてやかましくいわない、といったこの国の風土性が生み出した悲劇といえるでしょう。

## クロマイによる薬害

次はクロラムフェニコールによる薬害です。

クロラムフェニコールはいろいろな製薬会社からいろいろな商品名で発売されましたが、商品名のうちもっとも有名になったのはクロロマイセチンという名前で、これが略されてクロマイと呼ばれたのです。

クロマイによる再生不良性貧血という薬害については、〝血液の病気〟のところでくわしくふれていますので、そちらを参照してください。クロマイによる薬害は、キノホルム、サリドマイドなどの薬害に比べると被害者の数が圧倒的に少ないものですから、ほとんど社会問題になりませんでした。しかし、その薬害がたいへん重大なものであったこと、またそれが抗生物質乱用の傾向への大きな警告となりうるはずのものだったということで記憶されてよいものです。

でも、現実にはクロマイによる薬害は多くの医師にとって教訓とはならず、クロマイ以外の抗生物質は今も乱用されていて、その目にみえない薬害はかなりひろくあるのではないかと思われます。こんなところに日本という国の医療の貧しさを感じさせられます。

186頁参照

## 患者中心の薬事行政への転換を

日本は数々の大規模な薬害を生んできた国です。これまでくわしくふれてきたものの以外にも、キセラナミンという新しいかぜ薬をその製造会社が自分のところの社員を使って人体実験をし、死者まで出したという事件や、コラルジル・アンジニンといった循環器の病気に用いる薬による肝障害などもあります。こうした悲劇を生んできたにもかかわらず薬事行政はずいぶん立ち遅れています。そんな状況を改善するためにはもっと大きな国民的な運動が必要だとわたしは思います。

# 東洋医学について

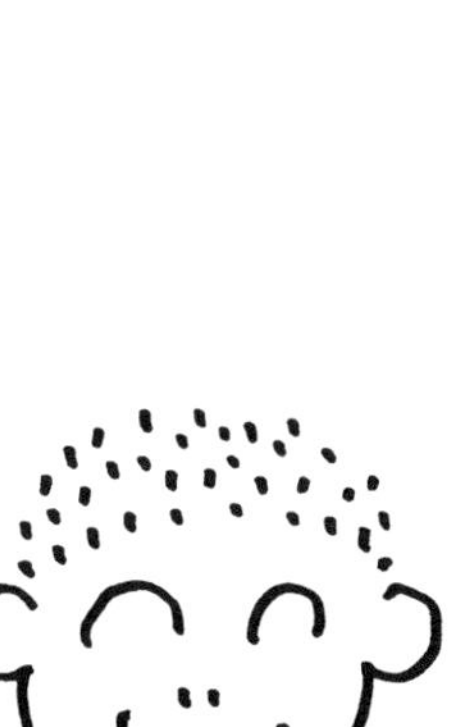

## みなおされている東洋医学

東洋医学は最近たいへん人気が出てきました。

近代医学に対して薬漬けやら検査漬けといった批判が投げかけられる中で、東洋医学のよさがみなおされているようです。

わたしも針治療や漢方治療をしています。

しかしわたしが東洋医学を行なうようになったのは、東洋医学の魅力にひかれてということではありません。

針の方は、わたしが医者になって最初に仕事をすることになった病院に、たまたま針治療もとり入れているお医者さんがいて、その治療をみていて興味を持ったというのがきっかけです。

それは一九六八年ごろのことで、中国の針が日本に紹介されてブームになるよりよほど前のことでしたから、当時は針をする医者なんてものはまったくの変わり者だったのです。

## 針の効果

しかし針を始めてみると、これはたいへん面白い治療法でした。歯の痛みや腹痛などを一、二本の針をうつことで立ちどころに止めてしまうことができますし、肩こりなどは西洋医学的にあれこれやってもほとんど効果がないのですが、針なら一度でよくなってしまいます。

医者は針灸師の免許を持っていなくても針灸治療を行なってよいことになっていますから、それ以来ずっとわたしは針治療を続けてきました。

## 漢方を始めた時

漢方を始めたのは針よりもだいぶ後です。

わたしの娘が原因不明の奇病にかかり、あとどれだけもつかという感じになった時にわらをもつかむ気持ちで勉強を始め、娘にのませたのでした。

娘の病気は病名もはっきりつけられない「白血病まがい」といったもので、制がん剤（がんに使われる薬）と漢方とを併用しました。

娘は奇跡的に生きぬきましたが、それが制がん剤の効果であったのか漢方のせいであったのか、あるいは自然治癒であったのかはさだかではありません。

とにかくこうしたことがあって、わたしは漢方治療も自分の診断の中へ加えることになりました。

そうしているうちに東洋医学がだんだんもてはやされるようになって、最近では針や漢方をやってさえいれば良心的なお医者さんと認められるといった珍現象も現われたりして、時代の流れに驚かされます。

## 東洋医学のよさ

東洋医学のよさはどんなところにあるのでしょうか。

東洋医学は、かたくななまでに古典的な医学ですから、器械などを使いません。診察は、話を聞くこと、顔色や舌の状態さらに脈やおなかの状態をよく見ることといった方法で行ないます。最近の西洋医学での診察は、お医者さんがからだに手をふれてくれるということも少なく、話もいいかげんに聞いてすぐ検査に回してしまうなどという苦情も聞かれますが、そうした診察に比べると東洋医学の診察はずっとていねいということになります。

患者さんの話をよく聞かないことには診察が成立しないという東洋医学は、診察をする側と受ける側との間のコミュニケーションを大事にします。神風(かみかぜ)治療などといわれる現状の医療の中では、このことは東洋医学の大きな長所といってよいでしょう。

## 科学的な検討はふじゅうぶん

しかし近代医学に対するまるごとの批判の中から東洋医学を過大評価してしまう傾向も生まれているようで、これはちょっと考えものです。

針灸も漢方も伝統的な医学で、長年の積み重ねはあるものの、まだじゅうぶん科学的な検討がなされていないのです。科学的な検討とはどんなことでしょうか。

かぜをひいたとします。漢方薬の一つである葛根湯(かっこんとう)をのんでいたら三日でなおりました。これは葛根湯の効果といえるでしょうか。

かぜなんてものはたいてい三日から五日ぐらいでなおってしまうものです。だとすれば、三日でなおったのは葛根湯のおかげなのか、それともなにものまなくても自然になおったものか、そこがはっきりしないわけです。そこのところをはっきりさせるためには、まず同じようなかぜの症状を持っている人をたくさん集めて、その人たちを二つのグループに分け、一方のグループには小麦粉かなんかで作ったニセ薬をのませ、もう一方のグループには葛根湯をのませるというようなことをしなければなりません。そうして両方のグループをよく観察し、例えば小麦粉グループの方は症状がなくなるのに平均四日かかり、葛根湯グループの方は平均二日でよくなったという結果が得られれば、確かに葛根湯が有効といえるでしょう。

こういうきちんとしたやり方での有効性の検討が、東洋医学的治療法についてはあまりなされていないのです。

このことについては、西洋医学の方だってあやしいもので、ある治療法が本当に有効であるかどうかの厳しい検証は、特に日本ではこれまであまりされてこなかったのです。

## 病気に対する心理的な因子

これまで何度もお話ししてきたように、いわゆる「病気」にはいつでも心理的な因子が強く作用しているものです。わたしたちのからだはもともと自然になおろうとする力を持っています。その力を高めてやることは治療のうえで大切なことです。「よくなる」と確信することが病気がよくなるための強い力になることはじゅうぶんにあるのです。小麦粉でできたニセ薬でも、「これをのめばよくなる」と思ってのめば、ちゃんと効くということはあるでしょう。このあたりのことについての検討が、特に東洋医学については不足していると思います。

西洋医学しかやらないお医者さんの中には「針灸とか漢方とか、あんなものは心理効果だ」といいきる人がいます。自分で試みもしないで断言するのもどうかと思いますし、わたしなど実際に治療のために使ってみて、とても心理効果だけとは思えない手ごたえを感じることもよくあるのですが、そういった「心理効果だけだ」というような意見にちゃんとした証拠をあげて反論するのがたいへんなのは事実なのです。

そんなわけで、いろいろな病気に対して、「こういう病気にたいしては針灸がいちばんよい治療法だ」とか、「こんな症状には漢方薬がよい」とか、そんなふうにはわたしにはなかなかいえません。

## 針が効く場合

でも、すでにお話ししましたように、肩こりなんてものは薬をのむより注射をするより針灸が絶対よく効くと思いますし、針なんていうと痛そうだけれど、注射より痛くないのも確実なんです。痛みをとるということにかけては、針の効果は間違いなくすぐれたものがあると思います。針といってもいろいろな種類のものがあって、太いのや細いの、また、皮内針といって一センチ程度の短い針を皮膚に刺し、頭だけ出して絆創膏でとめて四、五日そのままにしておくものなどもあります。わたしの友人で重い脳性麻痺のこどもなどをみている医者がいますが、彼はこういうこどもたちに皮内針をしてたいへん喜ばれたという経験を話してくれました。

固くなった筋肉をほぐすというような働きも針は確かに持っているようです。この皮内針というような方法はしろうとでも簡単にできて、しかもしばしばびっくりするような効果を生みますから、もっと普及していいと思います。

こどもに対しては小児針といって、大人に対するやり方とはちがい、針先を皮膚に当ててトントンとつつくというような方法を使います。特に関西ではさかんで、夜泣き、かんのむし、おねしょなどにはよく用いられるようです。わたしは実のところ、小児針はしていません。小児針がよいとされているような「病気」はおおむね、経過をみていれば自然によくなるものであったり、心理的なものが原因になっているので針以外にもっと適当な治療法があったり、からだの鍛錬の方が針よりもずっと根本的な治療法であったりと、そんな種類のものであるからです。わざわざ針灸治療に通わせるだけのメリットがあるかどうか、わたしにははっきりわからないのです。

## 漢方の効果

漢方治療の効果については、針灸よりももっと判断がむずかしく思われます。一般に漢方薬は副作用がないといわれていますが、薬害をずっと追及し続けてこられた医師である高橋晄正さんはそんなことはないといっておられますし、そうしたこともきちんと検討すべきだと思います。実際、漢方薬による副作用は近年たくさん報告されています。

ただはっきりいえるのは、わたし自身の長年の持病である鼻アレルギー（アレルギー性鼻炎ともいいます）に対して、小青竜湯（しょうせいりゅうとう）という漢方薬が他のどんな薬よりもよく効いているという事実です。また、わたしは一九五五年に森永の砒素（ひそ）入りミルクで中毒になった被害者の人たちの医療相談をしていますが、この人たちの様々な症状に対して漢方薬が有効である例がとても多いということも自分で確かめています。

漢方薬は様々な薬草や薬用鉱物などが何種類か組み合わされてできているわけですが、この「組み合わせで生み出される効果」に興味があります。しかし、この長い経験の中で作り出された組み合わせが本当に意味あるものかどうかが、まだじゅうぶん検討されていないのが実情です。

このように東洋医学はまだまだ未知の部分が多いのです。しかし興味深い医学であることは確かですから、もっと日常の医療の中にとり入れられてもよいと思います。

## 東洋医学をもっと日常の医療の中に

しかしとり入れられ方は現状ではじゅうぶんでありません。

その理由は現在の医療の中で東洋医学がまま子扱いされているということにあります。

## 医学教育の中に…

まず、大学内での医学教育の中に東洋医学はまったくといってよいほどとり入れられていません。ですから東洋医学を始めようとすれば、だれかの弟子になって個人的に教えてもらうか独学するかしか方法がないのです。わたしの場合、まったく偶然に、針を教えてくれる人が身近にいるということがありまして、これは非常な幸運だったといえます。しかし漢方の方は独学するしかなく、こちらはとてもたいへんでした。

## 保険診療の中に…

次に現在の保険診療では東洋医学が冷遇されているということがあります。

漢方の方は最近、保険診療で使ってもよい薬の種類がずいぶんふえて、ほぼじゅうぶんに治療ができるようになりましたが、針治療の方はそうはいきません。

まず、西洋医学的な治療をじゅうぶんにしたうえで、それでもなおらない場合に針治療を行なってよいということになっています。さらに、針治療を行なってよい病気というのはたった五つしかないのです。「腰痛、五十肩、頸腕症候群、関節リウマチ、神経痛」というのがその五つで、これ以外の病気は保険での針治療ができないのです。

もう一つ、医療機関で針治療を保険で行なった場合、一人治療して得られる収入は千四百円ということになっているのです。針治療の場合、一人の治療に一時間ぐらいかかることもあり、ていねいな治療をすれば一日に十数人の治療しかできません。それで一人千四百円では経営が成り立たないのです。（整髪の料金と比較してみてください。）

こうした理由で東洋医学的治療は保険診療の中にはまだじゅうぶんにとり入れられていないのです。

これはたいへん残念なことです。中国では中西結合といって伝統的な中国医学と西洋医学をじょうずに併用した治療を行ない成果をあげています。

日本でも東洋医学の本当の価値を科学的に究める努力がされる中で、もっと東洋医学的な診療に活躍の場所が与えられてよいと思います。

# 漢方薬について

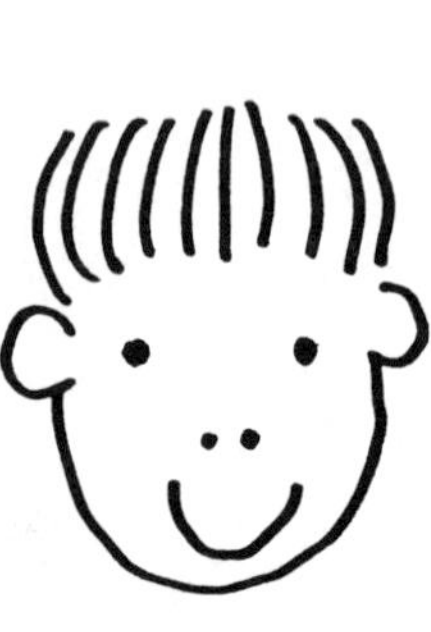

ここで漢方薬についてもう少し詳しくふれてみます。

漢方薬ブームなどといわれ始めて、もうどのくらいになるでしょうか。わたしが漢方を始めたころは、健康保険で使える漢方薬の種類は、ほんの六種類ほどでしたが、その後、品目はどんどんふえ、今では百種類を超す漢方薬が保険で使えるようになりました。

## 二千年の歴史を持つ漢方薬

漢方はその名のとおり、古い中国の漢の時代に体系化されたといいます。後漢の時代の張仲景というお医者さんが書いたといわれる『傷寒論（しょうかんろん）』という本は漢方医学のバイブル的存在ですが、この本にはかなりたくさんの薬の処方が記されています。そしてここに記された処方のうちの数多くのものが、今でも使われているのです。なんと二千年もの長きにわたって同じ薬が用いられているというのですから、漢方とは面白いものではありませんか。

漢方薬の成分は草根木皮といわれ、草の根や木の皮といったものが主に用いられています。薬用植物が大半ですが、そのほかにマンモスの骨とか、カキ（貝の方です）のからとかいったものも用いられます。

昔の中国の人たちが様々な病気にかかった時に身辺にある草や木、鉱物などを試してみて、「これはいけそうだ」と思うものを選んでいくという作業を続けたのでしょう。化学実験をして「薬草の中のどんな成分が効くのか」「どうして効くのか」などといったことを確かめるなんてわけにはいかない時代ですから、まったく自分たちの経験だけをもとに薬になるものを探していったはずです。

漢方薬は、ただ一種類の薬草だけで構成されているといった処方はほとんどなく、たいていは何種類かの薬草や鉱物を組み合わせた処方が作られています。

## 薬草の組み合わせが効果を生む

例えば、漢方薬の中でもっとも有名な「葛根湯」は、葛根、麻黄、生姜、大棗、桂枝、芍薬、甘草という七種類の薬用植物が組み合わされたものです。このうち、芍薬は皆さんごぞんじの、牡丹に似た美しい花を咲かせる植物ですし、生姜というのはショウガのことです。これらの植物の一つ一つがそれぞれの効きめを持っているわけですが、いくつかが組み合わされているというのがまた面白いところで、一つだけでは効きめのはっきりしないものが、他の薬草と組み合わされると効果を発揮するということもあるのです。

中国ではその後、明(みん)の時代に新しい処方が作られ、清(しん)の時代にも新しい処方が作られました。今、日本で漢方薬として使われているものは、これら、漢の時代の処方、明の時代の処方、清の時代の処方などです。現代中国ではさらに新しい処方が作られて用いられています。

ただ、漢方薬を構成する個々の植物や鉱物について、まだじゅうぶんな検討が加えられているわけでもなく、長年の経験だけをもとに使われているといったおもむきもあるので、これからもっとくわしくその効きめや副作用について調べられるべきでしょう。

## 漢方薬の副作用

漢方薬には副作用がないといわれてきましたが、最近は報告がふえ、柴胡(さいこ)という薬草を含む漢方による副作用などは重大なものもあります。漢方だからといって全面的に信用するのでなく、注意して使うことが必要です。

漢方薬を用いる時のきわだった特色として、薬をのむ人の体質とか体格とかをみて、それにあった処方を使うということがありますが、なにか副作用が出た時、それは体質に合わない薬を使ったからだ、とかたづけてしまう傾向があり、これはちょっと危険な考え方かもしれません。「漢方薬は正しく使えば副作用はない」と断言してしまうのは危険だろうということです。

## 東洋医学では無理な場合

近代医学がじゅうぶんな力を持っている部分については、漢方を含め東洋医学は太刀打ちできません。例えば結核を東洋医学でなおそうとするのは無茶です。ストマイやヒドラジッドといった薬がみつかる以前、結核は恐ろしい病気でしたが、このころだって漢方薬はありました。でも、結核をなおせなかったのです。肺炎や腎盂腎炎を漢方でなおそうというのも無理です。確かに、結核や肺炎といった病気でさえ自然になおることはあります。体力の強い人なら、抗生物質など使わずに克服できることもあります。しかし、こんなまれな可能性にかけるのは危険としかいいようがありません。特に、まだ体力がじゅうぶんでない幼いこどもが肺炎や腎盂腎炎にかかった時、漢方やその他東洋の医学的治療によってなおそうとするのは、それこそ命がけの人体実験です。重い感染症の場合は東洋医学はまったく無力といってよいのです。

この他、例えば鉄の欠乏による貧血に対して鉄剤を使うとか、甲状腺のホルモンが欠乏している時にホルモンを投与するとか、こうした適確な治療法を近代医学が持っている病気に対して、漢方薬を代用するのも無意味であり、有害というべきでしょう。

## 漢方薬が効果的な場合

漢方薬が効果を発揮するのは、まず第一に「病気と健康の境目のような状態」、これを「半健康」などという人もいますが、西洋医学的にははっきりした病名をつけられないような状態です。成人の女性でみられる、昔から「血の道」といわれている状態、生理が不順だとか生理中つらいとか、冷え症があるとか、朝起きにくいとか、こういった症状に対して漢方薬はとてもよく効くことがあります。その他、胃の調子がいつもよくないとか、下痢しやすいとか、からだがだるいとか、こんな症状も漢方の得意とするところです。

第二は、西洋医学がよい治療法を持っていない病気に対してです。腎臓病、肝臓病など、また慢性の皮膚病などには、西洋医学はじゅうぶんな力を持っていません。慢性肝炎の時など、漢方薬の効果に驚かされることがあります。こうした病気の場合、玄米菜食といった食事療法を併用して目ざましい効果をみることもありますが、完璧な菜食にしても、ちっとも効果がない場合もたくさんあり、「ある治療法が万病に効く」といった宣伝には気をつけなければいけません。

第三は、西洋医学が治療法を持ってはいるけれど、絶対的なものではないし、また治療に用いられる薬剤の副作用が怖いというような場合です。

例えば気管支喘息の場合、発作を止めるための気管支拡張薬はのんですぐに「手がふるえる、冷汗が出る、ドキドキする、力が抜けたような感じがする」といった副作用が出ることがあります。こういう副作用の表われ方は人によって差があり、ほとんど症状が出ない人もあれば症状がとても強く出て「これはのめない」という人もいます。

「手がふるえない気管支拡張薬」が出てくれば理想的ですがそういうものはなかなか出てきません。

そこで、気管支拡張薬をのんで副作用が強く出る人にはかわりのものをさがそうということになります。

そういう時、漢方薬を試みるとかなりよい結果が得られることがあります。漢方薬を使う場合は、先ほどふれましたように、患者さんのからだつきなどをみて薬を決めます。太っているか、やせているか、おなかの筋肉がしっかりしているか、たるんでいるか、下痢しやすいか、便秘がちか、汗っかきか、汗の出ない方か、などいろいろな条件について検討し、その人にあった薬を使います。

「痛みや熱があればだれでもアセトアミノフェン」といった薬の使い方をしないのが漢方のみそで、患者さんをよくみて、話もじゅうぶん聞いて、そのうえで薬を決めるといったやり方が、人気を呼ぶゆえんでもあるようです。喘息の場合、小青竜湯（しょうせいりゅうとう）、柴朴湯（さいぼくとう）、麻杏甘石湯（まきょうかんせきとう）、神秘湯（しんぴとう）などいろいろあるうちから、患者さんに合いそうなものを選んで使うのですが、こういった細かい方法でなく、もっともポピュラーな小青竜湯をからだつきにかまわず、とにかく使ってみるという方法でもかなりの効果があります。

漢方薬はせんじ薬、錠剤、粉薬といろいろな形のものが使われています。健康保険で使えるものはほとんどが粉薬の形のもので、かなりのみやすくなっています。せんじたものでなくて粉や錠剤になったものでも効果はほとんど変わらないともいわれていますから、のみやすい形のものを使った方が便利でしょう。

# 昔の病気、今の病気

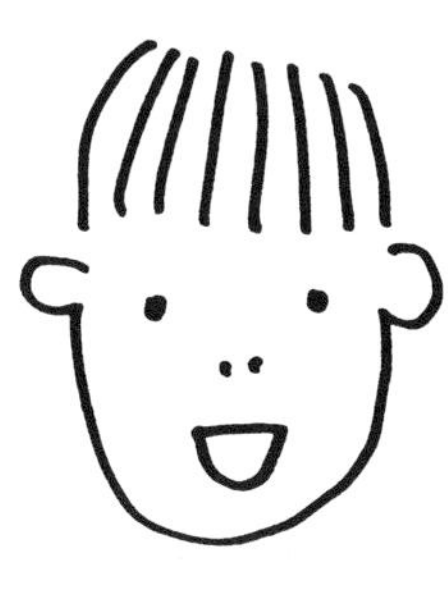

時代が変わると社会も変わります。環境は変化し、医療も進歩し、そういう変化に伴って、消えていく病気もあれば新しく登場してくる病気もあります。

わたしは医者になって五十年近くですが、この五十年ほどの間でも病気の種類は変わってきています。学生のころ、ほとんど習わなかったような病気が登場してきたりして、あらたに勉強することを迫られ、これでなかなかたいへんなのです。

今、どんな病気が多いのか、どんな病気がはやっているのか、といったことを知っておかないと、診断を間違えかねません。ですからみなさんも、そうしたことについてある程度の知識を持っている方がよいと思われます。

そこで、病気のうつり変わりについて考えてみましょう。

## 時代とともに病気も変わる

### へった「伝染病」

病気の種類が変わった代表といえば、なんといっても感染症です。昔は伝染病と呼ばれたものが、今はもっぱら感染症と呼ばれていることは既にお話ししましたが、この呼び名の変化にみあうように、その種類も変わってきました。しかしおかしなことに感染症についての法律である伝染病予防法は、一八九七（明治三十）年に制定されたものがそのまま生きていて、その第一は次のような文章になっています。

此ノ法律ニ於テ伝染病ト称スルハ「コレラ」、赤痢（疫痢ヲ含ム）、腸「チフス」、「パラチフス」、痘瘡、発疹「チフス」、猩紅熱、「ヂフテリア」、流行性脳脊髄膜炎、「ペスト」及日本脳炎ヲ謂フ

どうです。すごいでしょう。なにか亡霊をみるような感じがしませんか。旧仮名遣いになっていたり、片仮名の部分は「　」でくくってあったりして、いかにも明治時代を感じさせる文章です。

ここにあげられている病気のうち、もう今ではほとんどみられなくなったものはたくさんあります。例えば痘瘡は、普通、天然痘と呼ばれるもので、かつては恐ろしい病気でした。

しかし、予防接種である種痘が普及したおかげで、世界じゅうどこでもどんどんへっていきました。そして、とうとう一九八〇年に世界から絶滅したと宣言されました。そして種痘も廃止されました。もはや過去の病気となったわけです。ペストも、十四世紀のヨーロッパで猛威をふるい、黒死病と呼ばれた恐ろしい病気ですが、

今ではアジア、アフリカ、アメリカの一部地域にだけしかみられません。発疹チフスも日本でほとんどみることができません。コレラは時々みられますが、最近のコレラは軽いものが多く、大騒ぎするほどのものでもありません。

ジフテリア、腸チフス、パラチフスなども珍しい病気になってしまいました。流行性脳脊髄膜炎（のうせきずいまくえん）も最近はとても少なくなりましたし、日本脳炎もほとんど西日本だけでしかみられないようになっています。

こうしてみますと、ここにあげられた病気のうちで今なおかなりの発生をみるのは、赤痢（せきり）と猩紅熱（しょうこうねつ）だけということになってしまいます。

ところが、この二つは今ではもう大して恐ろしい病気ではないのです。赤痢の典型的な症状は、トイレに通いづめといってよいように下痢が頻繁に起こり、そしてその便の中にうみや血が混じり、高熱が出るといったものですが、赤痢を起こす菌にもいろいろあって、最近はもっぱらおとなしい菌が活躍しているものですから、こういう典型的な症状が出ないことが多いのです。昔は二歳から六歳ぐらいのこどもで、けいれんを起こしたり、昏睡（こんすい）状態になってしまったりする重い赤痢があり、これは疫痢と呼ばれて、たいへん恐れられていましたが、今ではもうみることもありません。病気自身が軽い形のものが多くなったうえに、抗生物質という強力な武器ができましたから、赤痢をやっつけることはとても容易になったのです。

猩紅熱の方も、軽いものが多くなりました。猩紅熱なんて重々しい名前をみるとびっくりしてしまいますが、実はこれ、扁桃炎の一種と考えてよいのです。扁桃炎を起こす細菌のうちでいちばん多いのが溶連菌と呼ばれる細菌ですが、この溶連菌にもいろいろあって、ある種類のものは扁桃炎の他に皮膚に発疹を出させます。というわけで猩紅熱は「皮膚の発疹を伴う、ちょっと重い扁桃炎」というぐらいに考えればよいわけです。

細菌の病気に対しては抗生物質があり、溶連菌にもペニシリンがよく効きますから、猩紅熱はもう恐れる必要がありません。病気の初期に抗生物質が使われることが多いということもあって、典型的な猩紅熱をみることは少なくなりました。からだも顔も発疹のために真っ赤になるといった形は少なく、うす赤い発疹が出ているといった形のものを多くみます。そこで最近では「ひひの顔のように赤い」ということでつけられた猩紅熱なる名前を使わないで、「溶連菌感染症」と軽く呼ぶようになっています。

というわけで、昔恐れられていた伝染病の多くはなくなってしまったり、激減したり、怖いものでなくなったりしています。

結核や、麻疹（はしか）などもへってきました。これらも予防接種の普及でへったといえると思いますが、結核については衛生状態や栄養状態が改善されてきたということも、その減少の原因になっていると思われます。

結核は乳児で時々みられるものの、幼児や学童ではとてもまれになりました。乳児が結核にかかる場合、同じ屋根の下におじいちゃんやおばあちゃんが住んでいて、そうしたお年寄りが結核になっているというケースが多いようです。お年寄りにしても、結核になっていることを知らないでほうってあるということは、珍しくなりましたから、こうしたケースも多くありません。

でも、例えばこどもが寝汗をかいていたり、微熱が続いていたりすると、「これは結核ではないか」と考えるお父さん、あるいはおじいちゃん、おばあちゃんは少なくないのです。

こどもは汗をかきやすいものであり、寝汗もかなりみられるものです。寝汗をかいても、心配いらないのがほとんどで、赤ちゃんなんかでうんと汗が多い時にはむしろ心臓病などの方から疑ってみるのが本筋なのです。

微熱の方もまわりが心配しているのは、三十七度から三十七度五分程度の熱のことが多く、このぐらいの熱は微熱と呼んではいけません。三十七度五分から三十八度ちょっとぐらいのものを微熱と考えておきましょう。三十七度五分以上の熱が続く時も、それが結核のためであるということは今ではめったになく、他の病気であるのが普通です。

## 寄生虫もみられなくなったが

寄生虫による病気もすっかりみられなくなりました。有機肥料がへり、農薬が使われるようになって、回虫も姿を消していったのです。しかしこのことを単純に喜んでいるわけにはいきません。農薬の使用は、回虫だけでなく、人間のからだも痛めつけていくものなのですから。

さて一方で、新しく登場してきた感染症や、患者の数がふえてきた感染症があります。

## 新顔の病気

手足口病や川崎病といった病気は、わたしが医者になるころから有名になってきたもので、その後三十数年ぐらいの間に登場してきた新顔です。どうしてこういう病気が出てきたのかは、はっきりしません。川崎病などは登場の時期がちょうど中性洗剤の使用が激増した時期に一致していたこともあって、洗剤原因説がいわれたこともあります。ウイルスか、細菌か、はたまたカビかリケッチア（細菌より小さく、ウイルスより大きい微生物）か、説はいろいろありますが犯人はまだ確定されず、「発展途上段階」の病気といってよいでしょうか。

## アレルギーの病気とこころの病気がふえている

また、最近、ふえてきた病気というなら、「アレルギーによる病気」と「こころの病気」をあげてよいと思います。

スギ花粉によるアレルギー性鼻炎などは、最近どんどんふえてきているものです。スギは昔からある植物なのに、どうしてアレルギーがふえてきたのかは謎です。

スギが昔よりたくさん花粉を持つようになったのか、花粉と大気汚染とが重なってのことなのか、人間のからだの方が敏感になってしまったのか、よくわからないのですが、花粉症の増加はひょっとすると、自然の変化への警告なのかもしれません。

アトピー性皮膚炎や気管支喘息もふえているようです。アトピー性皮膚炎の増加には食物や、からだにふれるものなどの変化が一役買っていると思います。有害な添加物や、化学繊維、中性洗剤などいろいろなものが複合して影響しているのでしょう。

気管支喘息の増加の背景には大気汚染があるのは、ごぞんじのとおりです。

こころの病気といってもいろいろなものがあります。

代表は不登校といってよいでしょうか。わたしが医者になって十年ほどは、不登校のこどもには、ほとんど出会いませんでした。しかしこの三十余年、しょっちゅう出会うようになりました。学校が変わり、こどもたちの生活が変わってしまったのでしょう。それは大人の世界でノイローゼやうつ病がふえていることにぴったりとかみあっています。

そしてストレスによって起こる胃潰瘍(いかいよう)なども、大人にはもちろん、こどもにまでふえているのです。つらい生き にくい世の中になってきているのでしょう。

「管理病」と呼んでもよいと思われる、これらの病気の増加をとめるには、この管理社会をわたしたちの手でなんとか変えるしかないと、わたしは思っています。

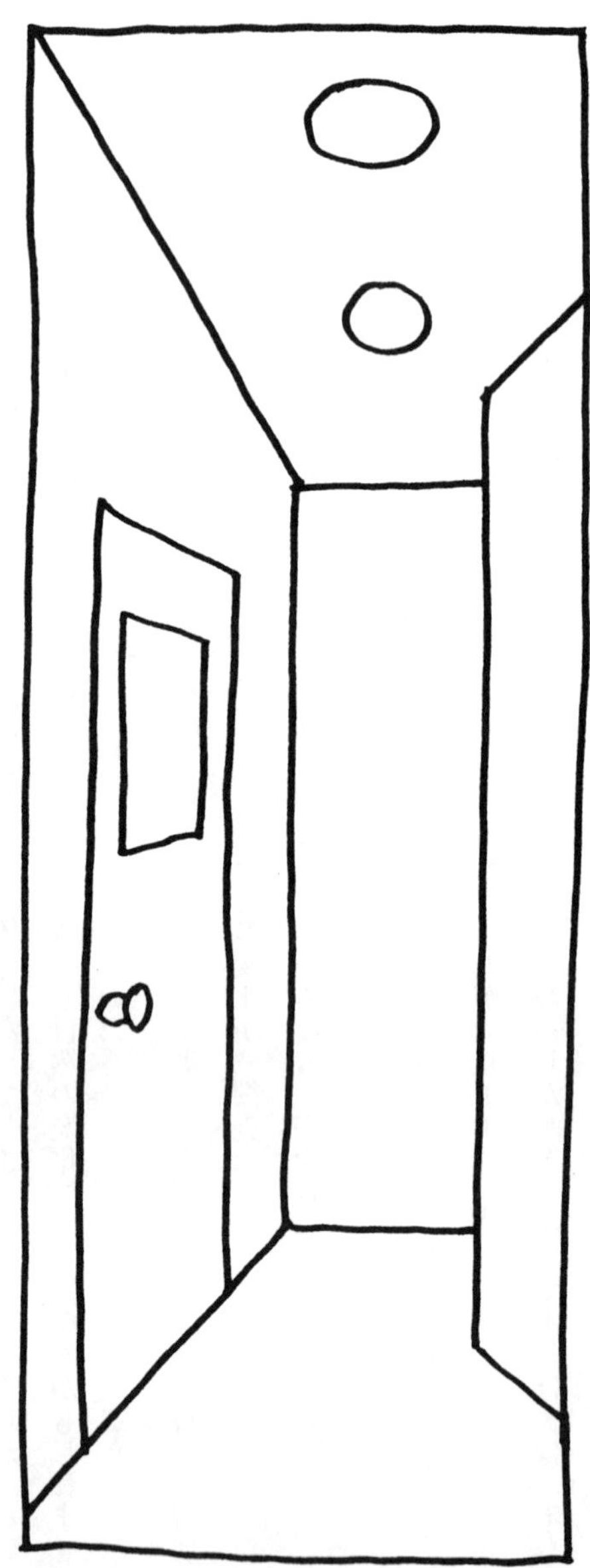

# 第四部　救急処置

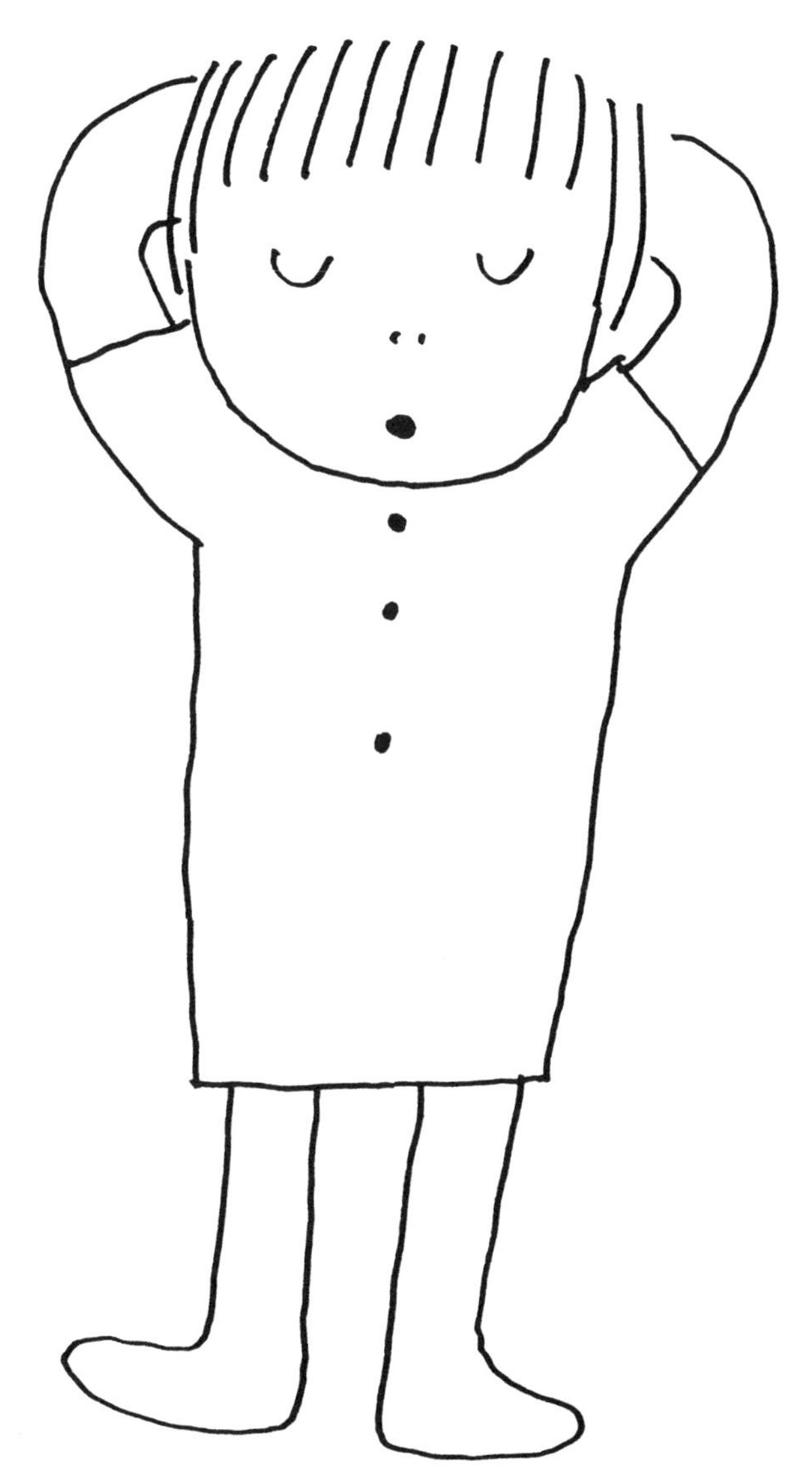

# 救急処置法について

だれでも知っておかねばならないことなのに、意外に知識が身についていないもの、それが、〝救急処置〟です。

### あらかじめ覚えて練習してください

事故はいつ起こるかわかりません。起こってしまってから本をひっぱり出して処置法を勉強するといった「泥縄式」ではとても間に合わないことが多いのです。ですから、あらかじめ処置法を覚え、実際に練習をしておいて、事故に臨んだら反射的に処置にうつれるようにしておかねばなりません。

しかし日本の実情をみますと、救急処置法の普及はたいへんふじゅうぶんです。学校教育の中でもちゃんとは行なわれていませんし、まして社会人になってからは、救急処置法を覚える機会などは皆無といってよいのではないでしょうか。

### こどもには事故が多い

こどもには事故がたいへん多いのです。特に年齢が幼いほど死亡率の中で事故死の占める割合は多いものです。のどになにかをつかえさせての窒息といった事故はたいへん頻度が多いことはごぞんじでしょう。

また、お年寄りがのどに餅をつかえさせてなくなるという記事は毎年のように正月の新聞にみられます。

## 救命法を知っていれば

こんな時、窒息に対する救命法であるハイムリッヒ法というものを知っていれば、こどもやお年寄りのかなりの人たちの生命を救うことができるように思います。

簡単で覚えやすいこのハイムリッヒ法はアメリカなどではかなり普及しているようで、こどもが、窒息で苦しんでいる大人を助けるといった驚異的なできごとも少なからずあるとのことです。

そこでこの章では、いざという時に役だつ救急処置法をまとめておきます。あらかじめ何度も読み、また折にふれて読み返し、だいたいが頭の中にたたきこまれているようになるのが理想ですが、そこまで優等生にならなくても、「あっ、本のあのあたりに出ていた」ということでさっとこの頁が開け、すぐに処置にうつれるぐらいにはなってほしいと思います。

ではがんばって覚えてください。

最初に、今お話しした窒息の処置法から始めることにします。

# 窒息の処置

### こどもには窒息の危険が多い

こどもの場合、口の中に食べ物をつめこめるだけつめこんでしまうなんてことはしょっちゅうです。

でもたいていの場合は反射的に咳が出てのどにつまることを防いでくれるのですが、時にはそうならなくてつまってしまうこともあります。また、食べながらとびはねて遊んで、のどにひっかけてしまうことがありますし、食べ物でないものでもなんだって口の中に入れてしまうのはこどもにとってお家芸みたいなものですから、窒息の危険は多いのです。

この場合、異物は喉頭や気管のどこかにつまって息をできなくさせるのです。

### 窒息を疑ってみる場合

食べ物を食べていたこどもが、あるいは遊んでいたこどもが、急に目を白黒させて、苦しそうにしはじめたら、まず窒息を疑ってみなければなりません。

## 窒息は一秒を争って処置を

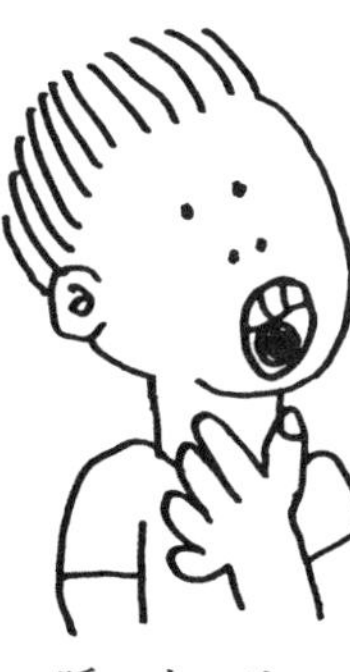

窒息に対する新しい救急処置法を提唱した、ハイムリッヒというアメリカのお医者さんは、窒息している人の示す独特なかっこうを「ハイムリッヒの徴候」と呼んで、よく覚えておくようにといっています。

幼い赤ちゃんの場合は、こんな姿勢はしませんが、食事を与えている際に苦しみ始めたら、窒息を疑います。

また、ベッドで寝ている赤ちゃんをみにいったら、顔色が青く、呼吸もしていない様子で、大声で呼びかけたりつねったりしても反応しない時、まず窒息を疑ってみます。

幼児の場合は、急に声を出さなくなり、びっくりしたような顔になり、よくみると息をしていないといった時（図参照）、窒息を考えます。

ところで、窒息にも軽いものと重いものとあって、のどにものが完全につまって呼吸がまったくできない場合と、つまってはいるけれどまだ息の通るだけのすき間ができている場合とがあります。完全につまって息ができない場合は、その状態が四分以上続くと死ぬか、後に脳の障害が残るかいずれかであるといわれています。

窒息かなと思ったらどうするかですが、人工呼吸などは後回しにしてまず、つまったものをとり出す方法を考えねばなりません。

## すぐにハイムリッヒ法を

それには窒息で苦しんでいる人の年令をまず考えます。

生後十二ヵ月以上のこどもや成人の場合はすぐにハイムリッヒ法を行ないます。ハイムリッヒ法というのはみぞおちのところに握りこぶしを当てて上方につき上げるというやり方ですが、立ったままで行なう方法、坐っている人に対して行なう方法などいろいろな場合について解説しておきます。

## 立っている人には

まず立ったままで行なう場合です。

図を見てください。後ろに立っているのがあなただとします。まず窒息している人の腰に後ろから手を回します。次に片手でこぶしを作りその親指を、みぞおちのあたり、おへそのやや上に当てます。次にもう一方の手を、にぎったこぶしの上にあて、素早く上方に腹部を圧するのです。うまくいけば一度で、つまったものがポーンと口から音を立てて出てきます。

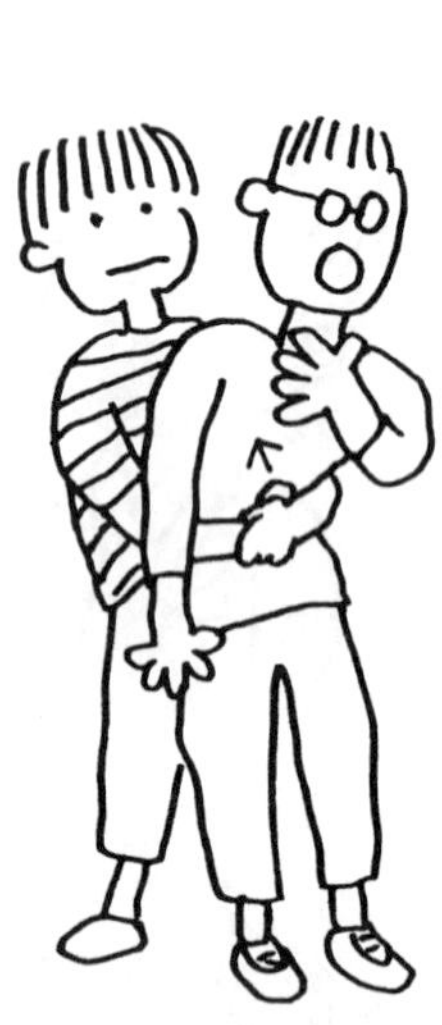

一度で出ない場合は六回から十回くらいくり返してみます。これでだめなら背中を五回ほど勢いよくたたいてみます。これでも出てこなければ救急車を

呼ぶしかありません。

**座っている人には**

次に椅子に坐っている人に対して行なう場合ですが、左図のように椅子の後ろから腕を回します。この場合、椅子の背もたれの部分はちょうどよい支えになります。このような形で両手で腹部を押します。

こんなふうにこぶしをつくる

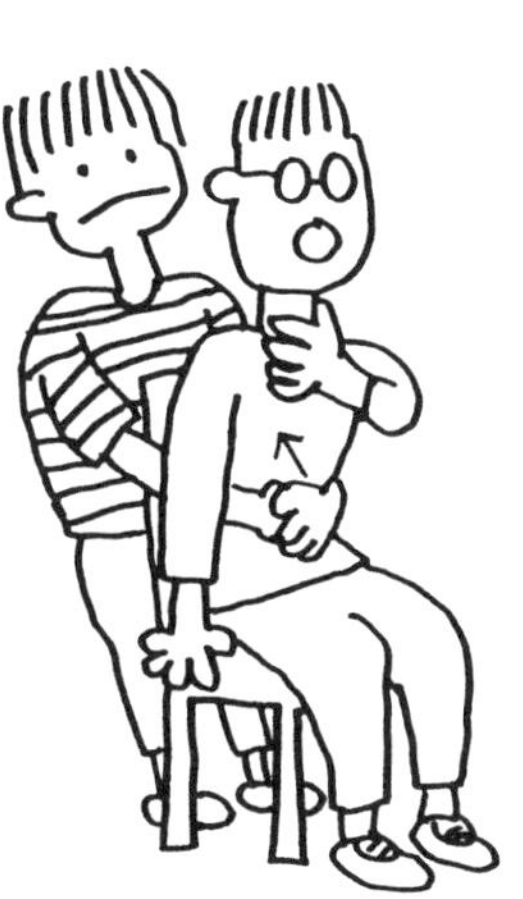

**倒れている人には**

窒息した人が意識を失って倒れている場合、寝た位置でハイムリッヒ法を行なわねばなりません。また、窒息している大人に対してこどもがハイムリッヒ法を行なうというようなすごい場合、こどもの腕は大人の腰に巻くのに短かすぎますから寝て行なうしかありません。（大人どうしでも、おすもうさんみたいにおなかの大きい人を相手にする場合、やはり寝て行なわねばなりません。）

次頁の図をみてください。まず窒息している人の足の上にまたがりひざまずきます。両手をおなかの上に重ね合わせ上方に向けて押すのです。

この場合、にぎりこぶしは作りません。

これがハイムリッヒ法ですが読んだだけではピンとこないと思います。実際にあなたの家族やお友だちと一緒に練習しておいてください。いざという時にこの本をとり出して復習していたのでは間に合いませんから、手順がちゃんと頭の中に入っていてほしいのです。後で出てくる人工呼吸や心臓マッサージもふくめて日頃の練習が大事だと思いますよ。

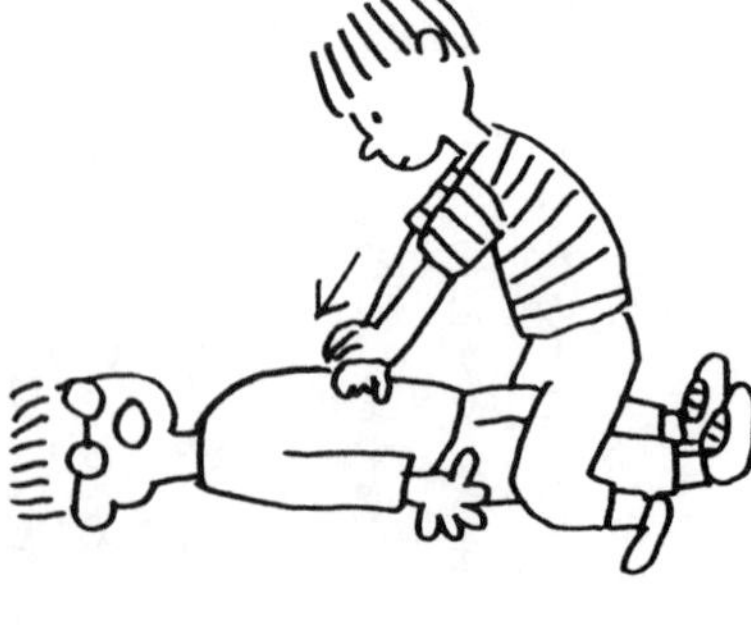

### 赤ちゃんに行なう場合

生後十二ヵ月以前の赤ちゃんの場合は図1のように下向きにかかえて、背中の肩甲骨の間を数回ドンドンとたたくのがよいといわれています。頭が胴よりも下になるようにすることが大切

図1

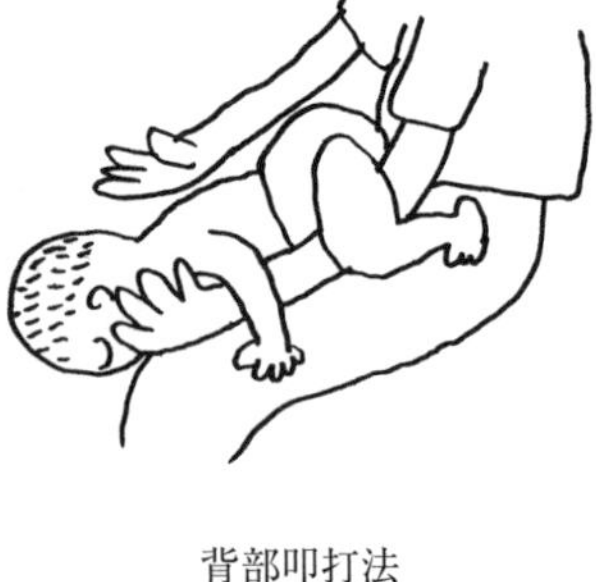

背部叩打法

図2

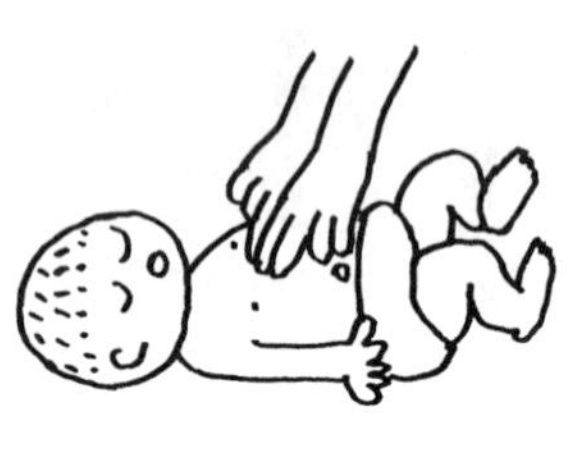

です。この方法で成功しない場合は赤ちゃんをあおむけに寝かせ図2のように両手の人差指と中指を胸に当ててぐっぐっと五回押します。この時、おなかでなく胸の部分をおすようにします。おなかの部分には肝臓があって赤ちゃんの肝臓はわりあい大きいのでそこを押してしまうと傷つける恐れがあるからです。

ところで皆さんの多くはのどに異物がつまった時の処置といえば別の方法を思いうかべられるのではありませんか。例えばさかさにつるしてふるといった方法です。

**逆さにしてふるのは危険がある**

逆さにしてふる方法は、口をあけさせてみて見える所に異物がある場合には成功することもあります。しかしもっと深い位置にある場合、かえって危険といわれます。というのは図のように喉頭や気管、つまり空気が通る道はせまいところと太いところがあるのですから、A地点のような広いところに異物がつまっていて、まだすき間があり苦しいながらも呼吸ができていたのが、逆さにしてふったためにB地点のようなせまいところに移動して完全に呼吸をできなくしてしまうということがありうるからです。

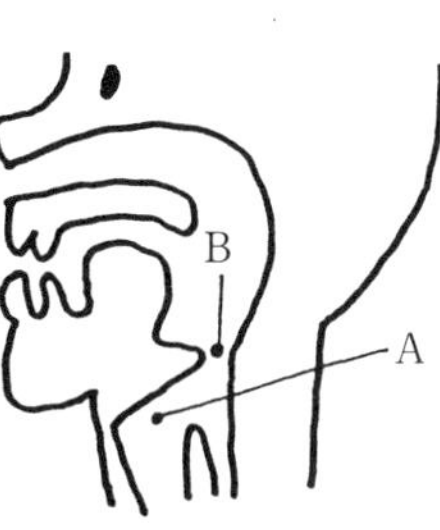


口をあけさせて異物がみえる時だけ逆さにしてふること。この際、異物がみえているとつい指をのばしてかき出してみたくなるでしょうが、それはたいてい、かえって奥へ押しこむ結果になるので、じっと我慢してください。

（ついでながら、鼻の穴へ豆をつめちゃったなんて時も、指を入れて出そうとしたり、なにかでつっついてみたりすると、かえって押しこんでしまうことが多いのです。耳鼻科へ連れていけばお医者さんが道具を使って簡単にとってくれます。）

ハイムリッヒ法や背中をたたく方法でうまくいかず、呼吸がとまってしまった、心臓がとまってしまったというような時は、人工呼吸や心臓マッサージをすることになります。こうなった時は一刻を争いますから、まわりにいるだれかに頼んで一一九番に連絡してもらわねばなりません。

救急車が来るまでの間、あなたがすべきことは人工呼吸と心臓マッサージですがその方法を次に説明します。

**ハイムリッヒ法でうまくいかなければすぐ一一九番に**

# 人工呼吸と心臓マッサージ

## 呼吸や心臓がとまる場合

呼吸がとまる、続いて心臓がとまるといった大ピンチは、異物がのどにつまった時以外にも起こります。水に溺れた時、毒物をのんだ時、感電、自動車にはねられたとか高いところから落ちたとかいった重い外傷などの場合です。その他、肺や心臓に病気がある人の場合、突然呼吸や心臓がとまることがあり、一歳未満の乳児では突然死というものもあります。この突然死は今や社会的な問題になりつつありますが、原因はまだわかりません。原因についていろいろな説が出されていますが、確定的なものはまだないのです。

## 「突然死」の背景

ただ、最近は保育園などで赤ちゃんが死んでいるのがみつかったりすると、それがすべて突然死ということでかたづけられる傾向があります。二人の保育士さんで二十人近い乳児の保育に当たっている保育園とか、食べ物をつぶして団子みたいなものを作り、それを乳児に食べさせている保育園とか、そんなひどいところで死亡事故が多発しているのに「突然死だから不可抗力」ということで園の責任がいっさい問われないという事実に対して裁判を起こしている人もいるのです。もうずいぶん昔の話になりますが、すり餌みたいな団子を食べさせていた保育園は、それがつまって乳児が死亡するという事故を二度も起こしたのに、その責任は園を閉鎖する形でしかとられませんでした。

というわけで乳児の突然死についてはもっとひろく調査され研究されるべきものです。

## いろいろなケースに即した処置を

話がわきにそれましたが、とにかく、呼吸や心臓がとまるという事態はいろいろなケースで起こります。

このうち、水に溺れた時は人工呼吸、心臓マッサージがたいへん役にたちます。毒物をのんだ時は、よほど猛烈な毒物でないかぎりすぐに呼吸がとまったりはしませんから、たいてい人工呼吸や心臓マッサージ以外の処置が必要になるでしょう。感電や重い外傷の場合は、あくまでも救急車が来るまでのとりあえずの処置ですし、慢性の病気の人の場合や乳児の突然死の場合もそうです。

そこでまず、どの場合にも必要になる人工呼吸と心臓マッサージの方法を紹介し、水に溺れた時、毒物についてはその後で、一つ一つとりあげてくわしくお話ししようと思います。

さて最初に、呼吸や心臓がとまっているかどうかを確かめる方法を知っておかなければなりません。

## まず意識の有無を調べる

あなたの前に人が倒れている時、まず最初に確かめなければならないのは「意識があるかないか」です。意識があればもちろん呼吸も心臓も動いているわけですから一安心、人工呼吸や心臓マッサージなど始める必要がないのももちろんです。

意識を調べるためにはまず大声で呼びかけ、それで反応がなければ、お乳のあたりの筋肉を強くつねってみます。この時顔をしかめ目をあければ意識はあるわけですし、顔をしかめるだけなら意識はないかもしれないけれど呼吸はちゃんとしているし心臓も動いているということになります。

顔もしかめなかったらたいへん、さっそく、呼吸や心臓の動きを確かめねばなりません。

## 呼吸がとまっているかを調べる

呼吸がとまっているかどうかを知るには、こどもの鼻や口に、こちらの顔を近づけて息を感じられるかどうかを確かめます。息を感じられなければ、呼吸がとまっていると考えます。

## 心臓がとまっているかを調べる

呼吸がとまっていたら次に心臓もとまっているかどうかを手早く調べます。これには脈をみます。

脈をみるには普通手首を調べますね。手首の親指側に橈骨（とうこつ）動脈という血管が走っていますがこれをみるのです。この場所で脈をふれてみるには、指を三本並べます。図のように、人差指、中指、薬指の三本を並べてふれてみますとどれかに脈がふれるはずです。ここで脈がふれれば心臓は動いていますが、ふれないからといってかならずしも心臓がとまっているわけではありません。

血圧が六十ぐらいにさがると心臓が動いていていても手首の脈はふれなくなるのです。手首でふれなければ頸動脈にふれてみます。ここでも脈をふれなければ、心臓もとまっていると考えます。

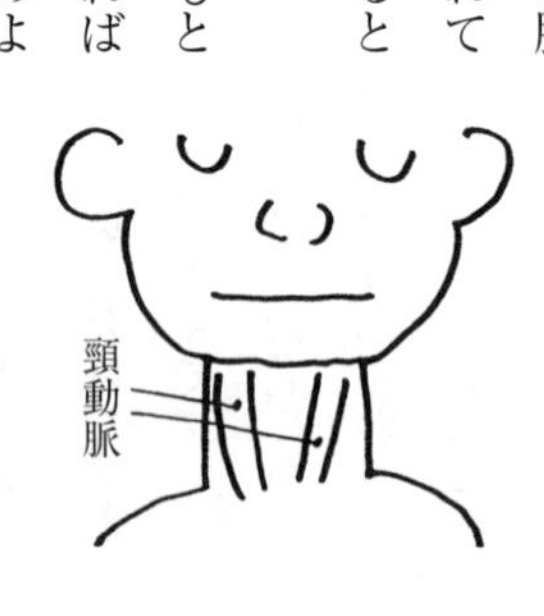


## 救命処置のスタート

呼吸だけがとまっている場合は人工呼吸、呼吸も心臓もとまっている場合は、人工呼吸と心臓マッサージをしなければなりませんが、いずれにしてもスタートは同じでまず次のようにします。

（1）固いもの（地面や板）の上にあお向けに寝かせる。

（2）頭を後ろへそらせあごを上へつき出すようにする。

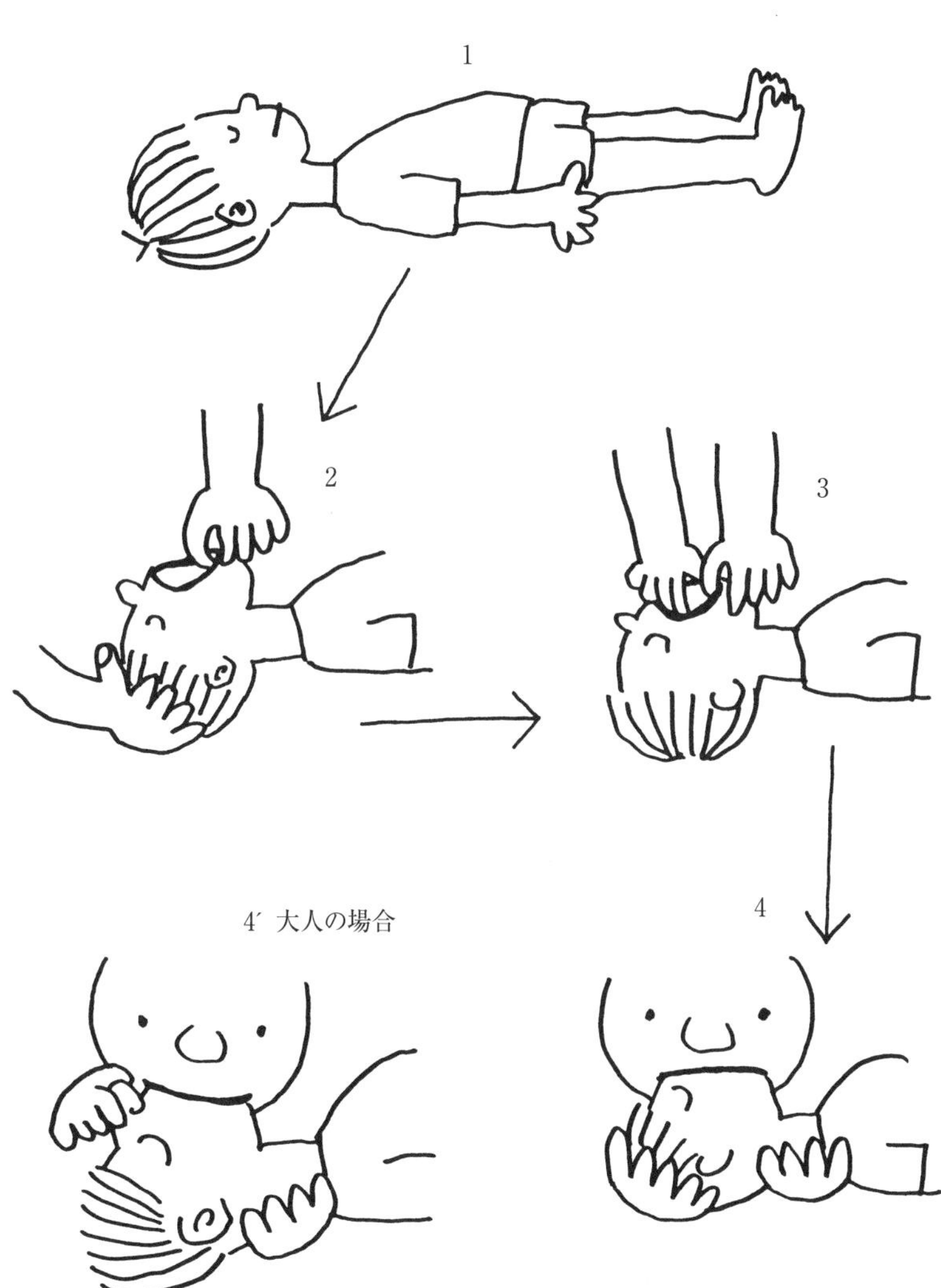
1
2
3
4
4´ 大人の場合

（3）口の中に指を入れ、中に入っているもの（血や食物）を外にかきだす。
（4）図のようにこどもの鼻と口に密着するように口をつけこどもの口を開けて、四回、静かに速やかに息を吹き入れる。

ここまでしたら脈をみます。脈が動き出していたら人工呼吸だけを続けます。

## 人工呼吸の方法

ここまでの操作と同じようにこどもの開けた口へ息を吹きこみます。一分間に二十回のペースで吹き入れます。この時、ちゃんと息が吹きこまれていればこどもの胸はそのたびにふくらむはずです。

時々息の吹き入れをやめて、こどもがひとりでに呼吸するかどうかを確かめ、呼吸が始まらなければ人工呼吸を続けます。一人で人工呼吸をするのは疲れますからなるべく応援を求め二人で交代でできることが望ましいのです。

## 大人の場合

大人の場合も書いておきます。

大人に対して行なう時も（1）（2）（3）については同じです。（4）の息を吹き入れるところがちがっていて、大人の場合は鼻をつまんで、口の中に吹き入れてやるようにします。大人は口と鼻の間の距離が長いので、両方に一度に口を当てるということがむずかしいからで

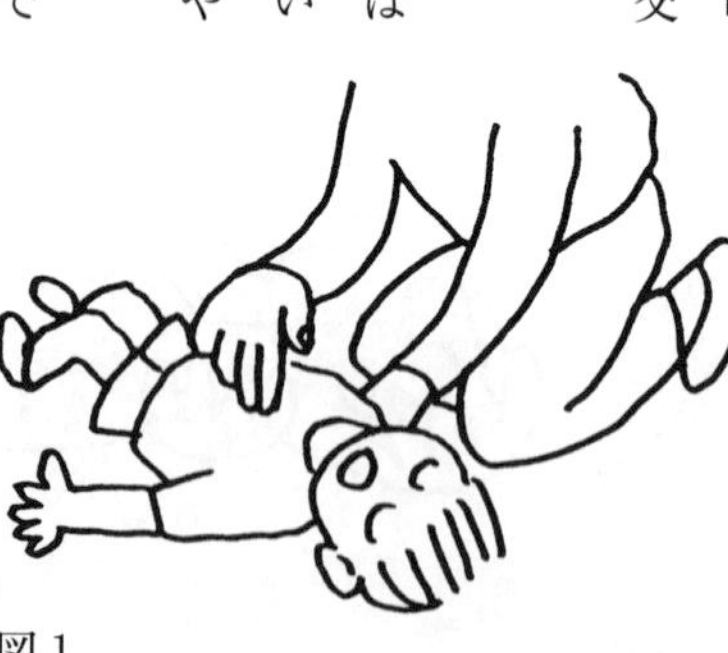

図1

す。また、吹き入れる回数もこどもの場合より少なく一分間に十二回になります。

### 心臓マッサージの方法

心臓もとまっている時は心臓マッサージも行なわねばなりません。胸の真ん中にある胸骨の中央に人差指と中指を当て、こどもの背中に手をいれ、ぐっぐっと押します（図1）。これは一分間に百回のペースでします。これが心臓マッサージです。

五回押したら、口への息の吹き入れをし、そしてまた五回押し、息の吹き入れをするというふうにくり返します。脈がもどったらすぐに心臓マッサージをやめます。

### 大人の場合

ここでも大人に行なう場合をついでに書いておきます。大人の場合は、胸骨の下三分の一の部分に一方の手のひらを当て、その上にもう一方の手のひらをのせて、ぐっと押します（図2）。押す回数はこどもの場合と同じで、五回押しては、一回人工呼吸をします。

### あくまで救急車が来るまでの処置

前にもいいましたように人工呼吸も心臓マッサージも、あくまで救急車が来るまでの応急処置で、救急車を

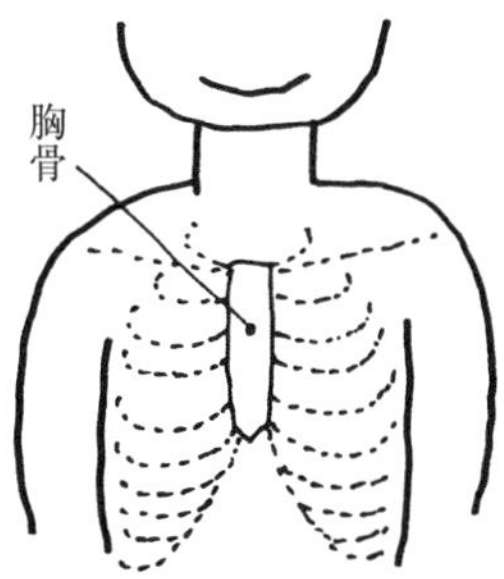


図2

呼ばないでいたずらに時をすごしてしまってはいけません。まわりにいる人に声をかけ、一時も早く救急車に来てもらうことが必要です。救急車が着く前に人工呼吸や心臓マッサージが奏効して息を吹き返すのはとても幸運な時なのです。

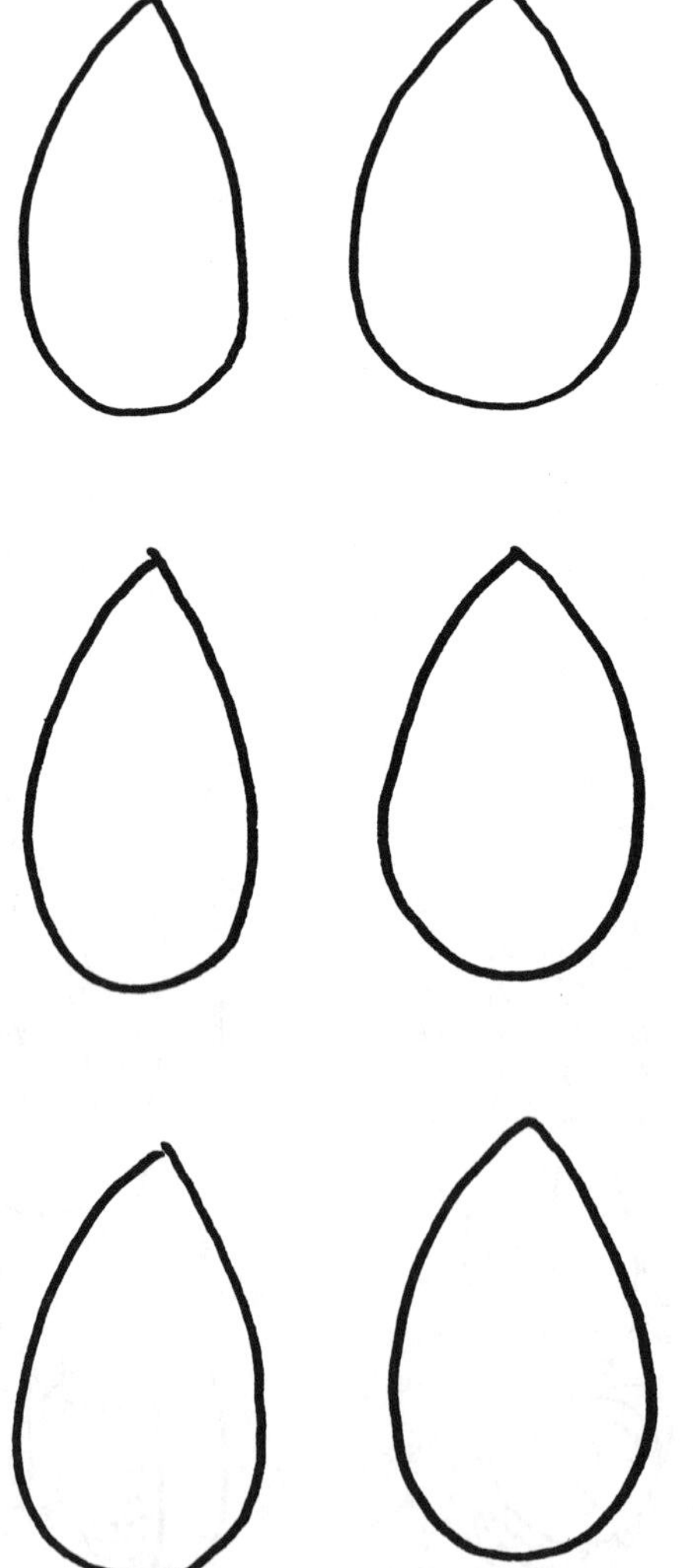

# 水に溺れた時の処置

## 水は吐き出させなくてもいい

水に溺れたらのみこんだ水を吐き出させるのが第一といわれますが、実のところはこの処置は省いてもよいのです。のみこんで気管の方へ行ってしまった水の量はそんなに多くはありませんし、またこの水はうまく吐き出させることができないのが普通です。

ですから腰のところを抱きかかえ、からだを折って頭を下にしてみて水が出てくればよし、出てこなければあきらめて急いで人工呼吸、心臓マッサージにとりかかった方がよいのです。これ以後の処置は前の項で説明したことと同じです。

## 人工呼吸と心臓マッサージを

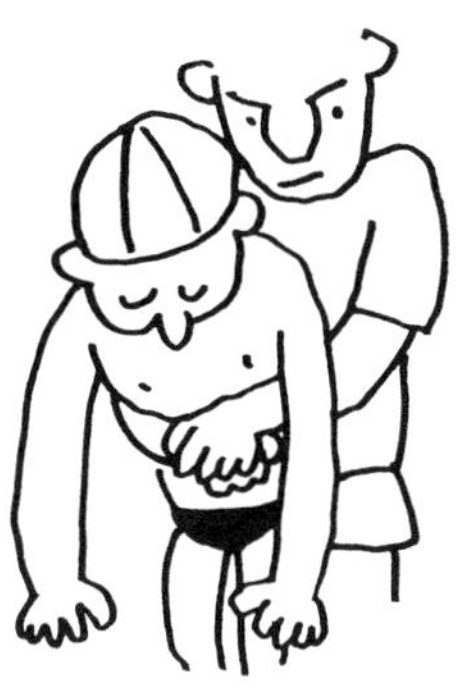

# 毒物をのんだ時の処置

では、次に毒物をのんだり食べたりしてしまった、でも意識がはっきりしている、あるいは意識はないが呼吸しているし心臓も動いているという時、どうするかについて勉強しておきましょう。

最初に覚えておいて絶対に損にならない電話番号をお教えしておきますので、どこかわかりやすい所に書いてはっておいてください。番号は二つあります。

**毒物をのんだ時の救急電話**

**〇二九―八五二―九九九九**

**〇七二―七二七―二四九九**

これらは、一九八六年に、茨城県のつくばと、大阪との二ヵ所で開かれた、「中毒一一〇番」と呼ばれるものの電話番号で、前者がつくばの方、後者が大阪の方です。

例えば、幼児が洗剤をのんでしまったとします。近所のお医者さんに電話をかけてどうしたらよいかと聞いてみても、お医者さんでも正確な処置法がわからないことがあります。そんな時、この中毒一一〇番へ電話して「一歳の男の子が〇〇という商品名の中性洗剤をコップ一杯ほどのんでしまいましたが、どうしたらよいでしょうか」というふうに具体的に聞きますと正しい処置法を教えてもらえるのです。

この二つの中毒一一〇番は財団法人日本中毒情報センターによって運営され、国も後押ししていますが、予算が少なく人手が少ないため、たいへんな忙しさで、パンク寸前という状態が続いているそうです。ですから、みなさんがあまり気軽に電話をされますと、この中毒一一〇番も機能しなくなる恐れがあります。

そこでなにかを間違ってのんでしまった時、どうすればよいかについてある程度の基礎知識を持っておいた方がよいでしょう。

## 吐かせる方法

まずなにか毒物と思われるものをのんだらしいという時は吐かせるのが普通です。コップ一、二杯の水または牛乳をのませ、指かスプーンの柄で舌の奥の方を押さえ吐き出させるのです。家庭でするべきことはここまでです。

ただし、吐かせてはいけない場合があります。まず口や唇がただれてやけどになっていたり、よだれがたくさん出ている場合は、腐蝕性の毒物をのんだ恐れがあり、吐かせてはいけません。

## 吐かせてはいけない場合

ナフタリンを飲んだ場合、牛乳をのませてはいけません。

ナフタリンは牛乳に溶け、吸収が速まってしまうからです。
これらの特別な場合を除けばまず吐かせてみることです。
それでは次に身近にある毒物のそれぞれについて検討しておきましょう。

## 毒物のそれぞれについて

### ○中性洗剤

毒性は少なく、よほど大量にのまなければ死には至らず、実際生命にかかわるほど大量にはのめないともいわれています。水、牛乳、卵白、番茶などをのませて吐かせることでよいでしょう。

### ○タバコ

赤ちゃんがタバコを食べてしまうということはよくあることですが、死亡例はきわめてまれといわれます。口の中でクチャクチャさせるだけでのみこむことは少ないからです。ただし灰皿の中に水が入っていて、そこにほぐれたタバコの吸いがらが入っており、その水をのんでしまったという時は危険です。吐かせた後病院へ連れていくことにしましょう。

### ○乾燥剤

シリカゲルのようなものですが、食べても危険はないようです。口の中がただれることがあるかもしれないので口はゆすがせておきましょう。

目に入った場合、傷つけることがあるのでよく水で洗い、その後痛みや充血が残れば眼科でみてもらいましょう。

○**アフターシェーブローション、コロン**

アルコールを含んでいるので、血糖が低くなることがありますが、たいてい大丈夫です。

○**白髪染**

腐蝕性のものを含んでいることがあります。病院へ行っておきましょう。

○**ヘアスプレイ**

大量に吸いこむと死ぬこともあります。吸いこんだ場合は病院へ行っておきましょう。

○**インク**

ブルー、黒は無害ですが、緑、紫、赤は大量にのむと有害ですので病院行きです。

○**ナフタリン**

わずか二グラム食べても死ぬことがあります。牛乳をのませてはいけません。すぐ病院へ行くことです。

○**トイレ洗浄剤**

塩酸、硫酸などが含まれていることがありますのでのんだ場合は病院へいきます。

**○家庭用漂白剤**

次亜塩素酸ナトリウム、過ホウ酸ナトリウムが含まれている場合は危険です。病院へ行くことです。

**○マニキュア、マニキュア除去剤**

量によっては危険です。病院行きです。

**○蚊取線香**

アレスリンを含むものは危険なので吐かせた後病院へ行きます。除虫菊だけを含んでいるものは安全です。

**○ヨードチンキ、マーキュロ（赤チン）**

ヨードチンキは三十から五十ミリリットルのむと死ぬことがあり、マーキュロは十ミリリットル程度でも死ぬことがあります。病院へいかねばなりません。

**○マッチ棒**

三十本ぐらい食べても大丈夫です。百本以上食べれば中毒を起こすこともありうるといわれますが、まさかそんなに食べちゃうことはないでしょう。

**無害なもの**

以下、無害なものを並べておきます。ここにあげるものは口に入れても大丈夫です。

接着剤、ボールペンのインク、ろうそく、白墨、クレヨン、にかわ、グリース、ハンドローション、ハンドクリーム、棒口紅、ルージュ、機械油、マジックインキ、のり、ゴムのり、絵具、鉛筆、香水、靴クリーム、歯みがき粉、体温計の水銀、アイスノンの中身。

## ボタン型電池は要注意

さて最後に「現代的な事故を」一つ紹介しておきましょう。カメラや電子ゲームに使われるボタン型アルカリ電池をのみこんでしまったという事故です。

多くの場合は食道や胃を通過して自然に排泄されるようですが、時には食道や胃、あるいは腸に長時間留まっていることもあります。

この場合、消化液によって電池のカプセルが化学反応を起こし、穴があいて中の鉄や亜鉛、マンガン、酸化水銀などが溶け出し、食道や胃の粘膜を傷つけ穴をあける場合もあるのです。

ですからのみこんだことがわかったら病院へ行って電池の位置をレントゲンで追跡してもらう必要があります。開腹手術をしなければならぬ場合もあるそうですから、電池をこどもの手のふれるところにおかぬよう注意が肝要です。

# けがの処置

**消毒しない処置法**

一般的なけがの治療法として、すり傷でも切り傷でもやけどでも、消毒してガーゼを当てるという方法が長い間行われてきました。

しかし、二十一世紀に入ったころから、湿潤療法というけがの処置法が普及してきています。この方法を普及させた第一の功績者は夏井睦さんというお医者さんだとわたしは思っていますが、夏井さんの「キズ・ヤケドは消毒してはいけない」という発言をはじめて聞いた時とても驚きました。(二〇〇〇年ごろだったように思います。)

**湿潤療法とは**

湿潤療法はモイストヒーリングとも呼ばれますが、「消毒はしない、ガーゼは使わない、乾かさない」を原則とします。そして具体的な治療としては「水で洗う、被覆材でおおう」という方法で行います。

わたしは自分の日常治療の中ですり傷、切り傷、やけどの他、重症のとびひなどにも湿潤療法を行ってきましたが驚くほど早く、しかも傷跡が残らないできれいに治るのです。

しかし伝統的に消毒、ガーゼの治療を行ってきたお医者さんたちの多くはこの湿潤療法をなかなか認めようとしません。それでもこの方法はわたし自身の経験からいっても正しいのですから、確実に普及していくと思います。

湿潤療法を簡単にいうと次のようになります。

1　消毒をしないで水で洗う
2　ガーゼを当てないで被覆材、ラップを当てる
3　乾かさないでしめったままにしておく

（被覆材というのはハイドロコロイド絆創膏や傷当てパッドで、これらは薬局で手に入ります。）

さて、これまでの消毒、ガーゼ方式のけがの処置をした場合、つらかったのはどんなことだったでしょうか。一つは消毒する時痛いこと、もう一つはガーゼをとりかえる時痛いことだったと思います。この二つのつらいことが「消毒しないこと」「ガーゼを使わないこと」で解消します。それだけでもまず画期的ですね。

でも「消毒しなかったら細菌がくっついて化膿してしまうのではないのかしら」

と心配する人もいるでしょう。

それは余計な心配なのです。傷口についた細菌は水道水で流せばきれいに落ちてしまいます。

水道水自体は無菌状態なので清潔です。水道水で傷口が汚染されることは決してありません。水道水が手近になければペットボトルのお茶や天然水などを使って洗い流してもいいのです。

次に消毒薬ですが、消毒薬は一般に毒性が強く、決して口にしてはいけないものですね。細菌を殺すと同時に皮膚の蛋白質をこわしてしまう働きがあり、湿潤療法を勧めるお医者さんたちは「決して消毒薬を使ってはならない」といいます。

次にガーゼを使わないことです。ガーゼは傷口にくっついてはがす時に痛みを伴います。ガーゼは元々、傷を早く乾かすために使われていたのですが、湿潤療法では傷口は乾かさないでしめらせておく方がいいと考えますからガーゼはいらないのです。

## それぞれのけがへの対処法

では具体的にそれぞれのけがについて対処法を示しましょう。軽いけがなら湿潤療法で家庭でも対処できます。でも、もちろん専門家に対応してもらう必要のあるけがもあります。どんな場合に病院へ行くべきかということもふれておきますので、参考にしてください。

## すり傷の場合

①すり傷

ころんで膝こぞうをすりむくってこどもの場合よくありますね。そんな時は次のようにします。

1　水道水で膝こぞうを洗い、土や砂利などの汚れを洗い落とす。

2　皮膚についた水滴をティッシュなどでふきとる。

3　ハイドロコロイド絆創膏を傷よりやや大きめに切り、傷の上にはる。

4　寒い時期は一日一回、暑い時期は一日に三回くらいはハイドロコロイド絆創膏をはがして傷周囲の皮膚を水道水で洗いまたはる。

ハイドロコロイド絆創膏や傷当てパッドがない場合はラップを使ってもいいのです。

この場合、水道水で洗い水滴をティッシュでふきとったあと、ラップに白色ワセリンをぬり、ラップがずれないように絆創膏ではります。そして包帯で巻いておきます。一日に一回、暑い時期は一日に三回、傷周囲の皮膚を洗ってまたはります。

手足のすり傷はこの方法で家庭での治療ができますが、顔のすり傷は病院で処置してもらうことにしましょう。この場合、湿潤療法を行っている医療機関をさがして治療してもらうと、消毒、ガーゼの治療より仕上がりがずっときれいになります。

また、皮膚がグチャグチャに裂けている場合やパックリと口を開けている場合などは家庭での処置は無理ですから、病院へ行ってください。

**切り傷の場合**

②切り傷

小さくてきれいな切り傷は湿潤療法で十分です。ただ次のような場合は病院で処置してもらいましょう。

1　出血が止まらない場合

2　切れたところから先の部分が感じない（しびれている）場合

3　指がうまく動かせない場合

4　指先の皮膚と肉を切り落とした場合

5　パックリと傷口が開いている場合

6　傷が土や砂で汚れた場合

こういう場合以外はすり傷と同じでまず水道水で洗い、ハイドロコロイド絆創膏か白色ワセリンをぬったラップを傷口に当てその上から包帯を巻きます。その後一日に一～三回、絆創膏やラップをはがして傷口を洗い新しい絆創膏やラップをはります。数日でよくなります。

**やけどの場合**

③軽いやけど

お茶をひっくり返して手にかかった、冬だとストーブにさわってしまったといったことでの軽いやけどはよくあります。

そこに水ぶくれができたりすると大急ぎで病院へ行かなくてはと思うかもしれませんが、直径十センチの水疱が一個できた程度なら湿潤療法で家庭での処置ができます。

治療手順は次のようにします。まず水疱がない場合です。

1　とにかく冷やします。

水道の流水を使って三分から五分くらい冷やします。ここで水をとめてみて痛みがなかったらそれで終了。それ以上の治療は必要としません。

2　もし痛みが残っていたらもうしばらく冷やします。ハイドロコロイド絆創膏があればそれをはり、なければラップに白色ワセリンかサラダ油、オリーブ油をぬってはります。

3　その上を包帯で巻きます。

4　翌日ハイドロコロイド絆創膏あるいはラップをはがして赤みも痛みもなければ治療終了です。

痛みが残っていればまたハイドロコロイド絆創膏かラップでおおっておきます。翌日は痛みがなくなっているはずです。

水疱ができている場合は水疱を破って中の液体を出し水疱の上をおおっていた膜を除去し、ハイドロコロイド絆創膏か、白色ワセリンをぬったラップをはります。

ずれないように絆創膏で固定し包帯を巻きます。寒い時期は一日一回、暑い時期は一日に三回くらいとりかえます。

湿潤療法は家庭でもできる便利な治療法ですが、治療中化膿すること（傷がうむということです）に気をつけなくてはいけません。

幸いなことに化膿すると傷口が痛くなります。治療を始めて何日目かに痛みが起こったら、病院へ行ってみてもらう必要があります。

（この章は夏井睦さんの書かれた本を参考にして書きました。夏井さんの『キズ・ヤケドは消毒してはいけない』（主婦の友社）などはとてもよい本です。）

## 病院へ行く場合

# 頭の打撲の処置

## 頭をぶつけても心配せずに

こどもというものは、しょっちゅう頭をぶつけているのが商売という感じで、それでも実際、たいへんなことになるのはごくまれなので頭をぶつけたといっても驚くことはないわけです。

少し強く頭をぶつけると「後遺症はないでしょうか、大丈夫でしょうか」とあせってたずねるお母さんも多いのですが、後遺症もたいへんまれなものです。後遺症としては、てんかんとか、ぶつけた部分に神経痛が残るとかいったものがありますが、乳幼児時代に一度も頭をぶつけないこどもなんていないといってよいほど事故の数が多いのに比べて、これらの後遺症の数はとるに足らないといってよいのです。

こどもの頭部打撲の場合、例えばコンクリートにゴチンと頭をぶつけたのと、たたみの上で転んで強く頭をぶつけたのと、どっちが危険でどっちが安全とはいえないのです。

ずいぶんひどくぶつけたのになんでもなくて、軟らかいものにぶつけたのに内出血が起こるということがありうるのです。

そこで頭を強くぶつけた時、どうするかを勉強しておきましょう。

### ぶつけてから二十四時間は、意識がなくならないか要注意

頭をぶつけて一時的に意識がなくなったかどうかは重大なポイントです。これはすぐ泣いたかどうかで判断できます。すぐ泣いた時はひとまず安心してよいのです。しかしぶつけてすぐ泣いても、何時間もたってから意識がうすれてくることもないわけではありませんので、ぶつけてから二十四時間は注意しておく必要があります。夜寝ている時も最初の一晩は二時間ごとにゆり動かして、目を開けたり反応するかどうかを確かめる必要があります。

### 意識がなければすぐ病院へ

ぶつけた後すぐ泣かず、ぼうっとしているという時はすぐ病院へ行っておく必要がありますが、ぶつけた直後は泣いたし、なんでもなさそうだったのに時間がたってから意識がおかしくなる（呼んでも返事をしない、眠ったきりゆり動かしても起きない）場合はより重大で、緊急の処置が必要です。

### 吐く場合には

頭をぶつけた後で吐くということもたいへんよくみられることで、たいていはなんでもないものです。ぶつけてから一時間以内に一度だけ吐いたという場合、まず大丈夫です。くり返し吐く場合や、一時間以上たってから吐く時は病院へ行ってお

いた方が無難でしょう。

### 病院へ行くべき場合

その他に観察している途中で手足の動きが悪くなった時、ろれつが回らなくなってきた時、けいれんが起こった時、耳や鼻から血液や黄色い液体が出てきた場合などすぐ病院へ行くべきです。

頭をぶつけた時は、やたらにあわてず心配せず、冷静に経過をみること、これが大切なのです。

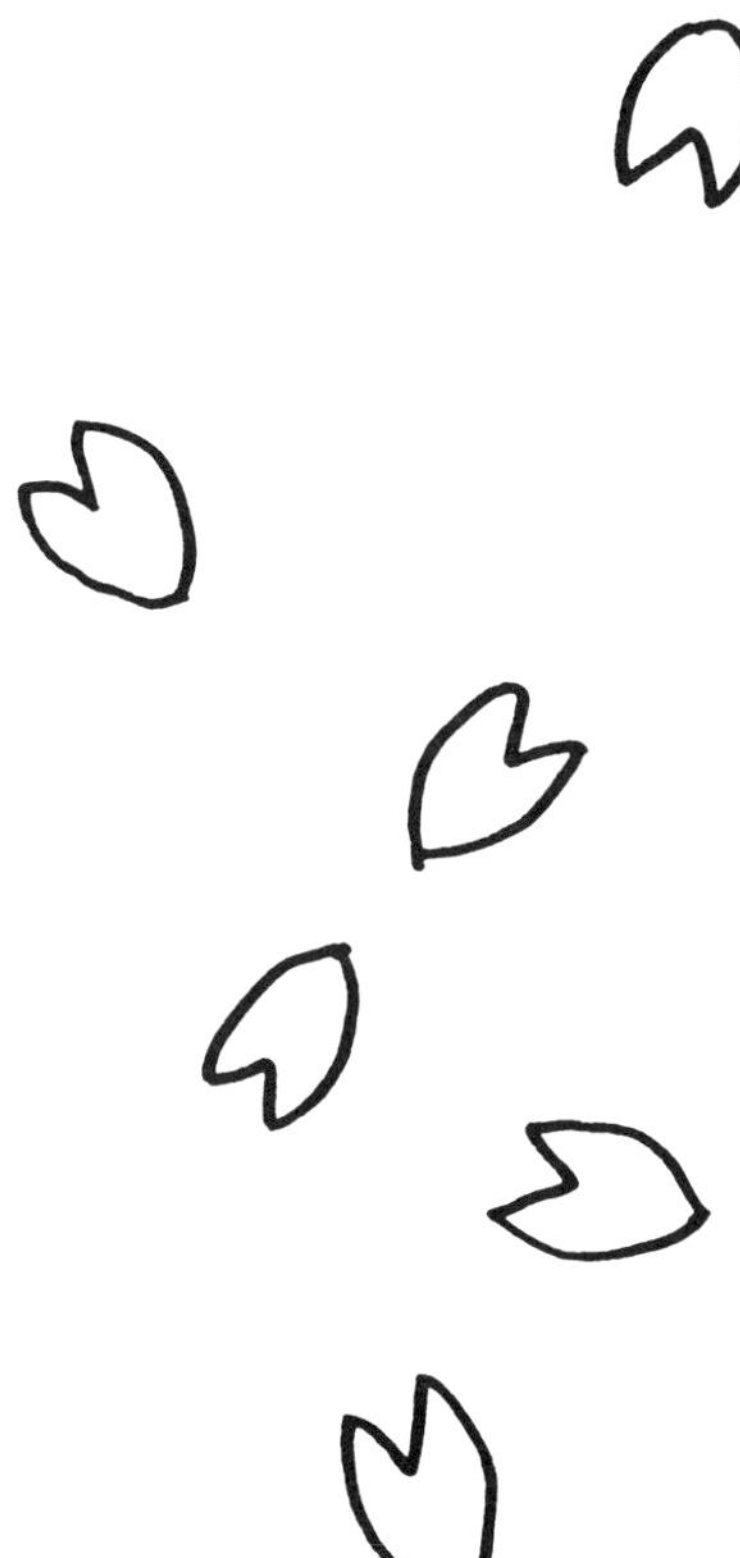

# あとがき

女性がはじめて出産の後、こんな気持ちなのだろうかと、今、感激をかみしめています。

少々難産でしたが、わたしの最初の本が生まれたのです。

この本の母体になった「母のための小児科学」はわたしがライフワークと決めたものでした。雑誌『母の友』への連載は、今も多少形式を変えただけで続いており、わたしはこれに全力投球を続けています。

「他人に読んでもらうものを書く」ということで、わたしは必然的にたくさん勉強することになりました。なまけ者のわたしにこんなに勉強の機会を与えてくださった『母の友』編集部の方たちに感謝をせねばなりません。

また、わたしのつたない文章を一冊の本にするために、福音館の方たちはいとおしむようにして本作りをしてくださいました。ありがたいことと申すしかありません。

すばらしいさし絵をつけてくださった柳生弦一郎さんにもお礼申しあげます。

この本を作るための最初の担当になってくださった、元『母の友』編集長岡田清さんは本作りの途中で、がんのために若くして逝かれました。本書の誕生をいっしょに喜んでいただけるはずでしたのに、無念なことです。遠くにいってしまわれた岡田さんにも、ありがとうございました、ようやく生まれましたとお礼の報告をさせていただきます。

わたしはまだまだ勉強不足、半人前のちまたの医者です。でも、患者さんたちといっしょに喜んだり、怒ったり、泣いたりすることがきらいではありません。これを唯一のとりえとして、これからも医者の道を歩み続けていこうと思っています。

この本にはそのわたしの「初心」をきざみました。初心を忘れず、歩み続けたいものです。

一九八四年三月

山田　真

## 【著者紹介】

山田　真（やまだ・まこと）

一九四一年、岐阜県美濃市に生まれる。
一九六七年、東京大学医学部卒業。
「八王子中央診療所」で診療している町医者。「障害児を普通学校へ・全国連絡会」の世話人をつとめるほか、医療被害者運動、障害児（者）の運動、公害闘争などにもかかわる。
著・編書に
『子育て―みんな好きなようにやればいい』
『子どもと病気』（以上太郎次郎社）
『子どもに薬を飲ませる前に読む本』（「健康ライブラリー」講談社）
『水俣から福島へ―公害の経験を共有する』（「シリーズ　ここで生きる」岩波書店）
『続・はじめてであう小児科の本』
『びょうきのほん1、2、3』
『きゅうきゅうばこ』（以上福音館書店）
などがある。

---

はじめてであう小児科の本　改訂第四版

一九八四年五月二十日　第一版第一刷発行
一九九二年七月十五日　第二版第一刷発行
二〇〇二年十月十日　第三版第一刷発行
二〇一六年六月一日　第四版第一刷発行
二〇一九年九月一日　第四版第五刷発行

著者　山田　真
発行　株式会社　福音館書店
東京都文京区本駒込六丁目六番三号　〒一一三-八六八六
電話（営業）〇三-三九四二-一二二六
（編集）〇三-三九四二-六〇一一
印刷／三美印刷　製本／島田製本
NDC 493／五三六ページ／二一×一六センチ
乱丁・落丁本は小社出版部宛お送り下さい。送料小社負担でお取替えいたします。
THE PARENTS' GUIDE TO PEDIATRICS (REVISED EDITION)

Printed in Japan
ISBN 978-4-8340-8269-2
https://www.fukuinkan.co.jp/

## 参考文献

本書を書くにあたって、たくさんの本を参考にさせていただきました。

そのすべてを挙げることはできませんが、主なものの書名をここに挙げさせていただきます。


| 書　名 | 著　者 | 出版社 |
|---|---|---|
| The Child with Abdominal Pain | Apley | Blackwell |
| Pediatric Primary Care | De Angelis | Little Brown |
| Textbook of Pediatrics | Nelson | Saunders |
| Bedside Pediatrics | Ziai | Little Brown |
| Pediatric Therapy | Shirkey | C.V.Mosby Company |
| Pediatric Diagnosis | Green | Saunders |
| Synopsis of Pediatrics | Hughes | Mosby |
| Practical Pediatrics Problems | Hutchinson | Lloyd Luke |
| Infectious diseases of children | Krugman | Mosby |
| The Medical Letter | | The Medical Letter Inc. |
| 小児科学 | 栗山重信 | 医学書院 |
| 小児科学 | 高津忠夫 | 医学書院 |
| 新小児医学大系 | | 中山書店 |
| 小児科学テキスト | 国分義行 | 診断と治療社 |
| 医学大辞典 | | 南山堂 |
| 日本小児科学大系 | | 中山書店 |
| 臨床小児科学入門 | スミス、マーシャル | 文永堂 |
| 育児の百科 | 松田道雄 | 岩波書店 |
| ぜんそく児との接し方 | ゴッドフレイ | ルガール社 |
| 小児の予防接種 | 木村三生夫編 | 金原出版 |
| 現代医学の犯した過ち | E.C. ランバート | 白揚社 |
| 便秘 | 名尾良憲 | ライフ・サイエンス出版 |
| 幼少年期における心臓病、腎臓病の保健指導 | 津田淳一 | 杏林書院 |
| ぜんそく児療養の手引き | 三河春樹編 | 金原出版 |
| 小児の治療学 | | B・ハイネマン社 |
| 新・川崎病がわかる本 | 浅井利夫他著 | 朝日新聞厚生文化事業団 |
| 暮しの手帖 | (雑誌) | 暮しの手帖社 |
| 教育 | (月刊誌) | 国土社 |
| Modern Physician | (月刊誌) | 新興医学出版社 |
| いのちジャーナル | (雑誌) | さいろ社 |
| 免疫の反逆 | ドナ・ジャクソン・ナカザワ | ダイヤモンド社 |
| キズ・ヤケドは消毒してはいけない | 夏井　睦 | 主婦の友社 |

# 索　引

●この索引は、一般事項、病名、病原微生物名、薬名、人名などの項目をアイウエオ順に並べたものです。

●「発熱」「下痢」などの一般的な症状は、ここではとりあげていません。症状から調べたい場合は、目次で第二部「病気の症状とその処置」の中の項目をみてください。

●病名など、同じものにいくつかの呼び名がある時は、本書中で標準となっている呼び名以外には、（＝　）内に標準とした呼び名を示しました。
　例　　自家中毒（＝周期性嘔吐症）

●頁数が太字になっているものは、その項目についてもっともくわしい説明が、そこに書かれていることを示しています。

# 項　目

## ア　行

## カ　行

## サ　行

## タ 行

## ナ　行



## ハ　行

## マ　行



## ヤ　行

## ラ　行



## ワ　行